"十四五"职业教育国家规划教材

本教材上一版曾获首届全国教材建设奖全国优秀教材一等奖

供职业教育护理、药剂、中医、医学检验技术、康复技术、
口腔修复工艺、医学影像技术等专业使用

药物学基础

（第2版）

U0237014

主　编　符秀华　吴丽萍
副主编　张柱海　符　萌
编　者　（以姓氏笔画为序）
　　　　于素玲（成都铁路卫生学校）
　　　　王丽娟（长春市第二中等专业学校）
　　　　刘家昌（安徽理工大学第一附属医院）
　　　　闫建坤（包头医学院卫生健康学院）
　　　　杨　娅（西南医科大学附属医院卫生学校）
　　　　杨飞雪（安徽省淮北卫生学校）
　　　　吴丽萍（黑河市职业技术教育中心学校）
　　　　张　洁（西安市卫生学校）
　　　　张柱海（山东省莱阳卫生学校）
　　　　张阔野（吉林卫生学校）
　　　　邰　怡（山东省青岛第二卫生学校）
　　　　符　萌（中国科学技术大学附属第一医院）
　　　　符秀华（安徽省淮南卫生学校）
　　　　符静泉（南宁市卫生学校）

科学出版社

北　京

内 容 简 介

本教材首版曾荣获首届全国教材建设奖全国优秀教材一等奖,编者在首版教材的基础上,结合医药卫生领域的最新发展动态与法规更新,对教材进行了创新性修订与全面更新。教材以培养职业能力为核心,通过案例导入、问题导向、任务驱动的方式,强化学生分析问题和解决问题的能力,同时有机融入医者仁心、救死扶伤的职业精神。内容涵盖药物学基本理论和用药技能,包括传出神经系统药物,中枢神经系统药物,呼吸系统药物,消化系统药物,泌尿、生殖系统药物,心血管系统药物,血液与造血系统药物,内分泌系统药物,抗微生物、抗寄生虫、抗肿瘤药物等10个理论项目和14个对接岗位的实训任务,结合数字化教学资源,如课件、视频、动画等,旨在提升学生的综合素质和岗位适应性。教材图文并茂,易于理解和应用,是中职医药卫生专业学生的理想学习资料。

本教材可供职业教育护理、药剂、中医、医学检验技术、康复技术、口腔修复工艺、医学影像技术等专业使用。

图书在版编目(CIP)数据

药物学基础 / 符秀华,吴丽萍主编. -- 2版. 北京 : 科学出版社,2025. 3. -- ("十四五"职业教育国家规划教材). -- ISBN 978-7-03-081264-3

Ⅰ. R9

中国国家版本馆 CIP 数据核字第 2025W6Q371 号

责任编辑:段婷婷 / 责任校对:周思梦
责任印制:师艳茹 / 封面设计:涿州锦晖

科学出版社 出版
北京东黄城根北街 16 号
邮政编码:100717
http://www.sciencep.com

天津市新科印刷有限公司印刷
科学出版社发行 各地新华书店经销

*

2018年6月第 一 版 开本:850×1168 1/16
2025年3月第 二 版 印张:16
2025年3月第十九次印刷 字数:340 000
定价:59.80元
(如有印装质量问题,我社负责调换)

前　言

自《药物学基础》（第 1 版）于 2018 年 6 月问世以来，我们有幸见证了它在职业教育领域的卓越成就，包括荣获"十三五""十四五"职业教育国家规划教材和首届全国教材建设奖全国优秀教材一等奖。随着我国医药卫生健康事业的迅猛发展，药物治疗技术及药事管理法规也在不断地优化更新。为了更好地贯彻党的二十大精神，实施科教兴国、人才强国、创新驱动发展战略，全面推进教育强国建设，落实立德树人根本任务，紧密对接健康中国国家战略需求，服务高质量卫生职业教育体系，科学出版社携手全国卫生职业院校骨干教师和卫生行业企业专家，依据教育部最新专业教学标准，参考《中华人民共和国药典》和疾病治疗新指南、药物治疗新技术、药事管理新规范，对原有教材进行了全面的修订改版。

本教材坚持以习近平新时代中国特色社会主义思想为指导，遵循中职学生身心发展规律、卫生职业教育规律和人才成长规律，对接岗位需求、国家执业药师资格考试标准和"1+X"证书要求，坚持以人民健康为中心，围绕"职业能力"这一核心，以"药物的作用、用途、不良反应"为主线，采用案例导入、问题导向、任务驱动的教学模式，融药物学知识传授、用药技能培育和社会主义核心价值观养成为一体，注重培养学生分析问题与解决问题的职业能力，以及工匠精神和医者仁心。

在内容上，本教材分为 10 个基本理论项目和 14 个实训任务，渗透健康中国理念，将药学发展的新技术、新工艺、护理用药新理念纳入教材内容，更好适应岗位需求。同时，教材还插入了知识链接、案例分析、医者仁心等模块，对接国家护士执业资格考试，融入以人民健康为中心的药物治疗理念，配套"中科云教育"平台丰富的数字化教学资源，以强化学生能力培养，服务学生发展，提升学生综合素质。

此外，本教材辅以《药物学基础》国家在线精品课程配有的教学课件、图片、微课视频、动画、案例解析、题库等丰富的数字教学资源并持续更新，使教材更具情景化、动态化、数字化、形象化，充分体现卫生职业新形态教材特色和岗位适应性，满足线上线下混合式教学改革需求，较好地体现了数字化新形态教材创新理念。全书内容易学易懂，构思新颖，图文并茂，方便教学。

在教材编写过程中，我们参考了大量有关药物治疗方面的文献，在此向原作者及出版社表示衷心感谢。同时，教材编写得到了科学出版社的精心指导及各位编者所在单位的大力支持，在此一并感谢。由于编写时间仓促，加之编者水平有限，教材中可能存在疏漏与不妥之处，恳请专家学者及广大读者批评指正，以便进一步修订完善。

符秀华

2025 年 2 月

配套资源

欢迎登录"中科云教育"平台，**免费**数字化课程等你来！

本教材配有图片、视频、音频、动画、题库、PPT课件等数字化资源，持续更新，欢迎选用！

"中科云教育"平台数字化课程登录路径

电脑端

▶ 第一步：打开网址 http://www.coursegate.cn/short/LEX4T.action

▶ 第二步：注册、登录

▶ 第三步：点击上方导航栏"课程"，在右侧搜索栏搜索对应课程，开始学习

手机端

▶ 第一步：打开微信"扫一扫"，扫描下方二维码

▶ 第二步：注册、登录

▶ 第三步：用微信扫描上方二维码，进入课程，开始学习

PPT课件：请在数字化课程各章节里下载！

目　录

药物学基本理论与用药技能

任务1 认识药物和药物学

一、药物和药物学的概念

药物是指能影响机体的生理生化功能，可用于预防、诊断和治疗疾病的化学物质。而药品则是指用于预防、治疗、诊断人的疾病，有目的地调节人的生理功能并规定有适应证或者功能主治、用法和用量的物质，包括中药、化学药和生物制品等。

药物是人们战胜疾病、维护健康的重要武器，对各种疾病的预防及治疗都起着十分重要的作用。而药物又是把"双刃剑"。合理用药可防治疾病；但若用之不当，会产生不良反应而危害健康。为了加强药品管理，保证药品质量，保障公众的用药安全和合法权益，保护和促进公众健康，国家制定颁布了《中华人民共和国药品管理法》（以下简称《药品管理法》），在中华人民共和国境内从事药品研制、生产、经营、使用和监督管理活动均应严格依法执行。

药物学是研究药物与机体（包括病原体）相互作用及其规律的学科，其研究内容包括药物效应动力学（简称药效学）和药物代谢动力学（简称药动学）（图1-1）。

1. 药效学 主要研究药物对机体的作用及作用机制，以阐明药物防治疾病的规律，包括药物的作用、作用机制、临床用途及不良反应等。

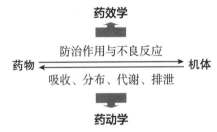

图1-1 药效学与药动学示意图

2. 药动学 主要研究机体对药物处置的动态变化过程，包括药物在机体内的吸收、分布、代谢及排泄四个过程，以及血药浓度随时间变化的规律等。

药效学和药动学这两个过程在体内是同时进行的，并且有着密切的联系，其研究的侧重点不同。前者侧重于研究药物对机体的作用，后者侧重于研究机体对药物的处置过程。其共同目的在于为临床合理用药提供科学依据，以充分发挥药物的防治效果，尽可能减少药物不良反应的发生。

二、药物学的任务和目标

药物学基础作为中等职业教育医药卫生大类各专业重要的基础（或核心）课程，旨在为学生提供临床工作中所必需的药物学基本知识和技能。该课程是连接基础医学与临床课程的桥梁，对于培养学生正确、合理、安全地使用药物，以及提高医疗护理质量、确保患者用药安全具有重要意义。通过学习药物学基础，学生将掌握药物的分类、作用、临床用途、不良反应及药物相互作用等核心知识，为后续的专业核心课程如内科护理、外科护理等课程的学习奠定坚实的基础。

（一）课程任务

1. 系统介绍药物学的基本理论、基本概念和基本知识，包括药物的分类、性质、作用机制、药动学、药效学及常用药物的临床用途等。

2. 通过案例分析、实践操作等环节，培养学生的药物识别能力、药物配伍禁忌判断能力、药物剂量计算能力、药物不良反应监测及处理能力，以及运用药物学知识解决不合理用药问题的能力。

3. 强化学生的职业道德观念，使其认识合理用药的重要性，树立以患者健康为中心的服务理念，培养敬佑生命、救死扶伤的职业精神和信息素养。

（二）课程目标

1. 知识目标

（1）理解药物学的基本概念、原理和方法。

（2）掌握临床常用药物的作用、应用、不良反应及注意事项。

（3）了解药物的最新研究进展和临床应用指南。

2. 能力目标

（1）具备观察、监测患者用药反应，及时发现并处理药物不良反应的能力。

（2）能够进行药物的配制、给药操作，确保用药安全。

（3）能够在医疗护理工作中灵活运用药物学知识，进行个体化用药指导，提高医疗护理质量。

3. 素养目标

（1）树立敬佑生命、救死扶伤的职业精神，以高度的责任心对待每一位患者。

（2）培养良好的信息素养，能够主动获取、分析、利用药物学相关信息，为临床决策提供依据。

（3）强化团队合作精神，与医疗团队其他成员密切配合，共同为患者提供全面、优质的医疗护理服务。

三、用药护理工作流程

护士作为药物治疗的直接执行者，始终处于临床第一线，是临床用药的守关人，在治疗过程中，应以患者的健康为中心，严格遵守用药工作流程，以确保临床用药科学规范、安全有效（表1-1）。

表 1-1　用药护理工作流程

时间	任务	主要内容
给药前	评估患者	病情、用药目的、用药史、过敏史等
	核对医嘱	药名、浓度、剂量、给药途径、给药时间等
	核查药品	外观、批号、阅读说明书、配伍禁忌等
给药中	遵照医嘱给药	严格遵守"三查八对一注意"制度（图 1-2）、准确执行医嘱
	安全用药指导	向患者及家属讲解用药注意事项等
给药后	评估治疗效果	仔细观察治疗前后患者症状、体征、化验结果等变化
	监测不良反应	加强观察，包括生理和心理反应，及早发现并记录药物的不良反应，及时处理

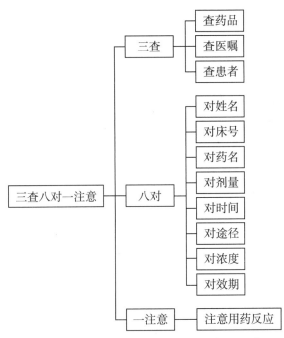

图 1-2　护理用药"三查八对一注意"示意图

操作前：查药品、查医嘱、查患者，确保基础信息准确。操作中：再次核对药品和患者信息，确保操作无误。
操作后：观察患者反应，确保操作安全

任务 2　药物对机体的作用——药效学

案例 1-1

　　患者，男，60 岁。患有高血压多年，近期因心绞痛频繁发作而入院治疗。医嘱给予硝酸甘油静脉滴注，以缓解心绞痛症状。在硝酸甘油静脉滴注开始后约 5 分钟，患者突然感到头痛剧烈，伴有恶心、呕吐，心率加快至 120 次 / 分，血压下降至 90/60mmHg（1mmHg=0.133kPa）。

问题：1. 患者用药后出现上述症状可能的原因是什么？

　　　2. 在治疗过程中，应如何做好用药护理，以避免类似不良反应的发生？

一、药物的基本作用

　　药物的基本作用是指药物对机体原有功能活动的影响，包括兴奋作用和抑制作用。兴奋作用是指凡能使机体原有功能活动增强的作用，如肾上腺素增强心肌收缩力、尼可刹米使呼吸加快等均属于兴奋作用。抑制作用则是指凡能使机体原有功能活动减弱的作用，如普萘洛尔减慢心率、阿托品减少腺体分泌等均属于抑制作用。

二、药物作用的主要类型

（一）局部作用和吸收作用

1. 局部作用　指药物在用药局部产生的作用。例如，普鲁卡因在其浸润部位产生的局部麻醉作用。

2. 吸收作用　指药物进入血液循环后产生的作用，又称全身作用。例如，吸入麻醉药通过肺部吸收，使中枢神经受到抑制而产生全身麻醉作用。

（二）直接作用和间接作用

1. 直接作用　指进入机体的药物对器官、组织直接产生的作用。例如，洋地黄毒苷可直接兴奋心脏心肌细胞，加强心肌的收缩力。

2. 间接作用　指药物对机体产生某种直接作用而引起的继发性作用，又称继发作用。例如，洋地黄毒苷产生强心作用而继发的利尿作用。

（三）选择作用和普遍细胞作用

1. 选择作用　指药物对机体不同器官、组织的作用表现出明显差异的现象。例如，缩宫素对子宫平滑肌有很强的收缩作用，而对其他平滑肌基本无作用。药物的选择作用是临床选药的基础，也是药物分类的依据。通常药物的选择性越高，针对性越强，疗效越好；反之，选择性低的药物，则作用广泛，不良反应较多。药物的选择性是相对的，随着剂量的增加，其作用范围逐渐扩大，而选择性逐渐降低。例如，咖啡因小剂量能选择性兴奋大脑皮质而振奋精神；较大剂量可兴奋延髓呼吸中枢抢救呼吸衰竭；若剂量过大则广泛兴奋中枢神经系统引起惊厥等不良反应。

2. 普遍细胞作用　指药物对各种组织细胞都呈现出类似的影响，不具有明显的选择性。这类药物通常影响细胞的普遍生理过程，如细胞的代谢、增殖等，因此可能对多种组织或器官产生影响。

（四）防治作用和不良反应

药物是把"双刃剑"，在发挥防治作用的同时，也可能产生不良反应，此为药物作用的两重性。这种两重性体现了药物作用的复杂性，是药物治疗中需要仔细权衡的一个重要方面。在为患者选择用药的过程中，应充分发挥药物的防治作用，预防或减少不良反应的发生，以促进患者早日康复。

1. 防治作用　指符合用药目的能达到防治疾病效果的作用，包括预防作用和治疗作用。

（1）预防作用　指在疾病发生之前使用药物，以降低疾病发生的风险或阻止疾病的传播。例如，接种疫苗来预防某些传染病，或使用某些药物来预防特定条件下可能发生的疾病。

（2）治疗作用　指对已经发生的疾病进行治疗，以达到控制病情、缓解症状、消除病因或促进康复的目的。治疗作用可以进一步分为对因治疗和对症治疗。

1）对因治疗：指针对疾病的根本原因进行治疗，目的是彻底消除疾病或阻止疾病的发展。例如，抗生素用于治疗细菌感染，通过杀死或抑制细菌生长来治疗疾病。

2）对症治疗：指针对疾病的症状进行治疗，目的是缓解患者的不适感，改善患者的生活质量。例如，使用退热药降低发热患者的体温，或使用镇痛药缓解疼痛。

对因治疗可以根治疾病，是临床药物治疗的关键，也称治本。对症治疗仅能改善疾病的症状或减轻患者痛苦，称为治标。对症治疗虽不能根治疾病，但在高热、休克等危急情况下，挽救患者的生命是当务之急，应根据患者的具体情况，积极采取对症治疗措施，防止病情进一步恶化，为对因治疗争取时间，降低病死率。因此，临床用药时应根据患者的具体情况，遵循"急则治其标，缓则治其本，标本兼治"的原则，正确处理对症治疗和对因治疗的关系。

2. 不良反应 指与用药目的无关，为患者带来不适或痛苦的反应。常与药物作用、机体或遗传、连续用药等有关，包括副作用、毒性反应、后遗效应、继发反应、变态反应、特异质反应、耐受性与耐药性、药物依赖性等（图1-3）。

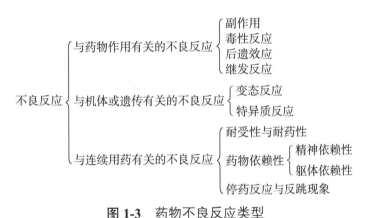

图1-3 药物不良反应类型

（1）副作用 指正常剂量情况下出现的与用药目的无关的反应，又称副反应。即药物在正常用法、用量情况下，伴随其治疗作用而出现的其他不期望产生的作用。例如，苯海拉明抗过敏时，可能引起嗜睡、口干等副作用；硝苯地平治疗高血压时，可能引起面部潮红、头痛、下肢水肿和便秘等副作用。

副作用是药物固有的作用，多数较轻微并可以预知。其产生的原因主要是药物选择性低。随着用药目的不同，治疗作用与副作用可以相互转化。当药物某一作用作为治疗目的时，其他作用就成为药物的副作用。例如，阿托品用于治疗胃肠道绞痛时，其松弛胃肠道平滑肌作用为治疗作用，抑制腺体分泌引起的口干为副作用。而当阿托品用于麻醉前给药时，抑制腺体分泌的作用为治疗作用，松弛胃肠道平滑肌引起的腹胀则为副作用。医务人员应提前告诉患者药物可能出现的副作用，以避免患者出现恐慌情绪。

（2）毒性反应 指由于药物剂量过大、用药时间过长，或者机体对药物的敏感性过高而导致的对机体有明显损害的不良反应。这些反应可能对患者的健康造成严重威胁，甚至危及生命。例如，地高辛应用剂量过大，血药浓度过高，可能导致心脏毒性，引起心律失常；长期使用阿司匹林可能引起胃肠道出血、溃疡，甚至穿孔等。

1）急性毒性反应和慢性毒性反应：急性毒性反应是指在短时间内大量用药后迅速发生的毒性反应，可能影响循环系统、呼吸系统、神经系统等，需要立即医疗干预。慢性毒性反应是指长期用药导致药物在体内蓄积，逐渐出现的毒性反应。这种反应可能损害肝脏、肾脏、骨髓、内分泌系统等器官功能。某些药物也可能因为代谢慢或排泄不畅而在体内累积，长期使用后可能引起慢性毒性。

2）三致作用：指药物或化学物质可能引起的三种严重的不良反应，包括致癌作用、致畸作用和致突变作用。这些反应对人类健康构成重大威胁，通常在药物研发和评估过程中被严格审查。

由于"三致作用"的严重性，新药上市前要经过严格的安全性评估，如急性毒性试验、长期毒性试验、临床试验等，以确保药物的安全性和有效性，减少患者在使用药物过程中的风险。此外，药物说明书通常会包含有关潜在致癌、致畸和致突变风险的警告，以指导医疗专业人员和患者合理使用药物。

> **链接**
>
> **药物史上的悲剧——"沙利度胺"事件**
>
> 　　20世纪50年代，德国研制开发的沙利度胺（反应停）作为镇静催眠药上市，因该药能够显著抑制孕妇的妊娠反应，曾作为一种"没有任何副作用的抗妊娠反应药物"风靡欧洲，成为"孕妇的理想选择"。但许多孕妇应用该药后产下了手脚发育畸形、形同海豹的"海豹儿"，累计多达1.2万余名，这一震惊世界的典型的药物致畸事件，被称为"沙利度胺"事件（也称"反应停"事件），是20世纪最大的药物灾难。

（3）变态反应　指药物引起的免疫反应，包括免疫学中的各种免疫反应，其反应性质与药物原有效应无关，又称过敏反应。例如，青霉素类抗生素可导致荨麻疹、血管性水肿，甚至过敏性休克；磺胺类药物可能引起皮疹、发热、关节痛，以及在罕见情况下的严重溶血性贫血等。

变态反应产生原因为免疫系统错误地将药物成分识别为外来威胁，并产生特异性抗体或细胞介导的免疫反应，与过敏体质有关，而与用药剂量无关，且临床不易预知。其严重性和表现形式多样，轻者会出现皮疹、药物热、神经血管性水肿等，严重者会导致过敏性休克，甚至危及生命。因此在用药前要详细询问药物过敏史，避免应用已知过敏的药物。对于轻微的变态反应，可应用抗组胺药物对症治疗；对于严重的变态反应，如过敏性休克，需要紧急医疗干预。

由于变态反应可能迅速恶化，甚至危及生命，医务人员和患者都必须对药物过敏反应保持高度警觉。患者应记录自己的药物过敏史，并在每次就医时告知医务人员。

（4）继发反应　指药物治疗作用之后出现的不良反应，是治疗剂量下治疗作用本身带来的后果，又称治疗矛盾。这些反应通常是药物的药理作用导致的间接效果，而不是药物本身的直接毒性。例如，当广谱抗生素抑制或杀死敏感细菌时，可能会打破正常菌群平衡，导致不敏感的细菌或真菌过度生长，引起新的感染，如念珠菌感染。

（5）后遗效应 指停用某药物后血药浓度已降至阈浓度以下时仍残存的药物效应。例如，长期使用巴比妥类药物，即使停药，患者仍可能会在次日感到困倦、反应迟钝等，也称为"宿醉反应"。

（6）停药反应 指长期使用某些药物，突然停药使原有疾病症状迅速重现或加重的现象，又称反跳现象。例如，长期使用抗癫痫药后突然停药可能导致癫痫发作的频率和严重程度增加，甚至诱发癫痫持续状态。

（7）特异质反应 指使用某些药物后出现的一些与药物本身药理作用无关，也和一般人群不同的反应。这些反应的出现往往与先天性、遗传性因素等有关。例如，葡萄糖-6-磷酸脱氢酶（G6PD）缺乏的患者在使用伯氨喹等药物时，可能发生溶血性贫血。

（8）耐受性与耐药性

1）耐受性：指连续用药后药效递减，要增大剂量才可以产生疗效的现象。例如，长期使用阿片类药物（如吗啡、羟考酮）进行疼痛管理时，患者可能逐渐对药物产生耐受性，需要增加剂量才能获得相同的镇痛效果。

2）耐药性：指病原体或肿瘤细胞对药物的敏感性或反应性降低甚至消失的现象，又称抗药性。例如，细菌对抗生素，如青霉素、四环素等产生耐药性，使得这些抗生素无法有效治疗感染。

耐药性的产生是一个全球性的公共卫生问题，需要通过合理使用药物、开发新药物、监测耐药性趋势，以及采取有效的感染控制措施来应对。医务人员和患者都应遵循适当的用药指南，以减少耐药性的产生。

（9）药物依赖性 指长期或反复应用某种药物产生精神或躯体上的依赖，持续或周期地渴望重复应用该种药物的现象。药物依赖性可分为精神依赖性和躯体依赖性。

1）精神依赖性：指药物使用者对药物在精神意识上产生的强烈渴求，以获得用药后的特殊快感或避免不适感，又称心理依赖性或习惯性。这种依赖性主要源于药物对中枢神经系统产生的特殊精神效应，如兴奋、激动及舒适感等。精神依赖性的产生与药物种类、使用方式及个体特性等因素密切相关。例如，长期饮酒可能导致个体对酒精产生精神依赖，出现难以控制的饮酒欲望；长期使用某些镇静催眠药物，如苯巴比妥类药物，可能引起患者对其睡眠改善效果产生心理依赖。

2）躯体依赖性：指由于反复使用某类药物，机体对该类药物产生了生理上的适应状态，又称生理依赖性或成瘾性。药物产生躯体依赖性后，一旦停止使用，机体会出现一系列戒断症状，如恶心、呕吐、头痛、失眠等，严重者可危及生命。例如，长期使用吗啡等阿片类镇痛药可能导致躯体依赖性，停药时机体可能出现出汗、颤抖、恶心、呕吐、腹泻等戒断反应症状。药物躯体依赖者为求得继续用药以减轻痛苦，常不择手段，甚至丧失道德人格走向犯罪，对家庭和社会造成极大危害。

3）麻醉药品和精神药品：①麻醉药品是指连续使用后易产生躯体依赖性、能成瘾癖、列入麻醉药品目录的药品和其他物质。例如，阿片类、可卡因类及大麻类等。②精神药品是指直接作用于中枢神经系统，使之兴奋或者抑制，连续使用能产生依赖性的药品。例如，镇静催眠药、抗焦虑药、中枢兴奋药及致幻剂等。

考点　药物不良反应的类型及概念

三、药物的作用机制

药物的作用机制旨在探讨药物如何发挥作用及其背后的原理。深入了解这一机制，能够更准确地把握药物的治疗效果及其潜在的不良反应，为提高药物疗效、降低不良反应风险提供坚实的理论基础，进而指导临床合理用药，确保用药安全。药物种类繁多，性质千差万别，其作用机制也复杂多样，可归纳为以下几个主要方面。

（一）药物－受体作用机制

受体是细胞表面或细胞内能特异性识别生物活性物质（配体）并与之结合，进而产生生物学效应的蛋白质。大多数药物的作用是通过与受体结合而呈现。药物与受体结合产生效应，必须具备两个条件：①药物与受体结合的能力，即亲和力；②药物与受体结合后，激活受体产生特定药理效应的能力，即内在活性。根据药物与受体结合情况，将药物分为受体激动药和受体阻断药两类（表1-2）。

表 1-2　受体激动药与受体阻断药比较表

分类	亲和力	内在活性
受体激动药	较强	较强
受体部分激动药	较强	较弱
受体阻断药	较强	无

考点　受体激动药和受体阻断药的概念

1. 受体激动药　指能够特异性地与细胞表面或内部受体结合，并激活这些受体产生生物学效应的药物，又称受体激动剂。它们不仅具有亲和力，还具备内在活性，能与受体结合产生显著的生物学反应。例如，毛果芸香碱作为一种M受体激动药，能有效激活M受体，从而展现出M样作用，可用于治疗青光眼。

2. 受体阻断药　指能与细胞表面或内部特定受体结合，阻止或减弱内源性配体或药物对受体激活效应的药物，又称受体阻断剂。这类药物仅具有亲和力，但不具备内在活性，与受体结合后不会产生生物学效应，而是起到拮抗激动剂作用的效果。以阿托品为例，作为M受体阻断药，它能与M受体紧密结合，有效阻断乙酰胆碱对M受体的兴奋作用，产生与乙酰胆碱相反的生物学效应，如松弛内脏平滑肌等。

3. 受体部分激动药　指既能与受体结合，又具有一定亲和力的药物，这类药物在单独使用时有较弱的激动作用。而当这类药物与完全激动药合用时，能对抗完全激动药的作用，减弱完全激动药所产生的生物学效应。以阿片受体为例，喷他佐辛作为阿片受的部分激动药，在单独使用时可能产生较弱的镇痛作用，但当与完全激动药如吗啡合用时，会显著减弱吗啡的镇痛效果。

（二）药物的其他作用机制

1. 改变理化环境　通过调整机体内环境的理化特性，药物能够产生显著的治疗效果。例如，快速静脉滴注20%甘露醇，通过提升血浆晶体渗透压，促使水从组织间液向血管内转移，从而达到脱水效果；抗酸药则通过中和胃酸，调节胃内pH，对消化性溃疡起到治疗作用。

2. 参与或影响机体的代谢过程　药物能够直接参与（或）调控机体的代谢途径，从而实现治疗目的。例如，胰岛素作为关键的代谢调节激素，参与糖代谢过程，降低血糖水平，广泛应用于糖尿病的治疗；铁制剂则通过促进血红蛋白的合成，有效缓解贫血症状。

3. 影响生物膜的通透性或离子通道　某些药物能够作用于细胞膜或细胞内的离子通道，改变其通透性，进而影响细胞的功能。例如，多黏菌素类药物通过增加细菌细胞膜的通透性，导致菌体成分外泄，达到杀菌效果；硝苯地平则通过阻滞血管平滑肌的Ca^{2+}通道，松弛血管平滑肌，达到降压目的。

4. 影响酶的活性　药物能够作为酶的抑制剂或激活剂，调节酶的活性，进而干扰或促进特定的生化反应。例如，磺胺类药物通过抑制细菌的二氢叶酸合成酶，干扰细菌叶酸的代谢，发挥抗菌作用；卡托普利则通过抑制血管紧张素Ⅰ转换酶的活性，减少血管紧张素Ⅱ的生成，从而降低血压。

5. 影响递质的释放或激素的分泌　药物能够影响神经递质或激素的释放与分泌，调节机体的生理功能。例如，麻黄碱通过促进去甲肾上腺素能神经末梢释放去甲肾上腺素，产生拟肾上腺素的作用；甲苯磺丁脲则通过刺激胰岛素的分泌，降低血糖水平。

6. 影响核酸的代谢　核酸是遗传信息的载体，药物通过干扰核酸的合成或功能，进而影响细胞的生长与分裂。例如，利福平能抑制细菌DNA转录合成RNA发挥抗结核作用。

7. 影响免疫功能　免疫功能是机体抵抗外来病原体入侵的重要防线。某些药物能够调节机体的免疫功能，增强或抑制免疫应答。例如，糖皮质激素类药物能够抑制机体的免疫功能，减少免疫细胞的数量和活性，从而减轻器官移植时的排斥反应。

任务 3　机体对药物的影响——药动学

案例 1-2

　　患者，男，68岁。因长期咳嗽、低热、体重下降，诊断为活动性肺结核。根据其病情，医生拟采用异烟肼与利福平联合治疗方案进行抗结核治疗。在用药前医嘱检查肝肾功能。在治疗过程中，患者发现其痰液和尿液颜色逐渐变为橘红色，担心病情加重而产生焦虑。

　　问题：1. 在用药前为什么要检查肝肾功能？

　　　　　2. 痰液和尿液颜色为什么变为橘红色？如何处理？

药物代谢动力学（简称药动学），是研究药物在机体内如何被处理，以及血药浓度随时间变化的科学。药物的体内过程，涵盖了药物在体内的四个核心环节：吸收、分布、代谢及排泄。这些环节共同决定了药物在体内的变化过程和治疗效果（图1-4）。

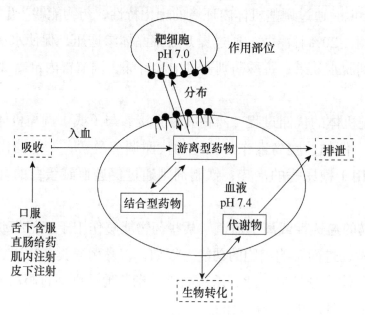

图1-4　药物体内过程示意图

一、药物的体内过程

（一）药物的吸收

药物的吸收是指药物从给药部位进入血液循环的过程。药物吸收是药物治疗的第一步，也是药物发挥治疗作用的关键环节。而药物吸收是一个复杂的过程，受到多种因素的影响。在实际应用中，需要根据药物的特性和患者的具体情况选择合适的给药途径和剂型，以确保药物的有效吸收和治疗效果。影响药物吸收的因素包括以下几种。

1.给药途径和吸收部位

（1）消化道给药

1）口服给药：是一种普遍、安全、便捷且经济的给药方式，但其药效显现较慢。药物通过食管和胃进入小肠，由于胃的吸收能力有限，大部分药物在小肠中被吸收。小肠具备较大吸收表面积、丰富的血流、缓慢的蠕动及接近中性的pH环境，使得药物在此处得到有效吸收。然而，部分药物在通过肠黏膜和肝脏时可能被代谢灭活，导致进入血液循环的药量减少，药效降低，这种现象称为首过消除，也称首过效应（图1-5）。对于首过消除明显的药物如硝酸甘油，其

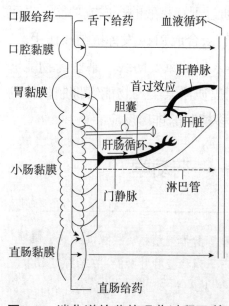

图1-5　消化道给药的吸收过程及首过消除示意图

口服后大部分在肝脏中被代谢失活，不适用于口服给药。可采用舌下含服的方式，以避免首过消除，确保药物的有效吸收而发挥治疗作用。

考点 首过消除对临床用药的影响

2）舌下给药：药物经舌下静脉丛快速吸收，直接进入体循环，可有效避免首过消除。然而，由于舌下吸收面积有限，此方式主要适用于少数脂溶性高且用药剂量小的药物。

3）直肠给药：对于某些刺激性强的药物，如水合氯醛，或无法口服药物的患者（如儿童、严重呕吐或昏迷者），可通过肛门灌肠或使用栓剂置入直肠或结肠。这种方式由直肠或结肠黏膜迅速吸收，起效快，且相较于口服，首过消除现象较轻。

（2）注射给药　此方法利用注射器将药物直接注入人体。常见的注射方式包括皮内注射、皮下注射、肌内注射、静脉注射、腹腔内注射、动脉注射及鞘内注射六种。每种方式适用于不同的治疗需求和患者情况。

皮下注射、皮内注射或肌内注射的给药方式，药物通过毛细血管吸收，能有效避免首过消除及消化酶对药物的不良影响。但需注意，对于刺激性较大的药物并不适用。其吸收速度的快慢，主要取决于注射部位的血流量状况及药物的剂型特点。由于肌肉组织相比皮下组织具有更为丰富的血流，且感觉神经末梢分布较少，因此肌内注射相较于皮下注射，药物吸收更为迅速，且疼痛感较轻，尤其适用于油剂、混悬剂及稍具刺激性的药物。

在静脉注射的情况下，药物直接进入血液循环系统，无须经过吸收过程，作用效果极为迅速，适用于危重患者的紧急救治。然而，这种方式对药物制剂和操作过程的要求严格，注射时可能会带来一定的疼痛感，且注射部位有时会发生局部不良反应，需要特别注意。

（3）吸入给药　通过喷雾装置将气体、挥发性药物、微细粉末及药物溶液转化为微粒形式，让患者吸入。这些微粒能够迅速通过支气管黏膜和肺泡进入血液循环，从而实现快速吸收和起效。然而，由于这种给药方式的作用时间相对较短，需要在必要时进行重复给药。例如，平喘药沙丁胺醇和色甘酸钠等就常采用吸入给药。

（4）经皮给药　药物通过皮肤进入体内的速度相对较慢，且完整皮肤的吸收能力有限，因此主要用于发挥药物的局部作用。然而，对于脂溶性较高的药物，它们可以通过皮肤被吸收，并在体内产生稳定持久的疗效。例如，硝苯地平贴皮剂和硝酸甘油贴剂等。

2. 药物的理化性质　药物的理化性质对吸收的影响显著。分子小、脂溶性强、解离度低的药物更易于被吸收，而相反特性的药物则吸收困难。

3. 吸收环境　吸收环境的多重因素共同作用于药物的吸收过程。这包括吸收面积的大小、血液循环的状况、局部环境的pH、胃排空的速度及肠蠕动的快慢等。这些因素相互交织，共同决定了药物的吸收效率。

4. 药物的制剂　药物的制剂形式也是影响吸收的关键因素。例如，片剂的崩解速度、胶囊剂的溶解性能都会直接影响口服给药的吸收速度。而油剂和混悬剂注射液则因其能在给药部位滞留，使得药物的吸收过程变得缓慢而持久。因此，优化药物的制剂形式是提高药物吸收效果的重要手段。

生物利用度是指药物制剂被机体吸收速度及程度的量度，其受制剂质量和给药方式等多种因素影响。不同剂型、不同厂家，甚至同一厂家不同批次的同种药物，其生物利用度均可能有所不同。此外，个体间的差异也可能导致相同药物在不同人身上的生物利用度产生变化。因此，在药物治疗过程中，必须充分考虑生物利用度的差异性，合理调整用药剂量，以确保药物的治疗效果。其计算公式为

$$生物利用度 = \frac{吸收进入体循环的药量}{给药剂量} \times 100\%$$

（二）药物的分布

药物的分布是指药物进入血液循环后，被输送到全身各组织器官的过程。在这一过程中，药物在体内的分布并不均匀，存在显著的差异性。某些组织器官的药物浓度较高，而另一些则相对较低。药物在某一部位的浓度越高，其对该部位的作用也就越强。

影响药物分布的因素复杂多样，主要包括药物本身的物理化学性质、组织器官的血液灌流量、药物与组织器官的亲和力、药物与血浆蛋白的结合率，以及药物在体内的代谢和排泄等。这些因素共同作用，决定了药物在体内的分布特点。

1. 药物的理化性质和体液的pH　药物的理化性质与体液的pH对其在体内的分布具有重要影响。脂溶性药物或水溶性小分子药物容易通过毛细血管壁，从而迅速由血液分布至各组织。相反，水溶性药物或离子型药物则难以穿透血管壁，如甘露醇，因其分子较大，故静脉滴注后主要集中分布于血浆中，从而有效提升血浆渗透压，促进组织脱水。

药物本身的酸碱性质也决定了其在细胞内外的分布。在生理条件下，细胞外液的pH约为7.4，而细胞内液的pH则略低，约为7.0。因此，弱酸性药物在细胞外环境中更易解离，从而较难进入细胞内；相反，弱碱性药物则更倾向于分布于细胞内。

通过调整体液的pH，我们可以改变药物的分布方向。例如，提高血液的pH可以促进弱碱性药物向细胞内转移，同时使弱酸性药物向细胞外转移。这一原理在药物中毒的抢救中尤为重要。对于弱酸性药物中毒的情况，通过碱化体液和尿液，可以促进药物从组织向血液转移，减少其在肾小管的重吸收，从而加速药物的排泄。如巴比妥类药物中毒，使用碳酸氢钠碱化血液和尿液，可以促使巴比妥类药物从脑组织向血液转运，并加速其从尿液中排出。

2. 血浆与蛋白结合　药物进入血液循环后，会与血浆蛋白发生不同程度的结合，形成结合型药物和游离型药物（图1-6）。这种结合具有以下特点。

（1）可逆性　结合型药物与游离型药物之间保持动态平衡，当游离型药物浓度下降时，结合型药物会转化为游离型药物，从而发挥药理作用。

（2）失去药理活性　结合型药物由于分子量大，不易穿透细胞膜，因此暂时失去药

理活性，同时也不能被代谢或排泄。只有游离型药物才具有药理活性。

（3）饱和性　药物与血浆蛋白的结合能力有限，当药物浓度过高时，会达到饱和状态，无法再与血浆蛋白结合。

（4）竞争置换现象　当两种药物同时使用时，蛋白结合能力较强的药物会优先与血浆蛋白结合，导致其他药物的游离型浓度增加，药效增强。因此，在联合用药时，需要注意调整剂量，避免不良反应的发生。

血浆蛋白结合率是指药物吸收进入血液后，与血浆蛋白结合的百分比。高血浆蛋白结合率的药物起效较慢，但作用维持时间较长；而低血浆蛋白结合率的药物则起效快，但作用维持时间短。这一特性对于药物的用药方案设计和药效评估具有重要意义。

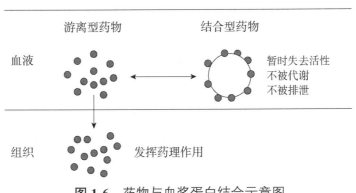

图 1-6　药物与血浆蛋白结合示意图

3. 药物与组织的亲和力　特定药物与某些组织细胞间展现出独特的亲和力，导致这些药物在目标组织中的浓度显著高于血浆中的浓度。例如，碘元素优先聚集于甲状腺组织，而钙元素则倾向于沉积在骨骼中。

4. 器官的血流量　药物在体内的分布速度及其最终累积量，直接受到各组织器官血流量的影响。血流量较大的器官，如肝、肾、脑和肺，能够更迅速地接收并分布药物，因此这些药物在这些器官中的含量相对较高。相反，血流量较小的组织，如皮肤和脂肪，药物分布速度较慢，导致药物在这些部位的累积量相对较少。

5. 体内屏障

（1）血脑屏障　是血液与脑组织之间、血液与脑脊液之间及脑脊液与脑组织之间的三种屏障的统称。根据其解剖结构特点，大分子、高解离度及高蛋白结合率的药物难以穿越，从而维护了中枢神经系统内环境的稳定性。而脂溶性高、非解离且分子量小的药物则能轻松穿透血-脑脊液屏障，进入脑组织。值得注意的是，婴幼儿的血脑屏障发育尚不完善，药物易渗透并引发中枢神经系统的不良反应，因此用药需格外谨慎。此外，炎症状态可能会改变血脑屏障的通透性，如脑膜炎时，血脑屏障对青霉素的通透性增加，药物更易进入脑组织，从而达到有效治疗浓度。

（2）胎盘屏障　作为胎盘绒毛与子宫血窦之间的天然屏障，对胎儿起到了重要的保护作用。然而，大多数药物仍能通过此屏障进入胎儿体内，因此在妊娠期间用药必须谨慎，避免使用可能对胎儿发育造成不良影响的药物，以防胎儿中毒或畸形的发生。

（3）血眼屏障　涵盖了血-视网膜屏障、血-房水屏障及血-玻璃体屏障。在全身给药时，药物难以在房水、晶状体和玻璃体等眼内组织中达到有效浓度。为了提高眼内药物浓度并减少全身不良反应，常采用局部滴眼、眼周边给药（如结膜下注射、球后注射及结膜囊给药等）的方式。

（三）药物的代谢

药物的代谢是指药物在体内发生化学结构的变化过程，又称生物转化。这一过程主要发生在肝脏，其次是胃肠道、肺、肾等器官。药物代谢能够改变其药理活性和毒性，多数情况下，药物经过代谢后其药理活性会降低或完全消失。然而，也存在少数药物在代谢后产生新的药理活性或毒性，如异烟肼的代谢产物乙酰异烟肼对肝脏具有较强的毒性。因此，在药物研发和使用过程中，需要充分考虑药物的代谢特点及其可能产生的药效和毒性变化。

1. 药物代谢酶　在药物转化过程中起着至关重要的作用，主要分为两大类：专一性酶和非专一性酶。

（1）专一性酶　这类酶针对特定的化学结构基团进行代谢，具有高度的特异性。它们广泛分布于线粒体、细胞质及血浆中，如胆碱酯酶和单胺氧化酶分别负责转化乙酰胆碱和单胺类药物的代谢。这些酶在药物代谢中扮演着精准调控的角色。

（2）非专一性酶　也被称为肝药酶或药酶，主要存在于肝细胞微粒体内。这是一套混合酶系统，以细胞色素P450酶系为代表，是体内最强的氧化酶之一。其特点包括以下几个方面。

1）选择性低：能够催化多种不同类型药物的代谢，具有广泛的底物适应性。

2）个体差异大：受遗传、年龄、营养状态及机体状态等多种因素的影响，不同个体间的酶活性可能存在显著差异。

3）酶活性易受药物影响：某些药物能够诱导或抑制这些酶的活性，从而影响自身和其他药物的代谢速度和效果。

通过了解药物代谢酶的特点，可以更好地预测药物的代谢途径和效果，为临床合理用药提供科学依据。

2. 肝药酶的诱导作用与抑制作用　肝药酶的诱导作用与抑制作用在药物代谢中具有重要影响。药物能够影响肝药酶的活性，从而改变药物代谢的速度，进而影响药物的作用强度和维持时间。

（1）肝药酶诱导剂　指能够增强肝药酶的活性或促进肝药酶生成的药物。例如，苯巴比妥就是一种典型的肝药酶诱导剂。长期使用苯巴比妥，会加速其自身及抗凝血药华法林的代谢，导致药效减弱。

（2）肝药酶抑制剂　与肝药酶诱导剂相反，这类药物能够减弱肝药酶的活性或抑制肝药酶的生成。例如，氯霉素就是一种肝药酶抑制剂。当氯霉素与苯妥英钠合用时，会减慢苯妥英钠的代谢，导致苯妥英钠在血液中的浓度升高，药效增强，甚至可能引发毒性反应。

为了更清晰地理解肝药酶诱导剂和肝药酶抑制剂的相互作用，现将临床常见的肝药酶诱导剂和肝药酶抑制剂及其相互作用列表如下（表1-3），在使用这些药物时，应充分考虑其可能产生的肝药酶诱导或抑制作用，避免药物间的不良相互作用，确保患者用药安全。

表 1-3　肝药酶诱导剂和肝药酶抑制剂及其相互作用

药物种类		受影响的药物
肝药酶诱导剂	苯巴比妥	苯巴比妥、苯妥英钠、香豆素类、氯霉素、氯丙嗪、可的松、地高辛、多柔比星、口服避孕药、甲苯磺丁脲
	灰黄霉素	华法林
	苯妥英钠	可的松、甲苯磺丁脲、口服避孕药
	利福平	香豆素类、甲苯磺丁脲、口服避孕药
肝药酶抑制剂	氯霉素	苯妥英钠、香豆素类、甲苯磺丁脲
	甲硝唑	乙醇、华法林
	阿司匹林	华法林、甲苯磺丁脲
	异烟肼	华法林

（四）药物的排泄

药物的排泄是指药物原型或其代谢物从体内排出的过程。这一过程中，肾脏是最主要的排泄器官，胆道、肠道、呼吸道、乳腺、汗腺等也承担一定的排泄功能。

1. 肾排泄　肾排泄药物主要通过肾小球滤过和肾小管分泌两种方式进行（图1-7）。药物首先经过肾小球滤过进入肾小管，随后在肾小管中可能受到不同程度的重吸收。重吸收的程度决定了药物的排泄速度，重吸收越多，排泄则越慢。

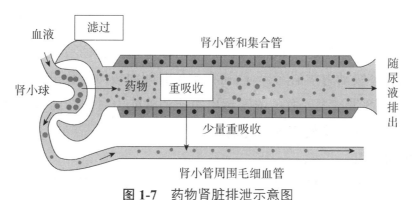

图 1-7　药物肾脏排泄示意图

影响肾小管重吸收的因素包括药物的脂溶性、解离度、尿量及尿液的pH。其中，尿液的pH对药物的解离度有显著影响，进而改变肾排泄药物的效率（表1-4）。因此，在临床实践中，可以通过调整患者的尿液pH来加速或减缓药物的排泄，以达到治疗或解毒的目的。例如，在苯巴比妥中毒的情况下，可以使用碳酸氢钠来碱化尿液，从而加速苯巴比妥的排泄，减轻中毒症状。

表 1-4　尿液 pH 对肾排泄药物的影响

尿液 pH	药物	排泄情况
碱性尿液	弱酸性药物	解离多、重吸收少、排泄快
	弱碱性药物	解离少、重吸收多、排泄慢
酸性尿液	弱酸性药物	解离少、重吸收多、排泄慢
	弱碱性药物	解离多、重吸收少、排泄快

2. 胆汁排泄　部分药物通过胆汁进入肠道，随粪便排出体外。有些药物在胆汁中排入小肠后，可能再次被肠道吸收进入血液循环，形成肠肝循环，从而延长药物在体内的作用时间。

3. 乳汁排泄　乳汁的 pH 略低于血浆，这导致弱碱性药物（如吗啡、阿托品等）易于通过乳汁排泄，可能对哺乳期的婴儿产生影响。因此，哺乳期妇女在使用药物时需特别谨慎，以避免对婴儿造成潜在危害。

4. 其他排泄途径　除上述途径外，药物还可通过呼吸道、唾液腺、汗腺和皮肤等途径排泄。例如，挥发性药物如乙醇可经呼吸道排出，通过检测呼气中的乙醇浓度可判断酒驾情况。此外，某些药物如甲硝唑和苯妥英钠可通过唾液腺排泄，而利福平则可能通过汗腺排出，导致汗液呈现橘红色。

考点　肝、肾功能对药物体内过程的影响

二、药物的消除与蓄积

（一）药物的消除

药物的消除是指药物在体内逐渐减少的过程，主要通过代谢和排泄实现。这一过程主要分为恒比消除和恒量消除两种模式。

1. 恒比消除（一级动力学消除）　药物在单位时间内按恒定比例减少，其消除速率与血药浓度成正比。即血药浓度高时，消除速度快，反之则慢。这是大多数药物的主要消除方式。

2. 恒量消除（零级动力学消除）　药物在单位时间内按恒定数量减少，其消除与血药浓度无关。当药物剂量过大，血药浓度超出恒比消除能力时，会出现此种消除方式。随着血药浓度的下降，最终会转变为恒比消除。

（二）药物的蓄积

药物的蓄积是指药物在体内反复给药后，因消除不及时导致的血药浓度逐渐上升的现象。药物适量蓄积有助于维持有效血药浓度，提高治疗效果。但药物过度蓄积则可能引发药物蓄积中毒，需密切关注血药浓度变化，确保用药安全。

三、血浆药物浓度的动态变化

（一）药物时 - 量关系和时 - 效关系

药物在体内的吸收、分布、代谢和排泄过程，始终伴随着血药浓度的动态变化。这种

变化可通过药物时-量关系及时-效关系以精确描述。时-量关系展现了血浆药物浓度随时间推移而变化的完整过程，而时-效关系则揭示了药物作用强度随时间演变的动态特征。

药-时曲线作为这一动态变化的直观展示，深刻揭示了药物吸收、分布与消除之间的动态平衡（图1-8）。曲线的上升段标志着药物吸收速度超越消除速度，而峰值则代表分布过程达到动态平衡浓度，此时吸收与消除速度相等。随后，曲线的下降段则意味着消除速度逐渐占据主导。

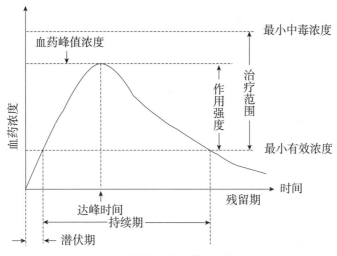

图 1-8　血药浓度与时间曲线示意图

在治疗实践中，治疗范围被严格界定在最小有效浓度（MEC）与最小中毒浓度（MTC）之间，以确保药物既能发挥预期疗效，又避免潜在毒性反应。通过药-时曲线，可以清晰地识别出药物作用的潜伏期、开始作用时间、达峰时间、持续期及治疗范围等关键信息，为临床用药提供指导。

（二）药物半衰期

药物半衰期（$t_{1/2}$）指药物在血浆中最高浓度降低一半所需的时间，反映药物在体内消除（代谢、排泄及储存等）的速度及药物在体内的时间与血药浓度间的关系，是决定给药剂量、次数的主要依据。对于按恒比消除的药物，其半衰期是恒定的。然而，在肝、肾功能不良的情况下，药物的半衰期会延长。半衰期的临床意义主要体现在以下几个方面。

1. 药物分类的重要依据　根据药物的半衰期，药物可分为短效类、中效类和长效类，这有助于我们更好地理解药物的作用时间和特性。

2. 给药间隔时间和给药次数的重要参考　临床用药时，通常以一个半衰期作为给药间隔时间。半衰期越长，给药间隔时间就越长，给药次数相应减少；反之，给药间隔时间就越短，给药次数增多。

3. 预测药物达到稳态血药浓度的时间　若以半衰期为给药间隔时间进行分次恒量给药，经过4～5个半衰期后，药物在体内的浓度将达到稳态。

4. 预测药物基本消除的时间　停药后的5个半衰期内，药物在体内的消除率将超过

95%，此时可以认为药物已基本从体内消除（表1-5）。

表 1-5　药物按半衰期给药的消除药量和蓄积药量关系表

半衰期数	一次给药		反复给药后体内
	消除药量（%）	体内残存药量（%）	蓄积药量（%）
1	50.0	50.0	50.0
2	75.0	25.0	75.0
3	87.5	12.5	87.5
4	93.8	6.2	93.8
5	96.9	3.1	96.9
6	98.4	1.6	98.4
7	99.2	0.8	99.2
8	99.6	0.4	99.6

（三）稳态血药浓度

稳态血药浓度是指以一定时间的间隔，相同剂量多次给药，血药浓度逐渐升高，直至血药浓度维持在一定水平或在一定水平上下波动的浓度。在药物治疗中，若以半衰期为固定的时间间隔，进行反复且恒量的给药，经过4～5个半衰期，血药浓度会逐渐稳定，并达到一个相对恒定的水平。在这一状态下，药物的吸收量与消除量达到了一个动态的平衡，确保药物在体内的有效浓度，从而维持治疗效果（图1-9）。

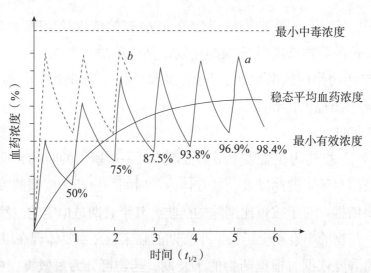

图 1-9　多剂量（a）和首剂加倍（b）给药的血药浓度-时间曲线示意图

1. 稳态血药浓度的特点　在恒量给药下，给药间隔的变动不改变达到稳态的时间；静脉恒速滴注可保持血药浓度稳定，而分次给药则会导致血药浓度波动，且间隔越长波动越大；稳态血药浓度的高低直接受给药剂量的影响，剂量增加则浓度升高，反之则降低。

2. 稳态血药浓度的临床意义　稳态血药浓度是调整给药剂量的重要依据，当疗效不佳或出现不良反应时，可通过检测稳态血药浓度来调整剂量；对于急需达到有效浓度的危重患者，可根据稳态血药浓度来确定负荷剂量；同时，它也是制订理想给药方案的依据，理想的维持剂量应确保稳态血药浓度处于最小中毒浓度与最小有效浓度之间，以达到快速、有效且安全的治疗效果。对于半衰期适中且治疗指数较大的药物，推荐每隔一个半衰期给予半个有效剂量的方案，并首次加倍剂量。

考点　药物的半衰期、稳态血药浓度的概念及临床意义

任务4　影响药物作用的因素

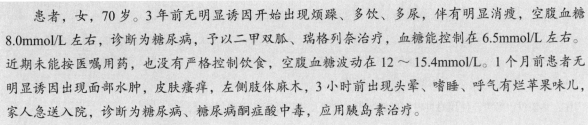

案例 1-3

患者，女，70岁。3年前无明显诱因开始出现烦躁、多饮、多尿，伴有明显消瘦，空腹血糖8.0mmol/L 左右，诊断为糖尿病，予以二甲双胍、瑞格列奈治疗，血糖能控制在 6.5mmol/L 左右。近期未能按医嘱用药，也没有严格控制饮食，空腹血糖波动在 12～15.4mmol/L。1个月前患者无明显诱因出现面部水肿，皮肤瘙痒，左侧肢体麻木，3小时前出现头晕、嗜睡、呼气有烂苹果味儿，家人急送入院，诊断为糖尿病、糖尿病酮症酸中毒，应用胰岛素治疗。

问题： 1. 患者病情加重的主要原因是什么？

2. 老年人用药应注意哪些问题？

药物的作用机制错综复杂，其作用效果受多重因素的影响。这些因素包括机体方面的因素和药物方面的因素，既涵盖了药物的内在特性，如化学结构、物理形态和给药途径，又紧密关联患者的个体差异，包括生理条件、病理状态、遗传因素，以及不同药物间的相互作用。因此，全面而深入地理解这些影响因素，对于实现精准医疗、提升治疗效果、降低不良反应风险具有至关重要的意义。

一、机体方面的因素

（一）年龄

不同年龄段的个体，由于其生理特点的差异，对药物的反应也会有所不同，因此在使用药物时需要特别注意剂量的调整。通常所说的药物成人剂量是指适用于18～60岁成年人的药物平均剂量。这一年龄段的成年人，其身体各组织器官的功能相对完善，对药物的代谢和排泄能力较强，因此可以承受较大的药物剂量。然而，在具体用药时，仍需根据患者的具体情况进行个体化的剂量调整。

1. 小儿　对于小儿而言，尤其是婴幼儿，由于其各组织器官的功能发育尚未完善，对药物的代谢和排泄能力相对较差，容易产生不良反应。因此，在给小儿用药时，需要特别注意剂量的调整。通常情况下，小儿用药剂量可以按体重、年龄或体表面积进行计算，以确保用药的安全性和有效性。同时，在用药过程中还需要密切观察患儿的反应情况，如有不良反应须及时停药并采取相应的处理措施。

（1）按体重计算　是最常用的方法。小儿体重可称量或用公式估算，其公式如下。

1～6月龄体重（kg）=出生体重（kg）+月龄（足月）×0.7（kg）

7～12月龄体重（kg）=6（kg）+月龄（足月）×0.25（kg）

1～14岁体重（kg）=年龄（周岁）×2+8（kg）

儿童用药剂量=儿童体重（kg）×成人剂量÷60（kg，成人平均体重）

每日或每次剂量=体重（kg）×每日（次）每千克体重所需药量

（2）按年龄计算　按成人剂量折算（表1-6），较为方便，但不够准确。

表1-6　老幼剂量折算表

年龄	剂量	年龄	剂量
出生至1个月	成人剂量的1/18～1/14	6～9岁	成人剂量的2/5～1/2
1～6个月	成人剂量的1/14～1/7	9～14岁	成人剂量的1/2～2/3
6个月～1岁	成人剂量的1/7～1/5	14～18岁	成人剂量的2/3～全量
1～2岁	成人剂量的1/5～1/4	18～60岁	成人剂量的3/4～全量
2～4岁	成人剂量的1/4～1/3	60岁以上	成人剂量的3/4
4～6岁	成人剂量的1/3～2/5		

注：本表仅供参考，使用时可根据患者体质、病情及药物性质等因素斟酌决定。

（3）按体表面积计算　较为精确，但计算复杂，应用不广。

2. 老年人　对于老年人而言，由于其身体各组织器官的功能逐渐衰退，尤其是药物吸收和代谢能力减弱，导致药物半衰期延长，用药剂量应适当减少，其用药剂量通常为成人剂量的3/4。此外，老年人的视力、听力和记忆力减退，可影响用药依从性。在应用多种药物时，应特别仔细交代服药时间、剂量及方法，确保正确理解和执行，避免误服、漏服等情况发生，从而确保疗效并防止产生毒性反应。

（二）性别

一般而言，除了性激素及其相关药物外，性别在药物反应上通常没有显著差异。然而，由于女性具备独特的生理特点，如月经、妊娠、分娩和哺乳等，对某些药物的反应可能与一般人群有所不同（表1-7）。因此，女性用药时，必须充分考虑这些生理特点，以确保用药的安全性和有效性。若用药不当，女性可能面临严重的药物不良反应，因此女性用药前须仔细询问患者的病史、过敏史及当前用药情况，并综合考虑患者的生理特点，从而制订出科学合理的用药方案。

表1-7　部分药物对女性生理期的影响

生理期	不宜使用的药物	可能造成的不良后果
月经期	泻药（硫酸镁等）	盆腔充血，导致月经过多
	抗凝血药	影响血液凝固，使经期延长
妊娠期	地西泮、苯妥英钠、抗肿瘤药	致胎儿畸形
	泻药（硫酸镁等）	兴奋子宫，导致流产或早产
分娩期	吗啡	新生儿呼吸抑制
	麦角新碱	子宫出现强直性收缩，胎儿窒息
哺乳期	吗啡	通过乳汁排泄，引起乳儿呼吸抑制
	氯霉素	灰婴综合征

（三）个体差异

个体差异是指在年龄、性别、体重等基础条件相同的前提下，多数人群对药物的反应普遍相似，但仍有少数个体在药物反应上表现出显著的质与量差异的现象。具体而言，量的差异体现在高敏性和耐受性两个方面：高敏性是指某些患者对特定药物极为敏感，即使是小剂量也能产生显著的药效；而耐受性是指一些患者对药物的敏感度较低，需要较大剂量才能达到预期的治疗效果。此外，质的差异则包括过敏反应和特异质反应，其中特异质反应多与个体的遗传缺陷密切相关。

（四）病理因素

机体在不同病理状态下，对药物的反应性会发生变化。病理状态能影响机体对药物的敏感性，如阿司匹林能降低发热患者的体温，但对体温正常者则无影响。同时，疾病状态也会改变机体处理药物的能力，如肝、肾功能不全时，药物代谢和排泄速度会减慢，导致血药浓度升高，药效增强，甚至可能引发严重的不良反应。因此，在用药前，必须全面了解患者的病史和病理状态，并密切监测病情变化及药物治疗效果，以确保药物的合理使用。

（五）心理因素

药物疗效除了受生物等因素影响外，还与心理因素密切相关。当患者心怀希望，充满信任时，这份积极的情绪能激发身体的自愈潜能，使药物疗效增强。相反，若患者深陷焦虑与怀疑之中，即便药物本身疗效强大，也可能因心理抵触而大打折扣。

医护人员的角色，在此显得尤为关键。他们不仅是治疗方案的执行者，更是患者心灵的慰藉者。一句温暖的言语，一抹鼓励的微笑，一个理解的眼神，都能在无形中搭建起信任的桥梁，让患者感受到被重视与关怀。医护人员应通过细致入微的观察，了解患者的心理需求，并运用专业知识与丰富经验，巧妙地将安慰剂效应融入治疗过程。这不仅仅是一种治疗策略，更是对患者心灵深处的一次温柔触碰，帮助患者树立战胜疾病的坚定信念。

在药物治疗的同时，医护人员更应注重心理治疗的融入，通过心理疏导、情感支持、认知重建等手段，帮助患者调整心态，缓解恐惧与不安。耐心倾听患者的诉说，理解患者的痛苦与挣扎，用真诚与关爱，营造一种充满正能量的康复环境。这种人文关怀的注入，不仅能够提升患者的用药依从性，促进药物疗效的最大化发挥，更能在患者心中播下希望的种子，激发内在的生命力，共同迈向康复的彼岸。

> **链接**
>
> ### 安慰剂的心理效应
>
> 安慰剂是无药理活性的伪药剂，外观和口味与真实药物相同。一些患者服用安慰剂后病情得到缓解，这种现象称为安慰剂效应。任何治疗都有安慰剂效应，如患者对医护人员及药物信任度高，安慰剂效应就明显；如患者对医护人员缺乏信任，对治疗失去信心，则影响其疗效，甚至出现不良反应。安慰剂效应是指患者虽然接受的是无药效的治疗，但由于相信治疗有效，从而产生心理上的改善。心理效应则涵盖了一系列心理过程和反应，包括认知、情感和行为等方面。安慰剂效应是心理效应的一种体现，显示了心理因素在疾病治疗和康复过程中的重要作用。

（六）饮食因素

饮食对药物也会产生一定的影响。合理饮食有助于提高疗效，减少不良反应，反之，会降低药效，甚至增加药物的毒性。例如，稀盐酸、乳酸、果糖、富含维生素C的食物可促进铁的吸收，提高疗效，而牛奶、茶叶、高钙食物可妨碍铁的吸收；头孢菌素、氨苄西林、苯巴比妥、溴丙胺太林、地高辛、呋塞米、四环素、利福平、左旋多巴、异烟肼等药物，因易受食物影响而减少或延缓体内吸收，宜饭前服用。抗抑郁药、异烟肼、呋喃唑酮等药物，不宜与乳酪、鸡肝、扁豆和香蕉等食物同服，否则会出现面部潮红、脑血管病变等不良反应。

二、药物方面的因素

（一）药物的化学结构和理化性质

大部分化学结构相似的药物其作用也相似，如阿片类药物均具有镇痛作用。也有些药物化学结构相似但作用却相反，如维生素K与华法林化学结构虽然相似，但分别具有促凝血和抗凝血作用。药物的理化性质如溶解度、解离度、脂溶性等也可影响药物的作用。

药物的作用不仅与其化学结构紧密相关，而且受到多种理化性质的影响。药物的理化性质，如溶解度、解离度、脂溶性等，也会对药物的作用产生显著影响。溶解度决定了药物在体内的溶解速度，进而影响其吸收和分布；解离度则影响药物在体内的电荷状态，从而影响其与受体的结合能力；而脂溶性则决定了药物能否通过细胞膜，进入细胞内部发挥作用。

因此，在研究和应用药物时，我们需要综合考虑药物的化学结构和理化性质，以全面了解其药效学和药动学特性，从而更准确地预测和评估其临床应用效果。

（二）药物剂型和给药途径

药物剂型多样，其吸收速度和效果各异。注射剂通常较口服剂型吸收更快，而在口服给药中，溶液剂吸收最快，而后是散剂，片剂和胶囊剂则相对较慢。尽管不同剂型可能通过不同途径给药，其作用往往相似，但药物作用的速度、强度和持续时间会有所不同。给药途径对药物显效速度的影响显著，通常静脉注射最快，其次是吸入、肌内注射、皮下注射、舌下及直肠给药，口服和黏膜给药较慢，皮肤给药最慢（图1-10）。值得注意的是，某些药物在不同给药途径下可能产生截然不同的作用，如硫酸镁在不同途径下可分别用于导泻、利胆、抗惊厥、降压和消炎消肿。因此，在临床用药时，需根据病情、药物特性及制剂特点，合理选择给药途径。

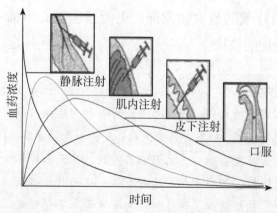

图1-10　不同给药途径血药浓度变化示意图

（三）药物剂量

1. **量效关系**　药物剂量是指临床应用药物防治疾病时所给的数量。一次所给药量称为一次量，一天给药量之和称一日量。药物剂量是临床用药的核心要素，它直接关联到药物在机体内的作用效果与安全性。药物需在体内达到一定浓度，方能显现其治疗效果。剂量过小，药物在体内无法形成有效浓度，因此无法发挥其应有的治疗作用。剂量过大，超过安全界限，药物作用可能发生质变，对机体产生毒性反应，甚至危及生命。在一定剂量范围内，药物剂量与治疗效果成正比，即剂量增加，作用增强。但当剂量超过安全范围时，随着血药浓度的不断上升，药物将不再单纯增强疗效，而是可能导致中毒反应，严重时甚至引发死亡。

为确保药物既能有效治疗疾病，又不引起毒性反应，临床用药时必须精确控制药物剂量。利用剂量-效应关系示意图，可以直观展示药物剂量与治疗效果及毒性反应之间的关系，为临床用药提供科学指导（图1-11）。因此，在临床实践中，须根据患者病情、药物特性及个体差异，谨慎选择并调整药物剂量，以确保用药的安全性与有效性。

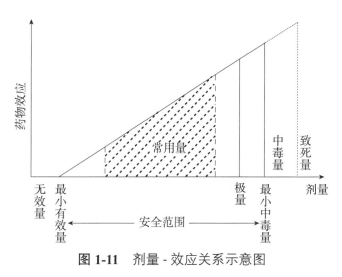

图 1-11　剂量 - 效应关系示意图

剂量与效应的关系可概括如下。

（1）无效量　指药物剂量过小，未能达到体内有效浓度，无法显现药效的用药剂量。

（2）最小有效量　指能引起药理效应的最小剂量，又称阈剂量。

（3）极量　指药物产生最大药理效应的剂量。极量是人体所能耐受的最大治疗量，包括一次极量和一日极量。临床应用药物剂量应小于极量，超过极量可能引起药物中毒。

（4）治疗量　指介于最小有效量与极量之间的剂量范围，是临床常用的有效剂量区间。

（5）常用量　指介于最小有效量与最小中毒量之间，比较安全而又能产生明显防治作用效果的剂量范围。

（6）最小中毒量　指出现中毒症状的最小剂量。超过最小中毒量仍继续增加剂量会导致药物中毒。

（7）最小致死量   以死亡为阳性指标时，能引起100%实验动物死亡的最小剂量。

2. 药物安全性评价

（1）安全范围   指药物的最小有效量与最小中毒量之间的范围，此范围越宽，表明药物毒性越低，用药安全性越高。

（2）治疗指数   指药物半数致死量（LD_{50}）和半数有效量（ED_{50}）的比值。治疗指数为药物安全性的一个指标，数值越大表示药物的安全性越大。

考点 治疗量与常用量、极量与最小中毒量、安全范围与治疗指数

（四）给药时间和次数

药物疗效受给药时间、给药次数及疗程等多重因素影响。具体用药时，需结合药物特性、病情需求及人体生物节律性进行综合考量。例如，镇静催眠药适宜睡前服用，利福平空腹服用效果更佳，而阿司匹林等刺激胃部的药物则应在饭后服用，以缓解消化道不适。

给药次数与疗程对于维持稳定的血药浓度和确保疗效至关重要，这需要根据药物的半衰期及病情等因素综合确定。同时，人体的生理功能活动呈现出昼夜节律性变化，不同时间对药物的敏感性各异。因此，顺应人体生物节律性进行给药，不仅能提升药物疗效，还能减少不良反应。以糖皮质激素为例，其分泌高峰出现在上午8时左右，随后逐渐降低，至零时达到低谷。因此，在需长期应用糖皮质激素类药物时，应依据其昼夜节律性，在上午8时一次性给药。这样既能达到治疗效果，又能减轻对肾上腺皮质的负反馈抑制，防止肾上腺皮质功能不全的发生。

（五）联合用药与药物相互作用

联合用药是指为了获得理想的治疗目的而根据药物特点制订的治疗方案中包含两种或两种以上药物。药物相互作用是指两种或两种以上的药物同时或先后应用时，药物之间存在着相互影响和干扰，可以改变药物的体内过程（吸收、分布、代谢和排泄）及机体对药物的反应性，从而使药物的药理效应或毒性发生变化。

1. 配伍禁忌   指药物在体外配伍直接发生物理性或化学性的相互作用而影响药物疗效或引起毒性反应的现象。在联合用药过程中，必须高度重视配伍禁忌。物理变化常表现为溶解度降低导致的沉淀或浑浊，使得药物无法正常使用。例如，乳糖酸红霉素粉针剂应避免与0.9%氯化钠注射剂混合，因为红霉素在氯化钠溶液中会沉淀，影响其疗效。因此，在静脉给药时，红霉素应先用注射用水溶解，再与5%葡萄糖注射液混合使用。

为避免配伍禁忌，临床用药时需谨慎选择给药途径和给药顺序，并参考配伍禁忌表进行静脉给药的查询（表1-8）。这样可以确保药物的安全性和有效性，为患者提供更好的治疗效果。

表 1-8　静脉给药配伍禁忌表

类别	序号	1	2	3	4	5	6	7	8	9	10	11	12	13	14	药品（pH）
输液	1															1　0.9%氯化钠溶液 pH 4.5～7.0
	2	-														2　林格液 pH 4.5～7.0
	3	-	-													3　葡萄糖溶液（5%、10%） pH 3.5～5.5
	4	-	-	-												4　葡萄糖氯化钠溶液 pH 3.5～5.5
抗生素	5	-	-	-	-											5　青霉素钠（10万U/ml） pH 5.0～7.0
	6	±	±	○	±	●										6　乳糖酸红霉素（50mg/ml） pH 6.0～7.5※
	7	-	○			●	●									7　盐酸四环素（50mg/ml） pH 2.0～2.8
	8	-	-	-	-	○	○	●								8　氯霉素（0.2%） pH 5.4～7.5※
盐类	9	-		○	-	●	●	+	±							9　磷酸二氢钠（5%） pH 8.2～8.3
心血管系统药	10	-	-	-	-	-	±	±	±	-						10　多巴胺（10mg/ml） pH 4.4～5.4
	11	○	○	○	○	○	±	±	±	○	○					11　硝普钠（2.5mg/ml） pH 5.0～7.0
呼吸系统药	12	-	-	-	○	●	±	±	+			○				12　氨茶碱（2.5%） pH 8.6～9.3
中枢兴奋药	13	-	-	-	-	-	-	-	-	-	-	○	-			13　尼可刹米（25%） pH 5.5～7.0
中枢抑制药	14	-	-	-	-	±	±	±	±	±	±	±	±	±		14　地西泮（0.2mg/ml） pH 5.5～7.2※
利尿药	15	-	-	-	-	-	+	▲	±	±		○	-	-	±	15　呋塞米（10mg/ml） pH 8.7～9.3
		1	2	3	4	5	6	7	8	9	10	11	12	13	14	15

说明：

1. "-"示配伍后溶液澄明，无外观变化，可配伍。
2. "+"示有浑浊、沉淀或变色，不能配伍。
3. "±"示浓溶液配伍后浑浊或沉淀，若将其中一种药先在输液中稀释，再加另一种药物可澄明。
4. "○"示配伍后药液效价降低，但外观无变化，不能配伍。
5. "●"示配伍时药液效价降低，并有浑浊、沉淀或变色，不能配伍。
6. "▲"示毒性增加，并有浑浊、沉淀或变色，不能配伍。
7. "※"示①红霉素先稀释（如注射用水）后再与其他药配伍；②氯霉素、地西泮注射液应先稀释，否则会析出沉淀。

2.药效学方面的相互作用

（1）协同作用　指两种或两种以上的药物联合使用时，其产生的药效大于单药效应的代数和的现象。例如，在治疗胆绞痛时，吗啡与阿托品联合使用。吗啡具有强大的镇痛作用，而阿托品则能有效解除胆道痉挛。这两种药物共同作用，使得治疗胆绞痛的效果显著增强，发挥协同作用。

（2）拮抗作用　指两种或两种以上的药物联合应用时，引起的药效降低的现象。例如，沙丁胺醇是一种肾上腺素受体激动药，具有扩张支气管的作用。当它与肾上腺素受体阻断药普萘洛尔联合使用时，普萘洛尔会拮抗沙丁胺醇的扩张支气管作用，使得沙丁胺醇的疗效减弱，发生拮抗作用。

考点　协同作用、拮抗作用、配伍禁忌的概念

3. 药动学方面的相互作用　指联合用药时，不同药物之间在吸收、分布、代谢和排泄过程中的相互影响。这种影响可能改变另一种药物的作用效果。具体表现如下。

　　（1）吸收　某些药物组合能增强或减弱另一种药物的吸收。例如，维生素C与铁剂同服，可促进铁剂的吸收；而四环素与铁剂同服，则会抑制铁剂的吸收。

　　（2）分布　虽然药动学中的相互作用主要聚焦于吸收、代谢和排泄，但某些药物可能通过改变体液分布来影响其他药物的效应。

　　（3）代谢　某些药物能诱导或抑制肝药酶，从而改变其他药物的代谢速率。例如，苯巴比妥作为肝药酶诱导剂，与保泰松合用时，会加快保泰松的代谢，导致其药效降低。

　　（4）排泄　尿液酸碱度对药物的排泄有显著影响。碱化尿液可促进弱酸性药物的排泄。同时，对于某些抗生素如氨基糖苷类，碱化尿液还能增强其在泌尿系统的抗菌效果。

　　因此，在联合用药时，必须充分考虑药物之间的相互作用，以避免不良后果，确保药物治疗的安全性和有效性。

任务5　药品知识与用药技能

一、药品的名称

　　1. 通用名　指由国家药典委员会制定的法定名称，具有强制性和约束性。上市流通的药品标签、说明书或包装上必须使用通用名称，如普萘洛尔。

　　2. 别名　指药品的习惯称谓，如对乙酰氨基酚又称扑热息痛，苯妥英钠又称大仑丁。

　　3. 商品名　指药品生产企业或研发公司注册的专属名称，用于保护知识产权。同一通用名下，不同厂家生产的药品可能有多个商品名称。临床用药时须核对通用名和商品名，以防重复用药，如普萘洛尔的商品名包括心得安、萘心安、恩得来，多潘立酮的商品名包括吗丁啉、胃得灵。

　　4. 化学名　指根据药物的化学组成按公认命名法命名的名称，因过于烦琐，现临床很少采用，如单硝酸异山梨酯的化学名为1，4，3，6-二脱水-D-山梨醇-5-单硝酸酯。

二、药物剂型

药物剂型是指依据药物特性和临床用药需求而设计的药物制剂形式。常见的药物剂型包括两大类。

1. 固体及半固体制剂　这类剂型涵盖了片剂、散剂、胶囊剂、栓剂、丸剂、软膏剂等多种形态。每种剂型都有其特定的使用方式和适应证。

2. 液体剂型　此类剂型包括溶液剂、注射剂、混悬剂、糖浆剂、酊剂、合剂及滴眼剂等多种。液体剂型因其易于吸收和给药的特点，在医疗领域应用广泛。

值得注意的是，不同剂型的药物在用药时有其特殊要求。例如，口服片剂、胶囊剂、颗粒剂等固体剂型，务必使用适量水送服，避免干吞，以防止药物黏附于食管壁并引发刺激。而喷雾剂则需严格按照说明书要求放置并操作，确保药物准确到达治疗部位，以达到最佳治疗效果。此外，对于某些特殊剂型的药物，如肠溶片、肠溶胶囊、控释片、缓释片等，其服用方式也有严格要求。这些药物不能随意掰开或嚼碎服用，否则将影响药物的正常释放和治疗效果。

三、药品的分类与特殊管理药品

（一）国家基本药物制度

国家基本药物制度是指为保证人人享有基本医疗卫生服务，减轻用药负担，国家将一部分剂型适宜、价格合理、公众可公平获得的药物列为国家基本药物，并将基本药物全部纳入基本医疗保障药品报销目录的国家药物政策。国家基本药物目录通常包括西药、中药和生物制品等类别，涵盖了各个治疗领域的常用药物。国家基本药物目录会定期更新，以反映最新的药物研究成果和临床实践需要。

国家基本药物制度的实施有助于规范药品使用，控制药品费用，提高药物治疗的安全性和有效性。同时，该制度也有助于推动医药产业的健康发展，促进合理用药，保障人民群众的健康权益。

（二）处方药与非处方药

1. 处方药（POM）　此类药品需严格依据执业医师或执业助理医师开具的处方进行调配、购买和使用，以确保用药的安全性和有效性。

2. 非处方药（OTC）　此类药品经过国家药品监督管理部门的严格审批，无需执业医师和执业助理医师处方，消费者可自行判断，购买和使用的药品。非处方药具备安全、稳定、疗效确切等特点，其标签和说明书也更为通俗易懂，便于消费者理解和使用。

根据安全性，非处方药进一步细分为甲类和乙类，并配有特定的非处方药标识（图1-12）。甲类非处方药须在执业药师的指导下使用，而乙类非处方药则允许消费者自行判断、购买和使用。然而，值得注意的是，非处方药的安全性是相对的，长期过量使用也可能产生不良反应。因此，消费者应严格按照说明书使用，并在遇到问题时及时咨询医务人员或到医院就诊。

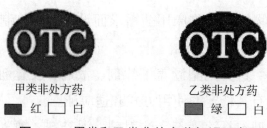

甲类非处方药　　　　乙类非处方药

■红 □白　　　　　■绿 □白

图1-12　甲类和乙类非处方药标识示意图

（三）特殊管理药品

根据《中华人民共和国药品管理法》《麻醉药品和精神药品管理条例（2024年修改）》规定，对于麻醉药品、精神药品、医疗用毒性药品、放射性药品实行严格的特殊管理。特殊管理药品在药品包装和说明书中均有特殊标志（图1-13）。这些药品合理使用，能解除患者的病痛，如使用不当或滥用会影响到公众的身心健康和生命安全。

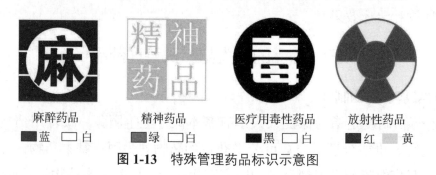

麻醉药品　　　精神药品　　　医疗用毒性药品　　　放射性药品

■蓝 □白　　■绿 □白　　■黑 □白　　■红 ■黄

图1-13　特殊管理药品标识示意图

1. 麻醉药品和精神药品　麻醉药品和精神药品按照药用类和非药用类分类列管。药用类精神药品分为第一类精神药品和第二类精神药品。国家对麻醉药品药用原植物以及麻醉药品和精神药品实行管制。国家建立麻醉药品和精神药品追溯管理体系。

（1）医疗机构需要使用麻醉药品和第一类精神药品的，应当经所在地设区的市级人民政府卫生主管部门批准，取得麻醉药品、第一类精神药品购用印鉴卡（以下称印鉴卡）。医疗机构应当凭印鉴卡向本省、自治区、直辖市行政区域内的定点批发企业购买麻醉药品和第一类精神药品。

（2）执业医师取得麻醉药品和第一类精神药品的处方资格后，方可在本医疗机构开具麻醉药品和第一类精神药品处方，但不得为自己开具该种处方。医务人员应当根据国务院卫生主管部门制定的临床应用指导原则，使用麻醉药品和精神药品。

（3）具有麻醉药品和第一类精神药品处方资格的执业医师，根据临床应用指导原则，对确需使用麻醉药品或者第一类精神药品的患者，应当满足其合理用药需求。在医疗机构就诊的癌症疼痛患者和其他危重患者得不到麻醉药品或者第一类精神药品时，患者或者其亲属可以向执业医师提出申请。

（4）执业医师应当使用专用处方开具麻醉药品和精神药品。麻醉药品和第一类精神药品每张处方注射剂不得超过 1 次常用量，片剂、酊剂、糖浆剂等不超过 3 日常用量，连续使用不得超过 7 天。麻醉药品处方须至少保存 3 年。第二类精神药品处方一般不得超过 7 日用量。精神药品处方至少保存 2 年。

（5）对麻醉药品和第一类精神药品处方，处方的调配人、核对人应当仔细核对，签署姓名，并予以登记；对不符合本条例规定的，处方的调配人、核对人应当拒绝发药。

（6）麻醉药品和第一类精神药品的使用单位应当设立专库或者专柜储存麻醉药品和第一类精神药品。专库应当设有防盗设施并安装报警装置；专柜应当使用保险柜。专库和专柜应当实行双人双锁管理。应当配备专人负责管理工作，并建立储存麻醉药品和第一类精神药品的专用账册。药品入库双人验收，出库双人复核，做到账物相符。专用账册的保存期限应当自药品有效期期满之日起不少于 5 年。

2. 毒性药品　指毒性剧烈、治疗剂量与中毒剂量相近，使用不当会致人中毒或死亡的药品，也称医疗用毒性药品。医疗单位供应和调配毒性药品，凭医生签名的正式处方。国营药店供应和调配毒性药品，凭盖有医生所在的医疗单位公章的正式处方。每次处方剂量不得超过二日极量。调配处方时，必须认真负责，计量准确，按医嘱注明要求，并由配方人员及具有药师以上技术职称的复核人员签名盖章后方可发出。对处方未注明"生用"的毒性中药，应当附炮制品。如发现处方有疑问时，须经原处方医生重新审定后再行调配。处方一次有效，取药后处方保存 2 年备查。

《医疗用毒性药品管理办法》中将毒性药品分为毒性中药和西药毒药两种类型。

（1）毒性中药品种（28 种）　包括砒石（红砒、白砒）、砒霜、水银、生马前子、生川乌、生草乌、生白附子、生附子、生半夏、生南星、生巴豆、生甘遂、生狼毒、生藤黄、生千金子、生天仙子、斑蝥、青娘虫、红娘虫、闹阳花、雪上一枝蒿、红升丹、白降丹、蟾酥、洋金花、红粉、轻粉、雄黄。上述中药品种是指原料药和饮片，不含制剂。

（2）西药毒药品种（11 种）　包括去乙酰毛花苷丙、阿托品、洋地黄毒苷、氢溴酸后马托品、三氧化二砷、毛果芸香碱、升汞、水杨酸毒扁豆碱、亚砷酸钾、氢溴酸东莨菪碱、士的宁。

2008 年卫生部、国家食品药品监督管理局决定将 A 型肉毒毒素及其制剂列入毒性药品管理。

3. 放射性药品　指用于临床诊断或者治疗的放射性核素制剂或者其标记药物。放射性新药是指我国首次生产的放射性药品。医疗单位设置核医学科、室（同位素室），必须配备与其医疗任务相适应的并经核医学技术培训的技术人员。非核医学专业技术人员未经培训，不得从事放射性药品使用工作。

四、药品的标识

（一）药品的批准文号、批号和有效期

1. 批准文号　供医疗使用的药品必须要有国家药品行政管理部门批准生产的文号，

这是药品生产、上市、使用的依据。药品批准文号是药品生产合法性的标志。统一格式为："国药准字+1位字母+8位数字"。1位字母：化学药品为"H"，中药为"Z"，保健药品为"B"，生物制品为"S"，进口分装药品为"J"，药品辅料为"F"，体外化学诊断试剂为"T"等。8位数字：第1、2位代表批准文号的来源，第3、4位表示批准某药生产的公元年号的后两位数字，第5、6、7、8位数字为顺序号。

2. 批号　表示药品生产日期的一种编号，也是表示这批药品是同一次投料，同一生产工艺所生产的产品。通常以生产日期表示，国内多采用6位数表示，前2位表示年份，中间表示月份，最后两位表示日期，如241009表示2024年10月9日生产。如241009-2，后面"2"一般表示厂内当日第2批产品。

3. 有效期　指药品在规定的贮藏条件下可保证药品安全有效使用的期限，其表示方法有3种。

（1）直接标明有效期　以有效月份最后1天为到期日。例如，某药的有效期为2026年9月，表明该药在2026年9月30日前使用均有效。

（2）直接标明失效期　进口药品一般多采用失效期，用Exp.Date或Use before来表示。例如，标明Exp.Date：May.2023，表示该药失效期为2023年5月，即有效使用时间为2023年4月30日。

（3）标明有效年限　标明有效期几年，需配合生产批号才能判断有效期的具体时间。例如，某药品批号为220514，有效期为3年，由批号可知该药为2022年5月14日生产，有效期3年，表明该药可使用到2025年5月13日为止。

（二）药品说明书

药品说明书是经国务院药品监督管理部门批准的药品，由生产单位提供该种药品的理化性质、作用、用途、用法用量、贮藏保存、不良反应等资料，是宣传合理用药、普及医药知识的重要依据。新药审批后的说明书，不得自行修改。药品说明书的内容应包括药品的名称、成分、性状、适应证、规格、用法和用量、不良反应、禁忌证、注意事项、药物相互作用、药理毒理、贮存条件、批准文号、产品批号、有效期、生产企业等（图1-14）。药品说明书能提供用药信息，是医务人员、患者了解药品的重要途径。说明书的规范程度与医疗质量密切相关。

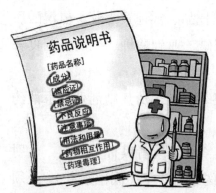

图1-14　药品说明书示意图

五、处方与医嘱

（一）处方

处方是医师根据患者的病情需要开写给药房要求配方和发药的书面文件，并作为患者用药凭证的医疗文书。处方直接关系到患者健康，所以必须严肃、认真地开写处方和调配处方，以确保患者用药安全有效。处方还具有法律意义，一旦出现用药差错事故，处方可作为法律凭证，追究法律责任。

1. 处方内容

（1）前记　包括医疗机构名称、患者姓名、性别、年龄、门诊号或住院病历号，科别或病区和床位号、临床诊断、开具日期等。麻醉药品和第一类精神药品处方还应当包括患者身份证号、代办人姓名及其身份证号。

（2）正文　以Rp或R（拉丁文Recipe"请取"的缩写）标示。在正文中，药物的剂型、名称、规格、数量须一行写完，用法（Sig）另起一行，应包括每次用量、给药次数、给药途径等。处方通式：

Rp:（浓度）药名　剂型　单位剂量×总需要数（片、支等）

Sig: 每次用量　每日次数　给药途径　给药时间

（3）后记　医师签名或者加盖专用签章，药品金额以及审核、调配，核对、发药药师签名或者加盖专用签章。

2. 处方种类

（1）普通处方印刷用纸为白色。

（2）急诊处方印刷用纸为淡黄色，右上角标注"急诊"。

（3）儿科处方印刷用纸为淡绿色，右上角标注"儿科"。

（4）麻醉药品和第一类精神药品处方印刷用纸为淡红色，右上角标注"麻、精一"。

（5）第二类精神药品处方印刷用纸为白色，右上角标注"精二"。

3. 处方的开写规则

（1）处方必须在专用处方笺上用钢笔或水性笔书写，亦可用打字机打印。要求字迹清晰、内容完整、剂量准确，不能涂改。如有涂改，医师必须在涂改处签名，以示负责。药品名称应以《中国药典》规定的通用名（中文或英文）书写。

（2）处方中每一药占一行，开写药物较多时，应按药物作用的主次顺序书写。

（3）处方中药物剂量与数量一律用阿拉伯数字表示，并采用药典规定的法定计量单位。固体或半固体药物以克（g）、毫克（mg）、微克（μg）、纳克（ng）为单位；液体药物以升（L）或毫升（ml）为单位；少数药物以国际单位（IU）或单位（U）表示。药物浓度一般采用百分浓度。

（4）每张处方开具的药物总量，一般以3日为宜，7日为限，慢性病或特殊情况可适当放宽。门（急）诊患者开具的麻醉药品、第一类精神药品注射剂，每张处方为1次常用量；第二类精神药品一般每张处方不得超过7日常用量。

（5）急需用药时使用急诊处方笺，若用普通处方，应在处方笺左上角写"急"或"Cito"字样，以便优先发药。

（6）处方只限当日有效，过期须经医师更改日期并签字方能生效。处方中任何差错和疏漏都必须经医师修改签字方可调配。

（二）医嘱

医嘱是由医师拟订并由护理人员执行的治疗计划。医嘱可分为长期医嘱、临时医嘱和备用医嘱。

1. 开写格式　用药医嘱与处方书写格式的不同点是医嘱无Rp（请取）、Sig（用法）字样，无须写出规格量、总量，其余相同。

开具格式：药名　剂型　每次剂量　给药次数　给药途径　时间　部位

2. 医嘱示例

例1：青霉素钠盐注射剂　80万U　一日2次　肌内注射

例2：利福平片剂　0.45g　一日1次　口服　清晨　空腹顿服

（三）处方与医嘱常用外文缩写词与中文对照表（表1-9）

表1-9　处方与医嘱常用外文缩写词与中文对照表

缩写词	中文	缩写词	中文	缩写词	中文
q.d.	每日1次	p.o.	口服	Tab.	片剂
b.i.d.	每日2次	i.d.	皮内注射	Caps.	胶囊剂
t.i.d.	每日3次	i.h.	皮下注射	Inj.	注射剂
q.i.d.	每日4次	i.m.	肌内注射	Sol.	溶液剂
q.m.	每晨	i.v.	静脉注射	Syr.	糖浆剂
q.n.	每晚	iv.gtt.	静脉滴注	Tr.	酊剂
q.h.	每小时	i.p.	腹腔注射	Ung.	软膏剂
q.6h.	每6小时	pr.dos	顿服	Amp.	安瓿
q.2d.	每2日1次	p.r.	直肠给药	aa	各
a.c.	饭前	Us.ext	外用	Co.	复方的
p.c.	饭后	A.s.t.	皮试	U	单位
a.m.	上午	stat！	立即	I.U.	国际单位
p.m.	下午	Cito！	急速地	s.o.s.	必要时（一次）
h.s.	睡前	Lent！	慢慢地	p.r.n.	必要时（可重复）

考点　处方或医嘱外文缩写的含义

自 测 题

A1/A2型题

1. 关于药物作用选择性的叙述，错误的是

　A. 选择性是相对的

　B. 大多数药物有各自的选择性

　C. 是临床选药的基础

　D. 是药物分类的依据

　E. 与药物剂量大小无关

2. 关于药物副作用的叙述，错误的是

　A. 是药物固有的作用

　B. 因用药剂量过大引起

　C. 在治疗剂量时出现

　D. 治疗作用与副作用可相互转化

　E. 与治疗目的无关

3. 药物作用的两重性是指

A. 局部作用和吸收作用

B. 副作用和毒性反应

C. 治疗作用和副作用

D. 防治作用和不良反应

E. 毒性反应和变态反应

4. 关于变态反应的叙述，错误的是

A. 与体质有关

B. 症状轻重不一

C. 与剂量有关

D. 是病理性免疫反应

E. 不易预知

5. G6PD 缺乏者，应用磺胺类、伯氨喹等药物时发生溶血性贫血，属于

A. 预防作用　　　　B. 特异质反应

C. 停药反应　　　　D. 后遗效应

E. 副作用

6. 与药物的药理作用和剂量无关的反应是

A. 毒性反应　　　　B. 停药反应

C. 副作用　　　　　D. 变态反应

E. 后遗反应

7. 患者，男，23 岁。因上呼吸道感染致高热，医生给予阿司匹林退热，此药物作用为

A. 对症治疗　　　　B. 对因治疗

C. 预防作用　　　　D. 局部作用

E. 副作用

8. 下列关于药物吸收的叙述，错误的是

A. 从给药部位进入血液循环的过程

B. 肌内注射因首过消除使药物吸收减少

C. 大多数口服药物主要经小肠吸收

D. 舌下给药可避免首过消除

E. 可影响药物作用的快慢和强弱

9. 一般说来，吸收速度最快的给药途径是

A. 吸入　　　　　　B. 口服

C. 肌内注射　　　　D. 皮下注射

E. 皮内注射

10. 药物与血浆蛋白结合后

A. 作用增强

B. 代谢加快

C. 暂时失去药理活性

D. 排泄加快

E. 分布加快

11. 药物代谢的主要器官是

A. 胃肠道　　　　　B. 血液

C. 肌肉　　　　　　D. 肾

E. 肝

12. 药物的首过消除发生于

A. 舌下给药　　　　B. 吸入给药

C. 口服给药　　　　D. 静脉注射

E. 皮下注射

13. 药物排泄的主要器官是

A. 肾　　　　　　　B. 胆道

C. 汗腺　　　　　　D. 乳腺

E. 胃肠道

14. 药物的肝肠循环可影响

A. 药物作用的快慢

B. 药物的分布

C. 药物的代谢

D. 药物作用的持续时间

E. 药物的药理活性

15. 关于生物利用度的叙述，错误的是

A. 是评价药物吸收程度的指标

B. 吸收量与给药量之比

C. 相同药物、不同个体，其生物利用度也不同

D. 同一厂家不同批号的药物，其生物利用度也不同

E. 与制剂的质量无关

16. 药物达稳态血药浓度时意味着

A. 药物作用最强

B. 药物的吸收过程已完成

C. 药物的消除过程正开始

D. 药物的吸收量与消除量达到平衡

E. 药物在体内分布达到平衡

17. 肌内注射阿托品治疗肠绞痛时，引起口干、便秘、心悸等，属于

A. 治疗作用　　　　B. 后遗效应

C. 变态反应　　　　D. 毒性反应

E. 副作用

18. 肺结核患者用链霉素治疗后引起永久性耳聋，属于

　　A. 毒性反应　　　　B. 高敏性

　　C. 副作用　　　　　D. 后遗症状

　　E. 治疗作用

19. 关于药物代谢的非专一性酶的叙述，错误的是

　　A. 又称肝药酶或药酶

　　B. 选择性高

　　C. 个体差异大

　　D. 是非特异性酶

　　E. 易受某些药物的影响

20. 下列有关极量的描述，正确的是

　　A. 比最小中毒量大

　　B. 引起毒性反应的量

　　C. 不在药物的安全范围之内

　　D. 临床上绝对不采用

　　E. 为最大治疗量

21. 老年人用药剂量一般为

　　A. 成人剂量的 2/3

　　B. 成人剂量的 3/4

　　C. 稍大于成人剂量

　　D. 与成人剂量相同

　　E. 成人剂量的 1/2

22. 肝功能不良患者，应用药物时需着重考虑

　　A. 对药物的转运能力

　　B. 对药物的吸收能力

　　C. 对药物的排泄能力

　　D. 对药物的代谢能力

　　E. 对药物的分布能力

23. 关于肾排泄药物的叙述中，错误的是

　　A. 尿液 pH 可影响排泄

　　B. 尿量可影响排泄

　　C. 弱碱性药物在酸性尿液中排泄慢

　　D. 肾功能不全时可致药物蓄积中毒

　　E. 弱酸性药物中毒，碱化尿液可加速药物的排泄

24. 以 $t_{1/2}$ 为间隔，反复恒量给药，大约经几个 $t_{1/2}$ 可达稳态血药浓度

　　A. 2～3　　　　　　B. 3～4

　　C. 4～5　　　　　　D. 5～6

　　E. 6～7

25. 药物常用量的剂量范围是指

　　A. 最小有效量与极量之间

　　B. 最小有效量与最小中毒量之间

　　C. 比最小有效量大些，比极量小些

　　D. 不超过极量

　　E. 比最小有效量大些，比最小中毒量小些

26. 某药在多次应用治疗量后疗效下降，可能是患者对药物产生了

　　A. 耐受性　　　　　B. 耐药性

　　C. 依赖性　　　　　D. 过敏性

　　E. 高敏性

27. 决定药物每天用药次数的主要因素是

　　A. 吸收快慢　　　　B. 作用强弱

　　C. 体内分布速度　　D. 体内消除速度

　　E. 体内转化速度

28. 连续用药后机体对药物的敏感性降低是因为

　　A. 习惯性　　　　　B. 成瘾性

　　C. 依赖性　　　　　D. 耐药性

　　E. 耐受性

29. 关于药物半衰期的叙述，错误的是

　　A. 预测药物基本消除的时间

　　B. 是药物分类的依据之一

　　C. 可确定给药间隔时间

　　D. 可确定给药次数

　　E. 肝肾功能不良时，药物 $t_{1/2}$ 缩短

30. 关于处方药的叙述，正确的是

　　A. 可分为甲类和乙类

　　B. 使用安全，一般不会产生不良反应

　　C. 用"OTC"标识

　　D. 须凭医师的处方才可调配、购买和使用

　　E. 可由消费者自行购买和使用

31. 特殊管理药品不包括

　　A. 生物制品　　　　B. 医疗用毒性药品

C. 精神药品　　　 D. 放射性药品

E. 麻醉药品

32. 最常用的给药途径是

A. 静脉注射　　　 B. 口服

C. 肌内注射　　　 D. 滴入给药

E. 雾化吸入

33. 休克患者最适宜的给药途径是

A. 皮下注射　　　 B. 吸入给药

C. 静脉给药　　　 D. 肌内注射

E. 口服

34. 患者，男，57岁。心绞痛发作，给予硝酸甘油舌下含服而并非口服，其原因是

A. 口服不良反应多

B. 口服易产生耐受性

C. 口服易产生过敏反应

D. 口服作用维持时间短

E. 口服有明显的首过效应

35. 护士给药时，错误的做法是

A. 遵照医嘱给药

B. 因特殊检查可提前给药

C. 给药前向患者解释并做好指导

D. 认真执行查对制度

E. 随时观察药物疗效及反应

（吴丽萍　符秀华）

项目二

传出神经系统药物

任务1　认识传出神经系统药物

一、传出神经的分类及化学传递

（一）传出神经按解剖学分类

传出神经是指将神经冲动自中枢传向周围，并支配其功能活动的一类外周神经，包括自主神经和运动神经。

1. 自主神经　指人体内负责控制内脏器官活动的一套神经系统。它们从中枢发出后，先在神经节更换神经元，再到达所支配的心脏、平滑肌、腺体、眼等效应器，参与心血管活动、胃肠活动、腺体分泌、视力调节等生理功能的调控，自主神经又分为交感神经和副交感神经，有节前纤维和节后纤维之分。肾上腺髓质直接受交感神经节前纤维支配。

2. 运动神经　指含有运动性神经纤维的神经，能支配骨骼肌的功能活动。其从中枢发出后，直接到达骨骼肌，中途不更换神经元，故无节前纤维和节后纤维之分（图2-1）。

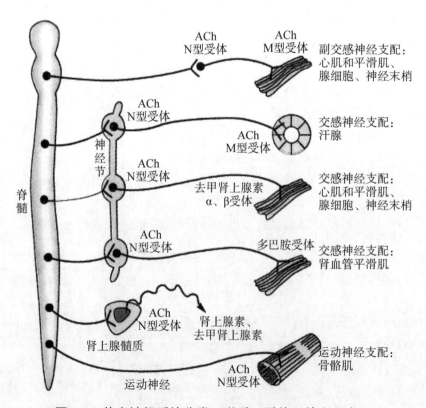

图 2-1　传出神经系统分类、递质、受体及效应示意图

（二）传出神经系统按释放的递质分类

在正常情况下，当神经冲动到达神经末梢时，突触前膜释放传递信息的神经递质，递质激动突触后膜相应的受体而影响次一级神经元或效应器细胞的活动，这一过程称为化学传递。传出神经末梢释放的递质主要有乙酰胆碱（ACh）和去甲肾上腺素（NA）。根据神经末梢释放的递质不同，将传出神经主要分为两大类。

1. 胆碱能神经　末梢释放乙酰胆碱递质的神经，主要包括：①交感神经和副交感神经的节前纤维；②副交感神经的节后纤维；③运动神经；④极少数交感神经节后纤维，如支配汗腺分泌和骨骼肌血管舒张的神经。

2. 去甲肾上腺素能神经　末梢释放去甲肾上腺素递质的神经，包括绝大部分交感神经节后纤维。

此外，在某些效应器中还存在多巴胺能神经，兴奋时末梢释放多巴胺（DA）递质。

（三）传出神经的化学传递

传出神经的化学传递涉及神经信号从神经元传递到效应器（如肌肉或腺体）的过程。这一过程主要通过神经递质来实现，神经递质是化学物质，它们在神经元的轴突末端被释放，并跨越突触间隙与下一个细胞上的受体结合，从而传递信号。

当神经冲动到达传出神经的轴突末端时，会触发钙离子进入神经末梢，导致含有神经递质的囊泡与突触前膜融合并释放神经递质到突触间隙中。神经递质随后与突触后膜上的特定受体结合，产生效应，如肌肉收缩或腺体分泌等。释放后，神经递质会被突触前膜重新摄取或被酶分解，以终止信号传递。

传出神经不同的神经递质在不同的传出神经路径中发挥作用，影响身体的各种功能。例如，乙酰胆碱在运动神经和自主神经系统的副交感部分起作用，而去甲肾上腺素则在交感神经系统中起主要作用。

二、传出神经递质

（一）乙酰胆碱

在胆碱能神经末梢胞质液中，胆碱和乙酰辅酶A在胆碱乙酰化酶的催化下合成ACh，然后转移到囊泡中贮存。当胆碱能神经的冲动到达神经末梢时，ACh被释放入突触间隙，与相应受体结合产生生理效应。ACh释放后迅速被突触间隙的乙酰胆碱酯酶（AChE）水解为胆碱和乙酸，作用消失。部分胆碱又被胆碱能神经末梢再摄取，重新参与ACh的合成（图2-2）。

（二）去甲肾上腺素

去甲肾上腺素能神经末梢从血中摄取酪氨酸，在酪氨酸羟化酶催化下合成左旋多巴，再经多巴脱羧酶的作用合成多巴胺。多巴胺由胞质液进入囊泡，在多巴胺羟化酶的催化下生成NA，贮存于囊泡中。当去甲肾上腺素能神经的冲动到达神经末梢时，NA被释放到突触间隙，与相应受体结合产生生理效应。NA消除的方式大部分被突触前膜主动再摄取进入神经末梢内，然后再摄入囊泡中贮存。少部分未进入囊泡的NA被单胺氧化酶（MAO）和儿茶酚-O-甲基转移酶（COMT）所破坏（图2-3）。

此外，传出神经递质还有多巴胺（DA）、5-羟色胺（5-HT）等。

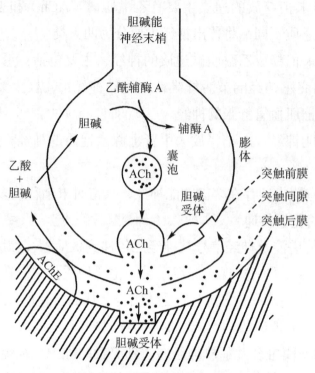

图 2-2　胆碱能神经递质的体内过程

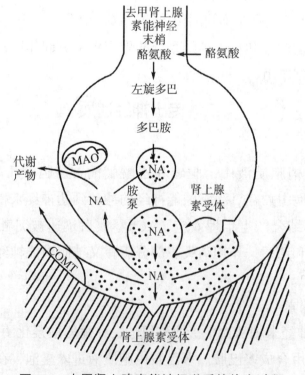

图 2-3　去甲肾上腺素能神经递质的体内过程

三、传出神经系统受体和效应

传出神经系统的受体，常根据能与之选择性结合的递质或药物来命名，主要包括胆碱受体、肾上腺素受体。其中能与乙酰胆碱结合的受体称为胆碱受体（包括M、N受体）；能与去甲肾上腺素或肾上腺素结合的受体称为肾上腺素受体（包括α、β受体）；能与多巴胺结合的受体称为多巴胺受体（DA受体）（表2-1）。

表2-1　传出神经受体的分型和效应

受体类型		分布	效应
胆碱受体	M_1受体	中枢和胃壁细胞	中枢兴奋、胃酸分泌增加
	M_2受体	心脏	心率减慢、传导减慢、收缩力减弱
	M_3受体	平滑肌、腺体、血管、眼睛	平滑肌收缩、腺体分泌、血管扩张、缩瞳
	N_1受体	自主神经节、肾上腺髓质	神经节兴奋、肾上腺髓质分泌
	N_2受体	骨骼肌	骨骼肌收缩
肾上腺素受体	α_1受体	血管（皮肤、黏膜、内脏）、瞳孔	血管收缩、血压升高、瞳孔扩大
	α_2受体	突触前膜	去甲肾上腺素释放减少
	β_1受体	心脏	心率加快、传导加速、收缩力加强
		肾脏	肾素分泌
	β_2受体	支气管、胃肠等内脏平滑肌	支气管及内脏平滑肌舒张
		血管（冠脉、骨骼肌血管）	血管扩张
		肝	糖原分解、血糖升高
	β_3受体	脂肪组织	脂肪分解

（一）胆碱受体

胆碱受体又分为毒蕈碱型受体（简称M受体）和烟碱型受体（简称N受体）。

1. 毒蕈碱型受体（M受体）　分为M_1、M_2、M_3等亚型。主要分布于副交感神经节后纤维支配的效应器上，如心脏、血管、支气管及胃肠平滑肌、瞳孔括约肌和腺体等处。M受体激动时表现为心脏抑制（心肌收缩力减弱、心率减慢、传导减慢）、血管扩张、内脏平滑肌收缩、瞳孔缩小、腺体（唾液腺、汗腺、泪腺）分泌增多等效应，称为M样作用。

2. 烟碱型胆碱受体（N受体）　分为N_1和N_2两种亚型。N_1受体主要分布在神经节与肾上腺髓质处；N_2受体主要分布在神经肌肉接头处。N受体激动时表现为神经节兴奋、肾上腺髓质分泌增加、骨骼肌收缩等，称为N样作用。

（二）肾上腺素受体

肾上腺素受体分为α肾上腺素受体和β肾上腺素受体。

1. α肾上腺素受体（α受体）　分为α_1受体及α_2受体。主要分布于皮肤、黏膜血管以及部分内脏血管平滑肌、瞳孔开大肌等处。α受体激动时表现为血管收缩、瞳孔扩大，称为α样作用。

2. β肾上腺素受体（β受体）　分为β_1、β_2及β_3受体。β_1受体主要分布于心脏等处；β_2

受体主要分布于支气管平滑肌、骨骼肌血管、冠状动脉等处；$β_3$ 受体主要分布于脂肪组织。当 β 受体被激动时，表现为心脏兴奋（心肌收缩力增强、心率加快、传导加快）、支气管平滑肌松弛、骨骼肌血管及冠状动脉扩张、糖原及脂肪分解、去甲肾上腺素分泌增加等效应，统称为 β 样作用。

四、传出神经系统药物的作用方式和分类

（一）传出神经系统药物的作用方式

1. 直接作用于受体　大多数传出神经系统药物能直接与胆碱受体或去甲肾上腺素受体结合而产生效应，包括受体激动药和受体阻断药。

2. 影响递质　某些药物通过影响递质的代谢而产生效应，如胆碱酯酶抑制药通过抑制胆碱酯酶而阻碍 ACh 水解，使突触间隙的 ACh 含量增加，激动 M 受体和 N 受体，产生拟胆碱作用。某些药物还可通过影响递质的合成、贮存、释放或摄取而产生效应，如麻黄碱和间羟胺可促进 NA 的释放而发挥拟肾上腺素作用。

（二）传出神经系统药物的分类

根据药物作用性质及对不同受体的选择性，传出神经系统药物可分为受体激动药和受体阻断药两种类型（表2-2）。

表2-2　传出神经系统药物的分类

激动药	阻断药
1.胆碱受体激动药	1.胆碱受体阻断药
M 受体激动药（毛果芸香碱）	M 受体阻断药（阿托品）
N 受体激动药（烟碱）	N 受体阻断药（美卡拉明、琥珀胆碱）
2.胆碱酯酶抑制药（新斯的明）	2.胆碱酯酶复活药（解磷定）
3.肾上腺素受体激动药	3.肾上腺素受体阻断药
（1）α、β 受体激动药（肾上腺素）	（1）α、β 受体阻断药（拉贝洛尔）
（2）α 受体激动药（去甲肾上腺素）	（2）α 受体阻断药（酚妥拉明）
（3）β 受体激动药（异丙肾上腺素）	（3）β 受体阻断药（普萘洛尔）

任务 2　胆碱受体激动药和胆碱酯酶抑制药

案例 2-1

　　患者，男，50 岁。因工作繁忙、经常熬夜，近日眼睑水肿，眼结膜充血，伴有眼胀、视力下降，视物模糊不清。检查示眼内压明显升高（40mmHg）、视野缩小、视神经萎缩，诊断为青光眼。医嘱用毛果芸香碱的眼药水来降低眼内压，以减缓青光眼的进展。在使用几天后，视力有所改善，但同时也感到头痛和恶心。他开始怀疑这种药物是否适合，并咨询医生。

问题： 1.毛果芸香碱是如何通过作用于胆碱受体来降低眼内压的？

　　　　 2.患者出现的头痛和恶心症状是否与毛果芸香碱的胆碱受体激动作用有关？如果是，如何调整用药方案以减轻这些副作用？

胆碱受体激动药可直接激动胆碱受体，产生与乙酰胆碱类似的作用。胆碱酯酶抑制药能抑制胆碱酯酶（ChE）的活性，从而导致胆碱能神经末梢释放乙酰胆碱在突触间隙堆积，间接激动胆碱受体，发挥拟胆碱作用。

一、胆碱受体激动药

（一）M、N胆碱受体激动药

卡巴胆碱

卡巴胆碱为人工合成的拟胆碱药，其作用和乙酰胆碱（ACh）相似，该药化学性质较稳定，不易被水解，故作用时间较长。全身给药可激动M、N受体，产生M样作用和N样作用。因不良反应较多，仅限于眼科局部用药。局部滴眼用于治疗开角型青光眼，也可用于对毛果芸香碱无效和过敏的患者。眼部注射给药用于人工晶状体植入、白内障摘除、角膜移植等需要缩瞳的眼科手术。

（二）M胆碱受体激动药

毛果芸香碱

【作用】　直接激动M受体，产生M样作用，对眼和腺体的作用最明显。

1. 对眼的作用

（1）缩瞳　毛果芸香碱水溶液滴眼后能激动瞳孔括约肌（虹膜环状肌）上的M受体，使瞳孔括约肌收缩，瞳孔缩小（图2-4）。

（2）降低眼内压　房水是维持眼内压的重要因素，其由睫状体上皮细胞分泌及血管渗出而产生，经瞳孔流至前房角，通过小梁网流入巩膜静脉窦而进入血液循环（图2-5）。毛果芸香碱通过缩瞳作用使虹膜

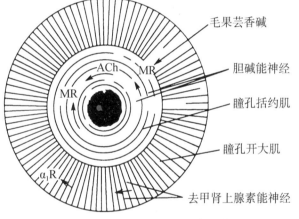

图2-4　M受体激动药的缩瞳作用

MR：M受体；α_1R：α_1受体

向中心拉紧，虹膜根部变薄，前房角间隙扩大，房水回流通畅，使眼内压降低。

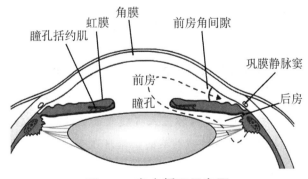

图2-5　房水循环示意图

（3）调节痉挛　激动睫状肌环状纤维上的M受体，使睫状肌向眼中心方向收缩，悬

韧带松弛，晶状体变凸，屈光度增加，导致视近物清楚，视远物模糊，这种作用称为调节痉挛（图2-6）。

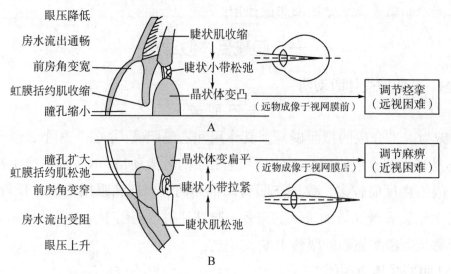

图2-6 胆碱受体激动药（A）和M受体阻断药（B）对眼的作用示意图

2. 其他 全身用药时，可使腺体分泌增加，尤其以汗腺和唾液腺分泌增加最明显。该药也能兴奋内脏平滑肌。

【用途】

1. 治疗青光眼 能缓解或消除由于眼内压过高引起的头痛、视物模糊等症状。对闭角型青光眼疗效较佳，对开角型青光眼（单纯性青光眼）的早期也有一定疗效。

2. 虹膜炎 与扩瞳药交替使用，以防止虹膜与晶状体粘连。

3. 解救M受体阻断药中毒 皮下注射该药1～2mg，可用于阿托品等M受体阻断药中毒的解救。

【不良反应与注意事项】

1. 吸收过量可出现M受体过度兴奋症状，如腹痛、腹泻、多汗、流涎、支气管痉挛等，可用阿托品对症处理。

2. 滴眼时应压住内眦，避免药液经鼻泪管进入鼻腔被吸收引起全身的不良反应。

3. 滴眼后可引起视远物不清的现象，嘱患者避免开车和做用眼的精密工作。

链接

房水循环障碍：青光眼的成因与危害

房水由睫状体产生→进入后房→越过瞳孔到达前房→再从前房的小梁网进入施莱姆（Schlemm）管→然后通过集液管和房水静脉汇入巩膜表面的睫状体前静脉，回流到血液循环，称作房水循环。房水的产生和排出量保持动态平衡是维持正常眼内压的关键所在。房水循环中某一环节发生故障，眼内压就会增高，从而发生青光眼。青光眼一般分为闭角型和开角型两种。闭角型青光眼为各种原因所致前房闭塞引起眼内压升高，开角型青光眼是前房角开放的情况下，房水循环障碍引起眼内压升高。持续高眼内压可使视网膜视神经萎缩，严重者可致失明。

（三）N 胆碱受体激动药

N 胆碱受体有 N_1 和 N_2 两种亚型，N_1 受体分布于交感神经节、副交感神经节和肾上腺髓质；N_2 受体分布于骨骼肌。N 胆碱受体激动药有烟碱等。

烟碱（尼古丁）是由烟草中提取的一种液态生物碱，脂溶性极强，可经皮肤吸收。其兴奋自主神经节 N_2 胆碱受体的作用呈双相性，即给药后首先对神经节产生短暂的兴奋作用，随后对该受体呈持续性抑制作用。烟碱对神经肌肉接头 N_2 受体的作用与其对神经节 N_1 受体作用类似，其阻断作用可迅速掩盖其激动作用而产生肌麻痹。由于烟碱作用广泛、复杂，故无临床实用价值，仅具有毒理学意义。

二、胆碱酯酶抑制药

胆碱酯酶抑制药能抑制胆碱酯酶的活性，从而减缓乙酰胆碱的分解，增加神经递质乙酰胆碱在突触间隙中的浓度，增强胆碱能神经传递作用。胆碱酯酶抑制药可分为易逆性胆碱酯酶抑制药和难逆性胆碱酯酶抑制药，本节主要介绍易逆性胆碱酯酶抑制药。

新 斯 的 明

本药脂溶性低，口服吸收少而不规则，口服剂量明显大于注射剂量。不易透过血脑屏障，故中枢作用不明显。也不易透过角膜，故对眼的影响小。

【作用与用途】　本药能可逆性抑制胆碱酯酶活性，增强胆碱能神经传递作用，表现为 M 样和 N 样作用。

1. 兴奋骨骼肌　本药除通过抑制胆碱酯酶而发挥作用外，还能直接激动骨骼肌运动终板上的 N_2 受体，并促进运动神经末梢释放乙酰胆碱，对骨骼肌兴奋作用强。可用于治疗重症肌无力，明显改善肌无力症状。一般采用口服给药，严重者可皮下注射或肌内注射给药。

2. 兴奋平滑肌　本药对胃肠和膀胱平滑肌的兴奋作用较强。用于术后腹气胀和尿潴留，能兴奋胃肠道平滑肌，加强胃肠蠕动及膀胱逼尿肌张力，促进排气和排尿。

3. 抑制心脏　本药产生的 M 样作用可使房室传导减慢，心率减慢。用于阵发性室上性心动过速。

本药还可用于非去极化型骨骼肌松弛药（如筒箭毒碱）过量中毒时的解救。

【不良反应与注意事项】

1. 治疗量时，不良反应较少，过量则引起恶心、呕吐、腹痛、心动过缓、肌肉震颤等，严重时能引起"胆碱能危象"，可出现呼吸肌麻痹。此时应停用新斯的明，用 M 受体阻断药阿托品和胆碱酯酶复活药碘解磷定等缓解症状。

2. 用药前应测心率，心动过缓者需先用阿托品使心率增至 80 次/分后再用本药。

3. 禁用于机械性肠梗阻、尿路梗阻、支气管哮喘和去极化肌肉松弛药中毒的解救。

考点　新斯的明用药注意事项

毒扁豆碱

毒扁豆碱外周作用与新斯的明相似，中枢作用表现为小剂量兴奋，大剂量抑制。因毒性大，故较少全身使用。对眼的作用与毛果芸香碱相似，但毒扁豆碱作用强、起效快、持久。缩瞳作用和降低眼内压作用可维持1～2天。主要用于治疗青光眼。

该药刺激性强，滴眼后可致睫状肌收缩而引起调节痉挛，导致视物模糊、头痛、眼痛等。滴眼时应压迫内眦，以避免药物吸收引起中毒。水溶液不稳定，见光易变色、失效，应避光保存。如溶液呈深红色则不可使用。

任务3　胆碱受体阻断药

案例2-2

患者，男，62岁，因长期胃部不适，经胃镜检查诊断为胃癌，拟于第二日行胃癌根治术。患者既往有前列腺增生病史，否认药物过敏史。术前医嘱：术前使用硫酸阿托品注射液，剂量为0.5mg，给药方式为肌内注射。同时，考虑到患者有前列腺增生病史，需密切关注阿托品可能引起的副作用，并准备相应的处理措施。

问题：1. 针对该患者，术前使用阿托品的目的及潜在风险有哪些？
　　　2. 在应用阿托品时，需特别注意哪些事项，以确保患者安全？

胆碱受体阻断药是一类能与胆碱受体结合来阻碍乙酰胆碱或胆碱受体激动药与胆碱受体的结合，从而产生抗胆碱作用的药物，又称为抗胆碱药。按其作用选择性不同，可分为M胆碱受体阻断药和N胆碱受体阻断药。

一、M胆碱受体阻断药

本类药物是从茄科植物颠茄、莨菪或曼陀罗等中提取，如阿托品、东莨菪碱、山莨菪碱等，也可人工合成。

阿　托　品

【作用】　阿托品对M胆碱受体有较高的选择性，与受体结合后可竞争性拮抗乙酰胆碱或胆碱受体激动药对M受体的激动作用。阿托品的作用非常广泛，各器官对阿托品的敏感性也不同。

1. 抑制腺体分泌　唾液腺和汗腺最敏感，可引起口干和皮肤干燥，泪腺和呼吸道腺体的分泌也明显减少，对胃酸影响较小。

2. 对眼睛的作用　与毛果芸香碱作用相反，局部给药和全身用药时均可出现。

（1）扩瞳　阻断瞳孔括约肌上的M受体，瞳孔括约肌松弛，使瞳孔开大肌的功能占优势，瞳孔扩大。

（2）眼内压升高　由于瞳孔扩大，虹膜退向边缘，前房角间隙变窄，阻碍房水回流，导致眼内压升高。

（3）调节麻痹　阻断睫状肌上的M受体，睫状肌松弛而退向外缘，使悬韧带拉紧，晶状体变扁平，导致视远物清楚，视近物模糊不清，这一作用称为调节麻痹。

3. 松弛内脏平滑肌　对正常活动的平滑肌影响较小，但对痉挛状态的平滑肌的松弛作用尤为显著。解痉作用由强到弱，依次为胃肠平滑肌＞尿道和膀胱逼尿肌＞胆道和输尿管平滑肌＞支气管平滑肌＞子宫平滑肌。

4. 兴奋心脏　较大剂量（1～2mg）时，阿托品因能解除迷走神经对心脏的抑制作用而使心率加快，导致传导加快。

5. 扩张血管　大剂量时可引起血管扩张，对处于痉挛状态的微血管作用明显，可改善微循环，增加重要脏器组织血流灌注，其机制尚不明确。

6. 兴奋中枢　较大剂量时可兴奋延髓呼吸中枢；中毒剂量时能明显兴奋中枢，出现烦躁不安、多言、定向障碍、幻觉和谵妄等反应，严重时可有惊厥、昏迷和呼吸抑制。阿托品作用与剂量关系见表2-3。

表2-3　阿托品作用与剂量关系

剂量	中毒症状
0.5mg	轻度心率减慢、轻度口干、汗腺分泌减少
1.0mg	口干、口渴感、心率加快，轻度扩瞳
2.0mg	心率明显加快，心悸，明显口干、扩瞳、调节麻痹
5.0mg	上述所有症状加重，说话和吞咽困难，不安、疲劳，头痛、皮肤干燥、发热、排尿困难，肠蠕动减少
10.0mg	脉细速，瞳孔极度扩大，极度视物模糊，皮肤潮红，运动失调，不安、激动、幻觉、谵妄和昏迷

【用途】

1. 缓解内脏绞痛　对胃肠绞痛及膀胱刺激症状如尿频、尿急等疗效较好；对胆绞痛和肾绞痛疗效较差，常与哌替啶合用；还可用于小儿遗尿症。

2. 用于麻醉前给药　抑制呼吸道腺体分泌，防止分泌物阻塞呼吸道及吸入性肺炎的发生。也可用于严重盗汗、流涎症。

3. 眼科应用

（1）虹膜睫状体炎　使瞳孔括约肌和睫状肌松弛，有利于炎症消退；合用缩瞳药还可预防虹膜和晶状体粘连。

（2）检查眼底　因其扩瞳作用可持续1～2周，视力恢复慢，现已被作用时间较短的后马托品取代。

（3）验光配眼镜　使晶状体固定，测准屈光度。因视力恢复慢，仅在儿童验光时应用。

4. 治疗缓慢型心律失常　治疗因迷走神经过度兴奋所致窦性心动过缓、窦房传导阻滞等缓慢型心律失常。

5. 抗休克　大剂量用于感染性休克，可解除微血管痉挛，改善微循环。对于休克伴有高热或心率过快者，不宜用阿托品。

6. 解救有机磷酸酯类中毒　大剂量可迅速缓解有机磷酸酯类中毒的M样症状、部分中枢神经症状，但对骨骼肌兴奋症状无效，也不能使被抑制的胆碱酯酶复活，故常与胆碱酯酶复活药合用，治疗有机磷酸酯类中毒。一般先用较大剂量致"阿托品化"后再改用较小的维持量。阿托品化的主要指征：瞳孔扩大、皮肤变干、颜面潮红、肺部湿啰音减少或消失，意识好转等。

【不良反应与注意事项】

1. 副作用　常见口干、皮肤干燥、视近物模糊、畏光、面色发红、心悸、排尿困难、便秘和体温升高等，停药后可逐渐自行消失。

用药前应告知患者可能引起的副作用及预防措施，如多饮水、食用高纤维素食物、增加活动、保持正常排便。口干时可用冷开水含漱，可减轻口腔干燥感。用药期间应避免强光照射。滴眼时，注意压迫内眦，以防药物经鼻泪管流入鼻腔被吸收。

2. 毒性反应　较大剂量（3～5mg）应用时，除上述副作用加重，还会出现中枢兴奋症状，如躁动不安、头痛等；中毒剂量（10mg）可产生高热、谵妄、幻觉，甚至惊厥，严重时由兴奋转为抑制，出现昏迷、呼吸抑制甚至呼吸肌麻痹而死亡。

注射大剂量阿托品前应备好对抗药物，如毛果芸香碱、毒扁豆碱、新斯的明及抗惊厥药物地西泮等，同时注意观察中毒反应，如有明显心动过速、呼吸加快、瞳孔散大、中枢兴奋、体温偏高等，提示阿托品中毒，应及时报告医生，作出处理。阿托品抗休克须在补足血容量的基础上应用，对于休克伴有高热或心率加快者则不宜使用。

3. 其他　禁用于青光眼、前列腺肥大及幽门梗阻等患者。体温高于38℃、心率超过100次/分、眼内压偏高或排尿不畅的患者及老年人应慎用。

考点　阿托品作用、临床用途及注意事项

山 莨 菪 碱

与阿托品相比，山莨菪碱对胃肠道平滑肌、血管平滑肌解痉作用选择性高，大剂量可抑制血小板聚集、改善微循环、提高细胞对血细胞缺氧的耐受力，故常代替阿托品治疗内脏绞痛及感染性休克。也可用于脑血管痉挛、血管神经性头痛等与微循环障碍有关疾病的治疗。

副作用与阿托品相似，毒性较低。禁用于脑出血急性期、青光眼患者。

链接

"654-2"命名缘由

山莨菪碱，它是1965年4月从我国特产植物山莨菪中提取的一种生物碱，取代号654，其天然制品称为654-1，因药源有限，提取工艺烦琐、困难，成本高，于是采用了人工合成的方法生产出合成制品，取名为654-2。

东 莨 菪 碱

东莨菪碱外周抗胆碱作用与阿托品相似，抑制腺体分泌作用较强。治疗量产生中枢抑制作用，随剂量增加依次引起镇静、催眠、麻醉，但对呼吸中枢有兴奋作用。

临床主要用于：①防治晕动病，与H_1受体阻断药联合应用可增加疗效。对妊娠及放射病所致的呕吐有一定效果；②麻醉前给药，优于阿托品；③治疗震颤麻痹，可缓解

帕金森病及抗精神病药等引起的肌肉震颤等症状；④治疗有机磷酸酯类中毒、感染性休克。

不良反应和禁忌证同阿托品。不与吗啡、哌替啶同时服用，易引起健忘症。

阿托品的合成代用药

人工合成扩瞳药，主要用于成人扩瞳、检查眼底及验光配镜，如后马托品、尤卡托品等（表2-4）。人工合成解痉药，用于胃肠道平滑肌痉挛，也可抑制胃酸分泌（表2-5）。

表2-4　人工合成扩瞳药

药物	调节麻痹维持时间（小时）	浓度（%）	扩瞳维持时间（小时）
后马托品	24～48	1.0～2.0	24～48
托吡卡胺	0.5～1.0	6	＜6
环喷托酯	0.5	6～24	24
尤卡托品	2.0～5.0	2～6	无明显调节麻痹作用

表2-5　人工合成解痉药

	药物	特点	注意事项
季铵类	溴丙胺太林	口服吸收不完全，胃肠道平滑肌解痉作用强，抑制胃酸分泌，用于胃、十二指肠溃疡、胃肠绞痛和泌尿道痉挛，也可用于遗尿症及妊娠呕吐	不良反应与阿托品相似，中毒时阻断神经肌肉接头引起呼吸肌麻痹
叔胺类	贝那替嗪	口服易吸收，胃肠道平滑肌解痉作用强，抑制胃酸分泌并有镇静作用。适用于伴焦虑症状的溃疡病患者。也可用于胃肠蠕动亢进、膀胱刺激症状	不良反应有口干、头晕、嗜睡等

二、N 胆碱受体阻断药

N胆碱受体阻断药可分为N_1受体阻断药和N_2受体阻断药。

（一）N_1受体阻断药

N_1受体阻断药又称神经节阻滞药，能选择性地与受体结合，竞争性阻断ACh对N_1受体的激动作用，从而阻断神经冲动在神经节的传导，使血管扩张，曾作为降压药，但因其降血压同时，还可阻断副交感神经节，因此不良反应较多，现已少用。常用药物有美加明、樟磺咪芬等。

（二）N_2受体阻断药

N_2受体阻断药又称骨骼肌松弛药，能选择性地与N_2受体结合。按其作用机制不同，可分为除极化型肌松药和非除极化型肌松药。

琥珀胆碱

琥珀胆碱为除极化型肌松药，与运动终板细胞膜上的受体结合后，产生持久的除极作用，使终板失去对ACh的反应性而出现骨骼肌松弛。肌肉松弛作用快而短暂，肌松前有短暂的肌束颤动。对喉肌松弛作用强，静脉注射适用于气管内插管、气管镜、食管镜及胃镜检查等。静脉滴注适用于加长时间手术。

常见不良反应包括肌痛、眼内压升高、血钾升高。剂量过大、静脉滴注过快或遗传性胆碱酯酶活性低下者可见呼吸肌麻痹。因新斯的明不能对抗其肌松作用，反而加重症状，故琥珀胆碱中毒患者禁用新斯的明解救，同时用药前须备好人工呼吸机。

禁用于青光眼、白内障患者晶体摘除术。大面积组织损伤如烧伤、脑血管意外等慎用。不能与氨基糖苷类抗生素、多黏菌素等药物合用，以免加剧肌松作用。

筒箭毒碱

筒箭毒碱为临床应用最早的典型非除极化型肌松药，与N_2受体结合后，不激动受体，竞争性阻断ACh与N_2受体结合而产生骨骼肌松弛作用。起效快，肌肉松弛前无肌束颤动，可作为麻醉辅助用药。过量可引起呼吸肌麻痹，可用新斯的明解救。因不良反应较多，现已少用。

泮库溴铵

泮库溴铵为人工合成的长效非除极化型肌松药，其肌松作用较筒箭毒碱强5～10倍，注射4～6分钟起效，维持时间2～3小时。治疗量可引起心率加快和血压升高。主要用于各种手术维持肌松和气管插管等。

同类药物还有多库溴铵、米库溴铵、哌库溴铵、罗库溴铵等。

附：有机磷酸酯类农药中毒及解救药

有机磷酸酯类主要用作农业杀虫剂，包括剧毒类如内吸磷（1059）、对硫磷（1605）和马拉硫磷，强毒类如敌百虫和敌敌畏（DDVP），低毒类如乐果等。此外，还有毒性更大的如塔朋、沙林和梭曼等神经毒气。在生产、使用过程中，如不注意防护会引起中毒。

1. 中毒机制与表现　有机磷酸酯类农药进入机体后，可与胆碱酯酶结合成难以水解的磷酰化胆碱酯酶，使胆碱酯酶失去水解乙酰胆碱的能力，造成乙酰胆碱在体内大量积聚，引起一系列中毒症状。如不及时抢救，该酶会发生"老化"，此时胆碱酯酶的活性不能恢复。因此，一旦中毒，应迅速抢救，及早使用解毒药。急性中毒的表现如下。

（1）M样症状　表现为瞳孔缩小、视物模糊、流涎、出汗甚至大汗淋漓、呼吸困难、恶心、呕吐、腹痛、腹泻甚至大小便失禁、心率减慢、血压下降等。

（2）N样症状　表现为肌束颤动、抽搐、心率加快、血压升高等。

（3）中枢症状　先表现为兴奋、不安、谵语及全身肌肉抽搐等症状，进而出现昏迷、循环系统和呼吸系统衰竭以致死亡。

轻度中毒主要表现为M样症状，中度中毒可同时有M样症状和N样症状，重度中毒除M样症状和N样症状外，还可表现出中枢神经系统症状。

2. 急性中毒的解救原则

（1）迅速清除毒物　立即将患者移出中毒现场；经口中毒者，应首先洗胃、导泻；

对于皮肤中毒者，应脱去污染衣物，用温水或肥皂水清洗皮肤。

（2）积极使用解毒药 如抗胆碱药阿托品和胆碱酯酶复活药碘解磷定、氯解磷定、双复磷等。

氯解磷定与碘解磷定

【作用与用途】 氯解磷定能迅速解除有机磷酸酯类农药中毒的N样症状，消除肌束颤动，但对M样症状效果差，故应与阿托品同时应用。

【不良反应】 静脉注射速度过快或剂量过大可引起轻度乏力、视物模糊、眩晕，以及恶心、呕吐和心动过速等。碘解磷定药液漏至皮下导致剧痛，可有咽痛和碘过敏反应。

氯解磷定（氯磷定）水溶液较稳定，使用方便（可肌内注射或静脉注射），起效迅速，不良反应较小，特别适合于基层使用和初步急救。

【用药护理】

1. 对有机磷酸酯类农药中毒宜尽早、足量、反复使用解救药。

2. 用药前应询问患者是否对碘过敏，对碘过敏者禁用碘解磷定。

3. 配药时禁与碱性药物混合，注射时速度宜慢。

任务4 肾上腺素受体激动药

案例2-3

患者，男，60岁。因感冒发热、头痛、咳嗽、多痰，呼吸急促入院。经相关检查诊断为"大叶性肺炎"。医嘱：给予青霉素 G 等药物静脉滴注治疗。护士遵医嘱做青霉素 G 皮肤过敏试验（皮试），皮试过程中患者突感胸闷、心慌、面色苍白、口唇青紫、大汗淋漓、脉搏细弱。体格检查：体温 36.5℃，脉搏 130 次/分（快速且微弱），呼吸 30 次/分，血压 80/50mmHg（低血压），意识模糊，全身皮肤湿冷，可见散在皮疹。医生迅速进行抢救，需要护士迅速进行配合支持。

问题： 1. 患者出现上述症状的原因是什么？

2. 用何药抢救及如何做好用药护理？

肾上腺素受体激动药通过直接作用于肾上腺素受体，产生拟肾上腺素样作用。根据药物对肾上腺素受体的选择性不同，肾上腺素受体激动药分为α、β受体激动药、α受体激动药和β受体激动药三类。

一、α、β 受体激动药

肾上腺素

肾上腺素（AD），又名副肾素，系肾上腺髓质分泌的主要激素。药用者是从家畜（牛、羊等）的肾上腺中提取或人工合成。化学性质不稳定，见光易分解，遇中性尤其是碱性溶液易氧化变色失去活性。口服无效，常采用皮下注射或肌内注射，起效快、作用强、持续时间短。紧急情况下也可采用静脉给药或心内注射。

【作用】 本药对α和β受体均有强大的激动作用，从而产生一系列药理效应。

1. **兴奋心脏**　激动心脏的β₁受体，使心肌收缩力加强、心率加快、心脏传导加快，心排血量增加。同时因激动冠脉血管的β₂受体，使冠脉血管扩张，改善心肌血液供应。

2. **舒缩血管**　可激动血管平滑肌的α₁受体及β₂受体，使以α受体占优势的皮肤、黏膜和内脏血管收缩，以β受体占优势的骨骼肌血管和冠状动脉舒张。

3. **影响血压**　治疗剂量能兴奋心脏，使收缩压升高；又因其骨骼肌血管的扩张作用，舒张压不变或降低。大剂量的肾上腺素则可使血管平滑肌α₁受体兴奋作用增强，外周阻力显著增高，收缩压和舒张压均升高。

动物实验表明，静脉注射较大剂量AD后，血压迅速上升，继而迅速下降至原水平以下，然后再恢复到原水平，这是由于血管平滑肌的β₂受体比α₁受体对低浓度的AD更敏感。如果事先给予α受体阻断药酚妥拉明取消AD的缩血管作用，再用AD，其扩血管作用就可以明显表现出来，导致血压下降，这种现象称为"肾上腺素升压作用的翻转"（图2-7）。

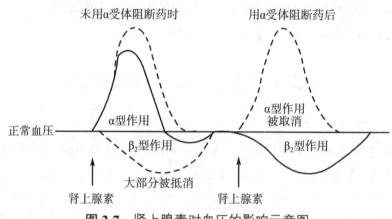

图2-7　肾上腺素对血压的影响示意图

4. **扩张支气管**　激动支气管平滑肌上的β₂受体，使支气管平滑肌舒张，并能抑制肥大细胞释放过敏介质。同时，激动支气管黏膜血管上的α₁受体，使血管收缩，毛细血管通透性降低，有利于消除黏膜水肿。

5. **促进代谢**　激动α、β受体，促进肝糖原分解，并减少外周组织对葡萄糖的摄取，使血糖升高；加速脂肪分解，使血中游离型脂肪酸含量升高。因机体代谢率提高，用药时可使机体耗氧量提高20%～30%。

【用途】

1. **抢救心搏骤停**　对因溺水、麻醉、手术意外、传染病、房室传导阻滞及药物中毒等引起的心搏骤停，在进行有效的心脏按压、人工呼吸和纠正酸中毒的同时，用肾上腺素静脉或心内注射抢救。也可用心脏复苏三联针（肾上腺素、阿托品各1mg，利多卡因50～100mg）静脉注射或心内注射。对电击引起的心搏骤停应配合心脏除颤器或利多卡因除颤。

2. **过敏性休克**　肾上腺素是治疗过敏性休克的首选药物。肾上腺素有兴奋心脏、收缩血管、舒张支气管、抑制过敏物质释放等作用，可迅速缓解过敏性休克所致的循环衰竭和呼吸衰竭症状。一般肌内注射，必要时也可用0.9%氯化钠溶液稀释后缓慢静脉注射。

3. 支气管哮喘　可用于控制支气管哮喘的急性发作，其起效快、作用强，但维持时间短。皮下或肌内注射可于数分钟内奏效。因平喘时可引起心悸、心律失常等，故主要用于哮喘急性发作。

4. 与局麻药合用　在局麻药中加入少量肾上腺素，可延缓局麻药的吸收，并减少吸收中毒的危险。但应注意在肢体末端（如手指、脚趾、阴茎等处）手术时不宜加用肾上腺素，以免末端组织缺血坏死。

5. 局部止血　对鼻黏膜或齿龈出血者，可将浸有0.1%肾上腺素溶液的纱布或棉花填塞出血处，使局部血管收缩而止血。

链接

心搏骤停急救首选：肾上腺素助力心肺复苏

心搏骤停指心脏因急性原因突然丧失其有效的排血功能而导致循环和呼吸功能停止，全身血液循环停滞，组织缺血、缺氧的临床死亡状态。心搏骤停时的心脏电活动大多是心室纤颤，少数为室性心动过速。心搏骤停最重要的急救措施是国际规范化心肺脑复苏术。在复苏过程中可以使用心脏复苏三联针：肾上腺素、阿托品各1mg、利多卡因（50～100mg）。其中肾上腺素是目前被公认为最有效且被广泛用于抢救心搏骤停的首选药，可静脉给药或心室内注射，同时行心脏按压，形成人为的血液循环，促进药物通过血液循环到达心肌而发挥药效。

【**不良反应与用药护理**】　可出现烦躁、焦虑、头痛、出汗、心悸和皮肤苍白等，停药后可消失。剂量过大或静脉注射速度过快可产生搏动性头痛、血压剧升，有发生脑出血的危险。也可引起期前收缩、心动过速甚至心室颤动，应严格掌握和控制剂量。

高血压、脑动脉硬化、器质性心脏病、糖尿病、甲状腺功能亢进症、心源性哮喘、外伤及出血性休克禁用。

考点　肾上腺素的临床用途

多 巴 胺

多巴胺（DA）是去甲肾上腺素生物合成的前体，药用的多巴胺是人工合成品。口服无效，一般采用静脉滴注给药，作用时间短暂。本药不易透过血脑屏障，无明显中枢作用。

【**作用**】　多巴胺主要激动α、β受体和外周的多巴胺受体。

1. 兴奋心脏　多巴胺能激动心脏β_1受体，使心肌收缩力增强，心排血量增加。治疗量对心率影响不明显，大剂量也可加快心率，但较少引起心律失常。

2. 对血管的作用　治疗量多巴胺能激动多巴胺受体（DA受体），使肾和肠系膜血管扩张；激动α受体，使皮肤、黏膜血管收缩。大剂量时则以α受体的兴奋作用占优势，皮肤、黏膜、肾及肠系膜血管均收缩。

3. **对血压的影响**　治疗量多巴胺使收缩压升高，舒张压不变或略升。但大剂量给药，则使收缩压、舒张压均升高。

4. **改善肾功能**　治疗量多巴胺能使肾血管舒张，肾血流量及肾小球滤过率增加；还能直接抑制肾小管对Na^+的重吸收，产生排钠利尿作用。但应用大剂量时，因激动肾血管α受体，使肾血管明显收缩，肾血流量减少。

【用途】

1. **休克**　多巴胺可用于各种休克，如感染性休克、心源性休克、出血性休克等，尤其适用于伴有心肌收缩力减弱、尿量减少而血容量已补足的休克。用药前应注意补充血容量和纠正酸中毒。

2. **急性肾衰竭**　多巴胺与利尿药合用可增强疗效。

【不良反应】

1. 一般较轻，偶见恶心、呕吐。如剂量过大或滴注太快可出现心动过速、心律失常和肾血管收缩导致肾功能下降等，一旦发生，应减慢滴注速度或停药。

2. 嗜铬细胞瘤患者禁用。室性心律失常、闭塞性血管病、心肌梗死、动脉硬化和高血压患者慎用。

麻 黄 碱

麻黄碱又名麻黄素，其常用剂型有多种，包括片剂、颗粒和注射液等。口服、皮下注射和肌内注射皆易吸收。化学性质稳定，因排泄慢，故作用时间长。易透过血脑屏障，故中枢作用较明显。

【作用与用途】　麻黄碱能激动α受体和β受体，并促进神经末梢释放NA而发挥药理作用。其作用特点包括：①口服有效，化学性质稳定；②对心脏兴奋、血管收缩、血压提升及支气管舒张作用虽弱但持久；③中枢兴奋作用显著，但易产生耐药性。

临床应用广泛，包括预防支气管哮喘发作及轻度治疗、缓解鼻黏膜充血性鼻塞、改善荨麻疹与血管神经性水肿的皮肤黏膜症状，以及防治由局部麻醉药等引发的低血压。

【不良反应】

1. **中枢神经系统**　刺激中枢神经系统，使人体处于过度兴奋状态，可能引发焦虑、不安、眩晕、肌肉震颤甚至惊厥等不适症状。

2. **心血管系统影响**　可引起心率加快、心脏收缩力增强，长期使用可能引起心悸、心动过速等心血管系统紊乱，增加心脏病发作的风险。同时，麻黄碱还可能引起血压升高，长时间未控制的高血压可能会损伤肾脏、心脏和脑部血管。

3. **应用管控**　麻黄碱被列为第一类易制毒化学品。为了保障社会的安全和稳定，防止麻黄碱被用于非法活动或滥用，如生产麻黄碱的企业必须获得相关部门的生产许可，并且必须按照严格的生产标准和流程进行生产。销售企业必须具备相应的资质和条件，并按照规定进行销售登记和报告。

中医智慧与现代医学的璀璨交汇，解肌解表第一要药

麻黄碱，这一源自古老中药麻黄的神奇生物碱，不仅是现代医学的宝贵资源，更是中医智慧跨越千年的璀璨结晶。《神农本草经》作为中医古籍的瑰宝，早在两千年前便记载了麻黄能够"止咳逆上气"的神奇功效，这不仅是古人对自然万物深刻洞察的体现，更是中医文化自信的源泉。麻黄的发汗解表之功，被历代医家推崇备至，被誉为"解肌第一""解表第一要药"。这一美誉，不仅彰显了麻黄碱在中医临床中的卓越地位，更体现了中医对疾病本质深刻理解和精准治疗的独特优势。

二、α 受体激动药

去甲肾上腺素

去甲肾上腺素（NA）是去甲肾上腺素能神经末梢释放的主要递质，肾上腺髓质也可少量分泌，其化学性质不稳定，因强烈的收缩血管效应容易导致局部组织坏死，故禁止皮下注射或肌内注射，临床常采用静脉滴注给药以维持有效血药浓度。

【作用】　NA主要激动α受体，对α_1、α_2受体无选择性。对β_1受体作用弱，对β_2受体几乎无作用。

1. 收缩血管　NA可激动血管的α_1受体，使全身小动脉和小静脉收缩。其中，皮肤、黏膜血管收缩最明显，其次为肾血管，对脑、肝、肠系膜及骨骼肌血管也有收缩作用，冠状动脉血管由于心肌代谢产物增多和心肌代谢率增加而扩张。

2. 兴奋心脏　NA可激动心脏的β_1受体，使心肌收缩力增强，心率和传导加快，心排血量增加。但在整体情况下，因血压升高而引起反射性心率减慢。

3. 升高血压　小剂量NA可使心脏兴奋，随剂量增加血管强烈收缩，故收缩压和舒张压都升高，升压作用强，且升压作用不会被α受体阻断药翻转。

【用途】

1. 治疗休克　NA可用于治疗过敏性休克、神经性休克、心源性休克及应用扩血管药无效的感染性休克，休克早期、小剂量、短时间使用。对出血性休克，在止血和补充血容量之后如周围循环仍未见改善，也可酌情选用本药治疗。

2. 上消化道出血　将本药1～3mg加入生理盐水150ml适当稀释后分次口服，可使食管或胃黏膜血管收缩而产生止血效果。

3. 药物中毒引起的低血压　NA是目前升压作用最强的药物。可用于中枢抑制药等中毒引起的低血压。

【不良反应与注意事项】

1. 局部组织缺血坏死　本药静脉滴注时间过长、浓度过高或药液外漏，可因强烈收缩血管而致局部缺血，甚至组织坏死。故静脉滴注时应注意防止药液外漏，并观察局部反应，一旦药液外漏或发现滴注部位发白，应立即调换滴注部位，并对原滴注部位施

行热敷，并用α受体阻断药（酚妥拉明）2～5mg溶于10～20ml生理盐水中或用0.025%普鲁卡因溶液10～20ml做局部浸润注射以对抗去甲肾上腺素的缩血管作用，防止组织坏死。

2. 急性肾衰竭　用药过程中应随时监测血压和尿量。保持收缩压90mmHg（12kPa），尿量不少于25ml/h。并根据血压情况调整滴速。如尿量少于25ml/h，可用间羟胺替代其升压作用。

3. 禁忌证　高血压、动脉硬化症、器质性心脏病、少尿、无尿及严重微循环障碍的患者禁用。

4. 停药反应　长时间静脉滴注NA骤然停药，可出现血压突然下降，应逐渐减慢滴速后停药。

考点　去甲肾上腺素的用途及不良反应

间 羟 胺

间羟胺（阿拉明）为人工合成品，化学性质稳定，可静脉给药，也可肌内注射，可直接激动α受体，对β受体作用较弱，也能促进神经末梢释放NA。可增加心排血量、升高血压，心率变化不明显，但作用较弱而持久。作为NA的代用品，用于治疗休克的早期或防治低血压。

去氧肾上腺素

去氧肾上腺素（新福林）为人工合成品，可通过选择性地激动α₁受体，收缩血管，增大外周阻力而升高血压。可用于防治麻醉和药物所致的低血压、治疗阵发性室上性心动过速。同时能使眼部血管收缩，减少房水的生成而降低眼内压，故可辅助治疗开角型青光眼（用5%溶液滴眼）。闭角型青光眼患者禁用。

羟甲唑啉和阿可乐定

羟甲唑啉与阿可乐定皆为外周突触后膜α₂受体激动药。羟甲唑啉可收缩血管，临床常用0.05%羟甲唑啉溶液滴鼻治疗鼻黏膜充血与鼻炎，因小儿用后可引起中枢神经系统症状，故2岁以下儿童禁用。阿可乐定可降低眼内压，用于青光眼的辅助治疗，预防眼内压回升。

三、β 受体激动药

异丙肾上腺素

异丙肾上腺素又名异丙基肾上腺素、喘息定等。其常用剂型主要包括注射液、片剂、气雾剂等。

【作用】　本药能激动β受体，且对β₁和β₂受体无明显选择性。对α受体几乎无作用。

1. 兴奋心脏　激动心脏β₁受体，使心肌收缩力增强、心率加快，心排血量增加，耗氧量增加。对窦房结选择性高，易引起心动过速，但较少引起心律失常。

2. 舒张血管　激动β₂受体，使骨骼肌和冠脉血管舒张。

3. 影响血压　小剂量异丙肾上腺素使用时由于兴奋心脏使心排血量增加，故使收缩压升高，舒张压略下降；大剂量时因扩张血管而减小外周阻力，故收缩压和舒张压均下降。

4. 扩张支气管　激动支气管平滑肌β₂受体，使支气管平滑肌舒张，作用强于肾上腺素，也可抑制组胺等过敏介质释放。

5. 促进代谢　激动β受体，促进糖原和脂肪分解，提高组织耗氧量。

【用途】

1. 支气管哮喘急性发作　本药常以气雾吸入给药，迅速缓解症状，疗效快而强，久用可产生耐受性。

2. 治疗房室传导阻滞　舌下或静脉给药，可治疗Ⅱ度、Ⅲ度房室传导阻滞。

3. 治疗休克　在补足血容量的基础上，可用本药治疗心排血量低、外周阻力大的休克。

4. 抢救心搏骤停　对溺水、手术意外等引起的心搏骤停，可用本药0.5～1mg进行心室内注射，以兴奋心脏，恢复心跳。

【不良反应与注意事项】

1. 常见的副作用有心悸、头晕、心动过速、头痛、面色潮红等，用药过程中应注意观察心率，静脉滴注时根据心率调整滴速。气雾吸入应控制吸入次数并避免长期用药。哮喘患者长期滥用本药有引起猝死的可能，应加以警惕，切勿随意加量。

2. 本药为人工合成品，临床常用其盐酸盐。口服无效，可气雾吸入和舌下给药，吸收快，也可静脉滴注。

3. 本药对缺氧患者易致心律失常和诱发或加剧心绞痛，故冠心病、心肌炎及甲状腺功能亢进患者禁用。

多巴酚丁胺

本药能选择性激动β₁受体，增加心肌收缩力及心排血量，适用于治疗心肌梗死伴有充血性心力衰竭的患者、心脏手术后心排血量低的休克、顽固性左心等功能不全等。口服无效，仅供静脉给药。

任务5　肾上腺素受体阻断药

案例 2-4

　　患者，女，35岁。近来常有心悸、失眠等症状，食欲增加但明显消瘦。检查：甲状腺肿大，心率124次/分。心电图提示窦性心动过速。T₃、T₄高于正常。诊断：甲状腺功能亢进。医嘱用甲巯咪唑（抗甲状腺药物）和普萘洛尔治疗。患者用药当晚出现呼吸困难、喘息不能平卧。

问题：1. 患者用药后为什么会出现哮喘？

　　　2. 临床应用普萘洛尔应注意哪些问题？

肾上腺素受体阻断药，也被称为抗肾上腺素药，依据其对受体的选择性差异，可细分为以下三类。①α肾上腺素受体阻断药：主要包括酚妥拉明、托拉唑林等，此类药物可阻断α受体的活性；②β肾上腺素受体阻断药：包括普萘洛尔、阿替洛尔、噻吗洛尔、美托洛尔等多种药物，此类药物作用于β受体，抑制其生理效应；③α、β肾上腺素受体阻断药：以拉贝洛尔为代表，此类药物同时阻断α和β两种受体的活性，具有更广泛的药理作用。

一、α 受体阻断药

酚 妥 拉 明

酚妥拉明是一种短效α受体阻断药，能够有效且温和地竞争性阻断α_1和α_2受体，但作用时间相对较短。由于其口服吸收效果不佳，临床上常采用肌内注射或静脉给药的方式以确保药物的迅速吸收和有效分布。这种给药方式不仅提高了药物的疗效，还减少了口服可能带来的副作用。

【作用】

1. 扩张血管　通过同时阻断血管的α受体和直接松弛血管平滑肌，该药物能够显著扩张血管，降低外周阻力，从而有效降低血压。

2. 兴奋心脏　因扩张血管，导致血压降低，并反射性兴奋心脏。此外，本药还能阻断去甲肾上腺素能神经突触前膜的受体，促使去甲肾上腺素释放增加，进一步增强心肌收缩力，加快心率，提升心排血量。

3. 拟胆碱作用　本药能够激发胃肠平滑肌的活性，并产生类似组胺的作用，刺激胃酸分泌增多。

【用途】

1. 血管痉挛性疾病　可有效治疗肢端动脉痉挛性疾病、血栓闭塞性脉管炎及冻伤后遗症等。同时，可局部注射本药（5mg稀释后）以对抗去甲肾上腺素导致的血管收缩，预防组织坏死。

2. 休克治疗　在充分补充血容量的前提下，能显著提升重要脏器的血液灌注，并解除微循环障碍。特别适用于感染中毒性休克、心源性休克及神经源性休克的治疗。

3. 顽固性充血性心力衰竭　通过扩张血管，降低外周阻力，有效减轻心脏的前后负荷，并缓解肺水肿。同时，本药还能增强心肌收缩力，提升心排血量，对充血性心力衰竭有显著疗效。

4. 嗜铬细胞瘤的诊治　本药在降低血压的同时，还能使体内肾上腺素的升压效应转变为降压效应，因此不仅可用于嗜铬细胞瘤的诊断，还能迅速控制此类患者突发的高血压危象。

【不良反应与注意事项】

1. 胃肠道反应　包括恶心、呕吐、腹痛、腹泻等，由拟胆碱作用引发，且组胺样作用会导致胃酸增多，故溃疡病患者需谨慎使用。

2. 心血管反应　需注意可能出现直立性低血压和心动过速，为预防低血压，注射给药时须进行血压、脉搏监测，缓慢给药，给药后让患者静卧30分钟，并缓慢变换体位。若发生低血压反应，应将患者置于头低位仰卧，并使用去甲肾上腺素或间羟胺进行升压治疗，禁用肾上腺素。在抗感染性休克治疗中，务必确保患者血容量充足。

酚 苄 明

酚苄明为长效α受体阻断药，高浓度时还具有抗5-羟色胺和抗组胺作用。临床用途与酚妥拉明相似。也可用于良性前列腺增生，改善排尿困难。

不良反应与酚妥拉明相似，因刺激性强，不做肌内注射和皮下注射，静脉滴注速度不能太快，应密切监护并注意补充血容量。

哌 唑 嗪

哌唑嗪为选择性α$_1$受体阻断药，对突触前膜α$_2$受体作用极弱，因此，能拮抗NA和AD的升压作用。不促进NA释放，故在扩张血管、降低外周阻力，使血压下降的同时，加快心率的作用较弱。近年来合成了不少哌唑嗪的衍生物，如特拉唑嗪、多沙唑嗪等，临床主要用于高血压及顽固性心力衰竭的治疗。

坦 洛 新

本药与其他α$_1$受体阻断药不同，生物利用度高，对尿道、膀胱颈及前列腺平滑肌上的α$_1$受体具有选择性拮抗作用。主要用于治疗前列腺增生导致的异常排尿症状，适用于轻、中度排尿障碍者。

考点 α受体阻断药的临床用途

二、β 受体阻断药

β受体阻断药是一类可选择性地与β受体结合的药物，能够竞争性地阻断去甲肾上腺素能神经递质或肾上腺素受体激动药与β受体的结合，从而拮抗β受体的效应。根据其对β$_1$和β$_2$受体的选择性不同，β受体阻断药分为非选择性（β$_1$、β$_2$受体阻断药）、选择性（β$_1$受体阻断药）两大类（表2-6）。

表2-6 常用β受体阻断药分类及作用特点

分类	药物	内在拟交感活性	膜稳定作用	降低眼内压作用	抗血小板聚集作用	降低肾素水平作用
非选择性β受体阻断药	普萘洛尔	—	++	—	+	+++
	噻吗洛尔	—	—	++	—	+++
	吲哚洛尔	+	−/+	—	+	—
	纳多洛尔	—	—	—	+	++
选择性β$_1$受体阻断药	美托洛尔	—	—	—	++	+++
	阿替洛尔	—	—	—	—	++
	醋丁洛尔	+	+	—	—	++

注：+++ 强；++ 次强；+ 弱。

【作用】

1. β受体阻断作用

（1）抑制心脏　阻断心脏β$_1$受体，使心肌收缩力减弱，心率减慢，传导减慢，心排血量降低，心肌耗氧量减少。当交感神经兴奋时，此作用更明显。阻断冠状动脉血管β$_2$受体，冠状动脉血流量下降。

（2）收缩支气管平滑肌　阻断支气管平滑肌的β$_2$受体，使支气管平滑肌收缩，呼吸道阻力增加。可诱发或加重支气管哮喘。

（3）影响代谢　能抑制交感神经兴奋所引起的脂肪、糖原分解。与α受体阻断药合用可减弱肾上腺素引起的升血糖反应。

（4）肾素释放减少　阻断肾小球旁器细胞的β$_1$受体，减少肾素分泌，使血压下降。

2. 内在拟交感活性　有些β受体阻断药除能阻断β受体外，对β受体亦具有部分激动作用，称为内在拟交感活性。由于此作用较弱，通常被β受体阻断作用掩盖。

3. 膜稳定作用　有些β受体阻断药具有局麻作用和奎尼丁样作用，称为膜稳定作用。此作用与降低细胞膜对离子的通透性有关，但临床意义不大。

4. 其他　噻吗洛尔可降低眼内压，与房水生成减少有关。有些药物还具有一定程度地抑制血小板聚集作用。

【用途】

1. 心律失常　对快速型心律失常，尤其是交感神经兴奋性过高、甲状腺功能亢进等引起的窦性心动过速疗效好。

2. 心绞痛和心肌梗死　对心绞痛有较好的疗效，可减少心绞痛发作次数，降低心肌梗死复发率和猝死率。

3. 高血压　为常用抗高血压药物。尤其对心排血量高、肾素水平高的患者效果好。

4. 充血性心力衰竭　可改善心脏的舒张功能，缓解交感神经过度兴奋引起的心肌损害。

5. 甲状腺功能亢进　可降低基础代谢率，减慢心率，控制激动不安等症状，也可抑制甲状腺素（T$_4$）转变为三碘甲状腺原氨酸（T$_3$），作为甲状腺功能亢进的辅助治疗措施，也可迅速控制甲状腺危象症状。

6. 其他　可用于治疗青光眼、偏头痛等。

【不良反应】

1. 一般不良反应　常见不良反应包括恶心、呕吐、轻度腹泻等消化道症状，偶可发生过敏反应，如皮疹、血小板减少等。

2. 心脏抑制　阻断心脏β$_1$受体，可引起心力衰竭、心动过缓及传导阻滞等严重的不良反应。

3. 诱发或加重支气管哮喘　阻断β$_2$受体，可使支气管平滑肌痉挛，增加呼吸道阻力，诱发或加重支气管哮喘，对正常人很少有作用，但对有支气管哮喘史者应注意。

4. 反跳现象　长期使用β受体阻断药后突然停药，可引起病情明显恶化的反跳现象，这与β受体向上调节有关。

5. 其他　偶见眼-皮肤黏膜综合征，个别患者有失眠、多梦、抑郁、幻觉等精神症状。

【用药护理】

1. 严重心功能不全、窦性心动过缓、重度房室传导阻滞和支气管哮喘等患者禁用。心肌梗死、肝功能不良者应慎用。

2. 普萘洛尔个体差异大，应从小剂量开始给药，并密切观察患者的用药反应，定期监测心率、血压，了解心脏功能状况。

3. 长期用药者不可突然停药，须在两周内逐渐减量停药。

4. 对于使用降糖药治疗的糖尿病患者，可能掩盖其低血糖反应如心悸等，延误诊治，应提高警惕。

考点　普萘洛尔的禁忌证

三、α、β受体阻断药

拉贝洛尔

拉贝洛尔能阻断α受体和β受体，对β₁和β₂受体的作用相似，对α₁受体作用较弱，对α₂受体无作用。临床主要用于高血压、心绞痛的治疗，静脉给药可抢救高血压危象。

常见不良反应为眩晕、乏力、上腹部不适等，大剂量可引起直立性低血压。支气管哮喘及心功能不全者禁用。对小儿、孕妇及脑出血患者忌静脉注射。肝功能不良患者慎用。注射液不宜与葡萄糖氯化钠注射液混合滴注。口服个体差异大，宜剂量个体化。

赵承嘏以毕生心血"化"本草

赵承嘏，1885年12月11日，出生于江苏省江阴县。作为中国植物化学和现代药物研究的先驱，他不仅是国立北平研究院药物研究所的创始人，也是中国科学院上海药物研究所的首任所长。他放弃文学，投身科学，成为我国首位化学博士，其硕士论文更是中国学者在西方科技期刊的首篇学术论文。他亲设实验室，创新生物碱分离技术，将贝母、延胡索等植物转化为药物。紫堇碱、延胡索乙素等天然产物均源于他的研究，其"为百姓创良药"的初心，激励着后世科研人员。

任务6　抗变态反应药

案例2-5

患者，男，55岁，驾驶员。近期因驾驶频繁及工作压力大，健康状况下滑。数周前服用磺胺类抗菌药后，出现全身皮肤瘙痒，后发展为荨麻疹，伴发热、头痛、乏力。医生诊断为药物过敏性荨麻疹，医嘱停用磺胺类药物，给予特非那定抗过敏药及止痒药膏治疗，并建议休息和避免过敏原。治疗后荨麻疹缓解至消失。

问题：1. 为什么选择特非那定抗过敏？

　　　2. 如何给患者做好用药指导？

变态反应是指机体对某些抗原初次应答后，再次接触相同抗原时发生的反应，引起机体组织损伤或功能紊乱。抗变态反应药物（抗过敏药）包括抗组胺药、钙剂、肥大细胞稳定剂、糖皮质激素、脱敏治疗药物、白三烯受体拮抗剂等。本任务主要学习抗组胺药和钙剂。

一、组胺与抗组胺药

（一）组胺

组胺是人体内的一种重要自体活性物质，主要储存在肥大细胞和嗜碱性粒细胞中。在遭遇外界理化刺激或过敏反应时，这些细胞会释放组胺，与不同类型的组胺受体（H_1、H_2、H_3）结合，进而引发一系列生理反应。

具体来说，H_1受体激动会导致皮肤黏膜血管扩张，毛细血管通透性增加，还可能引起支气管、胃肠平滑肌的收缩等反应（图2-9）。而H_2受体激动则主要刺激胃壁细胞，促进胃酸分泌。此外，H_3受体在组胺的合成与释放过程中起到负反馈调节作用，有助于维持组胺水平的稳定。这些生理反应是机体应对外界刺激的一种重要机制，同时也为相关疾病的治疗提供了理论依据。

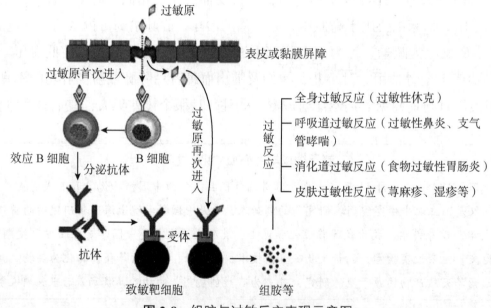

图 2-8　组胺与过敏反应表现示意图

（二）抗组胺药

抗组胺药通过竞争性抑制组胺与其受体的结合，展现其抗组胺效应。根据药物对受体的选择性，我们将其细分为H_1受体阻断药和H_2受体阻断药。

1. H_1受体阻断药　主要用于治疗过敏性疾病，如过敏性鼻炎、荨麻疹等，其中苯海拉明、异丙嗪还能防晕、止吐。但本类药对支气管哮喘、过敏性休克疗效差。

H_1受体阻断药主要分为三代。①第一代H_1受体阻断药：包括苯海拉明、异丙嗪、氯苯那敏（扑尔敏）、赛庚啶等；②第二代H_1受体阻断药：包括西替利嗪、氯雷他定、特非那定、阿司咪唑、依巴斯汀、咪唑斯汀、氮䓬斯汀、阿伐斯汀等；③第三代H_1受体阻断药：包括非索非那定、地氯雷他定、左西替利嗪等。临床常用 H₁ 受体阻断药比较见表 2-7。

表 2-7 临床常用 H₁ 受体阻断药比较表

分类	代表药物	作用特点
第一代	苯海拉明、异丙嗪、氯苯那敏、赛庚啶	第一代抗组胺药可以透过血脑屏障，对中枢有抑制作用，因而可产生镇静作用，对变态反应性疾病引起的失眠更适用。其中苯海拉明、异丙嗪还有防晕、止吐作用，用于防治晕动病等引起的呕吐。高空作业者、精细工作者和驾驶员禁用。同时第一代抗组胺药还有弱的抗胆碱和 α 受体阻断作用，青光眼和前列腺增生患者禁用
第二代	西替利嗪、氯雷他定、特非那定、阿司咪唑	第二代抗组胺药不易透过血脑屏障，中枢抑制作用不明显，无抗胆碱作用，无防晕止吐作用。该类药物可引发心律失常，甚至危及生命，用药期间需密切关注，必要时加强心电监测
第三代	非索非那定、地氯雷他定、左西替利嗪	是第二代 H₁ 受体阻断药的活性代谢物，不需要肝脏代谢，不良反应少

考点 第一代 H₁ 受体阻断药的不良反应

2. H₂ 受体阻断药　能够选择性地阻断 H₂ 受体，有效抑制胃酸的分泌，用于治疗消化性溃疡。对 H₁ 受体则无显著影响。常用药物包括西咪替丁、雷尼替丁、法莫替丁等（详见消化系统药物）。

二、钙　剂

钙离子对维持人体骨骼健康、促进神经传导、参与血液凝固等多种生理过程至关重要。常见的钙剂种类繁多，包括葡萄糖酸钙、氯化钙和乳酸钙等，每一种都有其独特的化学特性和应用。其中葡萄糖酸钙不仅易于溶解和吸收，而且其安全性较高，对胃肠道的刺激较小，因此更适合作为长期补充钙质的选择。特别是对于儿童、老年人以及需要特殊护理的患者。

【作用与用途】

1. 抗过敏　钙剂能增加毛细血管的致密性，减少组织液的渗出并能稳定肥大细胞膜，抑制组胺等过敏介质释放，从而有效缓解荨麻疹、血清病、血管神经性水肿、接触性皮炎及湿疹等过敏症状。特别适用于需快速控制症状的情况，常通过静脉给药实现。

2. 促进骨骼与牙齿健康　钙离子是骨骼与牙齿不可或缺的构建元素。补充钙剂能有效预防和治疗因缺钙导致的佝偻病、软骨病等骨骼问题，尤其适合孕妇、哺乳期妇女、老人及儿童等需特别关注钙摄入的人群。同时，与维生素 D 联合使用，可显著提升钙的吸收效率。

3. 维持神经肌肉稳定性　血钙水平对于神经肌肉的兴奋性至关重要。当血钙过低时，易引发神经肌肉兴奋性异常升高，导致烦躁、手足抽搐甚至惊厥等症状。此时，通过静脉注射钙剂可迅速恢复血钙平衡，稳定神经肌肉功能。

4. 镁离子中毒解救　高浓度的钙离子与镁离子之间存在竞争关系，可相互拮抗。因此，在镁离子中毒（如硫酸镁中毒）的情况下，静脉注射钙剂可作为有效的解救手段，通过竞争性抑制镁离子的作用，缓解中毒症状。

【不良反应与用药护理】

1. 钙剂具有强烈刺激性，严禁皮下或肌内注射，应采用缓慢静脉注射的方式给药。在静脉给药过程中，需确保药物不渗漏至血管外，以避免剧痛及组织坏死的发生。若不慎外漏，应立即采取补救措施，如注射0.5%普鲁卡因进行局部封闭处理。

2. 钙剂静脉注射时，患者可能会出现全身发热、皮肤发红等反应。若注射速度过快或剂量过大，可能诱发心律失常，甚至导致心搏骤停等严重后果。因此，在给药过程中需严格控制注射速度和剂量，并密切观察患者的反应。

3. 钙剂会增强强心苷对心脏的毒性作用，因此在强心苷用药期间及停药后1周内，应禁止使用钙剂，以免加重心脏负担或引发其他不良反应。

4. 钙离子（Ca^{2+}）与四环素类抗生素会产生不溶性络合物，影响药物的吸收和疗效。因此，这两种药物不宜同时服用，以避免药物间的相互作用和不良反应的发生。

考点 钙剂的不良反应

自 测 题

A1/A2 型题

1. 能选择性地与烟碱结合的胆碱受体是（　　　）

　　A. M 受体　　　　　　　B. N 受体

　　C. α 受体　　　　　　　D. β 受体

　　E. DA 受体

2. 在下列药物作用方面，去甲肾上腺素与肾上腺素哪项不同（　　　）

　　A. 减弱心肌收缩力　　B. 减慢心率

　　C. 兴奋 $β_2$ 受体　　　　D. 舒张皮肤血管

　　E. 收缩冠状动脉

3. N 受体激动时，可使（　　　）

　　A. 骨骼肌兴奋　　　　B. 血管舒张

　　C. 瞳孔缩小　　　　　D. 血压降低

　　E. 抑制心脏

4. 治疗闭角型青光眼宜选用（　　　）

　　A. 阿托品　　　　　　B. 新期的明

　　C. 氯解磷定　　　　　D. 毛果芸香碱

　　E. 异丙肾上腺素

5. 毛果芸香碱对眼睛的作用是（　　　）

　　A. 缩瞳、降低眼内压、调节麻痹

　　B. 散瞳、降低眼内压、调节痉挛

　　C. 缩瞳、降低眼内压、调节痉挛

　　D. 散瞳、升高眼内压、调节麻痹

　　E. 散瞳、升高眼内压、调节痉挛

6. 新斯的明兴奋骨骼肌的作用机制是（　　　）

　　A. 抑制胆碱酯酶　　　B. 激动 β 受体

　　C. 激动 α 受体　　　　D. 阻断 M 受体

　　E. 阻断 N 受体

7. 治疗重症肌无力患者，应选用（　　　）

　　A. 阿托品　　　　　　B. 东莨菪碱

　　C. 新斯的明　　　　　D. 后马托品

　　E. 山莨菪碱

8. 麻醉前为了抑制腺体分泌，保持呼吸道通畅，可选用（　　　）

A. 毛果芸香碱　　　B. 新斯的明

C. 阿托品　　　　　D. 毒扁豆碱

E. 以上都不行

9. 可用于控制支气管哮喘急性发作的药物是（　　）

A. 去甲肾上腺素　　B. 阿托品

C. 异丙肾上腺素　　D. 多巴胺

E. 间羟胺

10. 过敏性休克的首选药是（　　）

A. 去甲肾上腺素　　B. 肾上腺素

C. 异丙肾上腺素　　D. 多巴胺

E. 间羟胺

11. 缓解荨麻疹皮肤症状，可选用（　　）

A. 麻黄碱　　　　　B. 肾上腺素

C. 去甲肾上腺素　　D. 多巴胺

E. 间羟胺

12. 下述哪种药物过量，易致心动过速、心室颤动（　　）

A. 肾上腺素　　　　B. 多巴胺

C. 麻黄碱　　　　　D. 间羟胺

E. 普萘洛尔

13. 具有明显舒张肾血管、增加肾血流量作用的药物是（　　）

A. 肾上腺素　　　　B. 间羟胺

C. 去甲肾上腺素　　D. 麻黄碱

E. 多巴胺

14. 对异丙肾上腺素描述正确的是（　　）

A. 兴奋心脏　　　　B. 血管收缩

C. 支气管收缩　　　D. 瞳孔扩大

E. 抑制糖原、脂肪分解

15. 下列何药可翻转肾上腺素的升压效应（　　）

A. 酚妥拉明　　　　B. 美托洛尔

C. 异丙肾上腺素　　D. 山莨菪碱

E. 以上都不能

16. 治疗外周血管痉挛性疾病可选用（　　）

A. M 受体阻断药　　B. β 受体激动药

C. α 受体阻断药　　D. N 受体激动药

E. 以上均不行

17. 患者，女，40 岁。因右下肺炎、感染性休克住院治疗。当即给予青霉素和多巴胺静脉滴注。治疗中发现滴注局部皮肤苍白、发凉，有明显疼痛感。此时应给予何种药物治疗（　　）

A. 酚妥拉明　　　　B. 毛果芸香碱

C. 普萘洛尔　　　　D. 阿托品

E. 以上都不行

18. 患者，25 岁。在静脉滴注去甲肾上腺素治疗神经性休克时。发现给药部位出现苍白，皮温下降，此时除更换注射部位、热敷外还可给予何种药物局部封闭治疗（　　）

A. 多巴胺　　　　　B. 阿托品

C. 酚妥拉明　　　　D. 麻黄碱

E. 普萘洛尔

A3/A4 型题

19. 阻断 H_1 受体而发挥抗过敏作用的药物是（　　）

A. 麻黄碱　　　　　B. 葡萄糖酸钙

C. 肾上腺素　　　　D. 沙丁胺醇

E. 氯苯那敏

20. 防治晕动病呕吐可用（　　）

A. 苯海拉明　　　　B. 氯苯那敏

C. 西替利嗪　　　　D. 特非那定

E. 雷尼替丁

21. H_1 受体阻断药最常见的不良反应有（　　）

A. 激动、烦躁　　　B. 血压升高

C. 嗜睡、乏力　　　D. 肾损害

E. 听力损害

22. 对支气管哮喘几乎无效的药物是（　　）

A. 肾上腺素　　　　B. 异丙肾上腺素

C. 异丙托溴铵　　　D. 异丙嗪

E. 麻黄碱

23. H_1 受体阻断药主要用于（　　）

A. 过敏性休克　　　B. 过敏性紫癜

C. 胃溃疡　　　　　D. 高血压

E. 皮肤黏膜变态反应性疾病

24. 患者，男，出租车司机，患有荨麻疹，工作

期间宜选用下列哪种药物（　　　）

A. 氯雷他定　　　　B. 异丙嗪

C. 雷尼替丁　　　　D. 苯海拉明

E. 氯苯那敏

25. 钙剂具有抗过敏作用是由于（　　　）

A. 阻断 H_1 受体

B. 阻断 H_2 受体

C. 阻断 β 受体

D. 增加毛细血管致密度，降低其通透性

E. 稳定肥大细胞膜，减少过敏介质释放

26. 关于钙剂的不良反应及用药护理，下列叙述不正确的有（　　　）

A. 静脉注射时有全身发热

B. 静脉注射过快可使心脏停搏

C. 钙盐刺激性大，宜稀释后缓慢静脉注射

D. 应用强心苷宜合用钙剂

E. 钙离子可与四环素络合，不宜同服

A3/A4 型题

（27、28 题共用题干）

患者，男，60 岁，4 天前受凉后突然出现寒战、高热，咳嗽伴气促。近一天烦躁、出汗，四肢厥冷，纳差，查体：T40.5℃，P117 次 / 分，R27 次 / 分，BP60/30mmHg，患者急性热病容，神志模糊，经 X 线检查后，拟诊为肺炎伴感染性休克，给予吸氧、抗感染、纠正休克等治疗。

27. 在应用去甲肾上腺素后，发现尿量越来越少，已减至 25ml/h 以下，休克也未缓解，此时可以换用（　　　）

A. 肾上腺素　　　　B. 酚妥拉明

C. 异丙肾上腺素　　D. 多巴胺

E. 间羟胺

28. 去甲肾上腺素禁止皮下注射的原因是（　　　）

A. 收缩皮肤血管　　B. 升压作用

C. 减慢局麻药代谢　D. 使血钾增加

E. 扩张血管

（张阔野　刘家昌　闫建坤）

中枢神经系统药物

任务 1　镇静催眠药

案例 3-1

　　患者，男，35岁。1年前，因工作压力大，晚上常常辗转反侧、入睡困难，伴有精神紧张和焦虑不安。诊断为失眠症。遵医嘱口服地西泮。每次睡前服用1片（5mg），失眠症状得到改善。后因工作压力持续增大，自行加大药量，1个月前，需要服用4片才能安睡。1周前，听说地西泮会成瘾，自行停药。停药后，当晚出现失眠、焦虑，第二天出现恶心、呕吐，入院就诊。

问题： 1. 使用镇静催眠药有何不良反应？

　　　　2. 对使用镇静催眠药的患者如何进行用药指导？

　　失眠障碍是指尽管有适宜的睡眠机会和环境，依然对于睡眠时间和（或）睡眠质量感到不满足，并引起相关的日间功能损害的一种主观体验，可单独诊断，也可与精神障碍、躯体疾病或物质滥用共病。

　　镇静催眠药是一类抑制中枢神经系统功能而引起镇静催眠的药物。在较小剂量时，这类药物主要发挥镇静作用，帮助患者缓解焦虑、紧张情绪，促进身心放松；而当剂量增加至一定水平时，它们则能诱导产生类似于自然睡眠状态的催眠效果，有助于改善睡眠质量、缓解失眠等睡眠障碍问题。

链　接

睡眠时相

　　根据人类睡眠状态下脑电图的波形，可将睡眠分为两个时相：一个为慢波睡眠，又称为非快速眼动睡眠（持续时间30～60分钟）；另一个为快波睡眠，又称快速眼动睡眠（持续时间20～30分钟）。生理睡眠先经过80～120分钟的慢波睡眠（此睡眠与疲劳的消除及精力的恢复有关），接着进入快波睡眠（此睡眠与智力发育有关），整个睡眠两种时相反复交替4～5次（图3-1）。药物如果影响快波睡眠时相，产生的睡眠是非生理性的，醒后有明显嗜睡、宿醉、多梦等后遗效应。

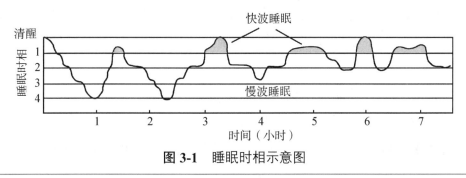

图 3-1　睡眠时相示意图

根据药物化学结构和作用机制的不同,镇静催眠药可细分为四大类:①苯二氮䓬类,如地西泮(安定)、氯硝西泮等;②巴比妥类,包括苯巴比妥、戊巴比妥等;③新型非苯二氮䓬类,包括唑吡坦(思诺思)、佐匹克隆等;④其他类,包括水合氯醛、雷美替胺(雷美尔通)等。

一、苯二氮䓬类

苯二氮䓬类是一类在医学领域广泛应用的镇静、催眠、抗焦虑及抗惊厥药物。它们主要作用于脑干网状结构和大脑边缘系统,通过影响脑内的神经递质,如增加5-羟色胺水平和增强γ-氨基丁酸(GABA)的作用,来达到治疗效果。

根据其药物半衰期长短不同,分为三类。①长效类:地西泮、氟西泮;②中效类:阿普唑仑、艾司唑仑、劳拉西泮;③短效类:三唑仑等。

地 西 泮

【作用与用途】

1. 抗焦虑　小剂量可明显改善患者的焦虑、紧张、忧虑、恐惧、失眠等症状。临床用于治疗焦虑症及各种原因引起的焦虑状态。一般于用药1周后显效,用药4～6周疗效显著。

2. 镇静催眠　常用量可产生镇静催眠作用,其特点是:①缩短入睡时间,延长睡眠持续时间,减少觉醒次数;②主要延长非快速眼动睡眠时相,对快速眼动睡眠时相影响小,产生近似生理性睡眠,停药后反跳现象较轻;③安全范围较大,对呼吸、循环系统的抑制作用较轻;④依赖性和戒断症状较轻。

临床广泛用于治疗各种失眠症,也可用于麻醉前给药。入睡困难者一般选用短、中效类药物,早醒者选用中、长效类药物。

3. 抗惊厥和抗癫痫　较大剂量可产生较强的抗惊厥作用,辅助治疗小儿高热、破伤风、子痫和药物中毒引起的惊厥。也可抑制癫痫病灶异常放电的扩散,产生抗癫痫作用,静脉注射地西泮是目前治疗癫痫持续状态的首选药。

4. 中枢性肌肉松弛　可降低肌张力,缓解中枢神经病变和局部病变引起的肌张力增高。主要用于肌肉痉挛、腰肌劳损和肌强直。

【不良反应及用药护理】

1. 副作用　最常见的症状有嗜睡、头晕、乏力、记忆力下降和精神不振等中枢抑制症状。应指导患者合理安排用药时间和剂量,提醒患者用药后避免从事精密、驾驶、高空等危险性工作。与乙醇合用时,中枢抑制作用增强,严重者可致死,用药期间禁止饮酒。

2. 耐受性和依赖性　长期应用会产生耐受性,疗效逐渐降低。还会出现依赖性,突然停药可出现反跳现象和戒断症状,表现为焦虑、烦躁、失眠、震颤、心动过速、呕吐,甚至惊厥。宜短期或间断用药,久用停药时应逐渐减量,不可骤然停药。

3. 急性中毒 若剂量过大或静脉注射速度过快，可能导致呼吸抑制、血压骤降，甚至引发呼吸肌麻痹而危及生命。因此，需严密监测患者的呼吸与循环状况。抢救急性中毒的关键原则如下。

（1）迅速清除毒物 对于口服中毒者，应立即进行洗胃处理，随后采用硫酸钠进行导泻（注意禁用硫酸镁）等。此举旨在迅速减少体内毒物含量，减轻中毒症状。

（2）对症支持治疗 保持患者呼吸道畅通，给予吸氧，必要时采取人工呼吸措施等，同时，根据病情需要，给予呼吸兴奋剂及升压药物等，以维持生命体征稳定。

（3）应用解毒药物 针对特定毒物，如苯二氮䓬类药物中毒，可应用其特效药，即受体拮抗剂氟马西尼进行解救，解毒药物的选择应基于毒物种类及患者具体情况，确保治疗的有效性和安全性。

4. 其他 由于地西泮脂溶性高，肌内注射后吸收不规则且慢，也不完全，而且容易产生硬结。禁止用于儿童肌内注射。老年人和小儿慎用；妊娠和哺乳期妇女、重症肌无力患者、青光眼患者、中重度阻塞性肺部疾病患者等禁用。

考点 地西泮的作用、用途

链接

3·21世界睡眠日

睡眠，作为人类不可或缺的生理需求，占据了人生1/3的时间。然而，失眠却成为了一个日益严重的健康问题，其潜在危害不容忽视，连续五日的无眠甚至可能危及生命。据世界卫生组织（WHO）的调查数据显示，全球范围内有高达27%的人群正遭受着睡眠问题的困扰。为了提升公众对睡眠重要性的认识，国际精神卫生组织于2001年启动了一项全球性的倡议——将每年春季的首日，即3月21日，定为"世界睡眠日"。这一举措旨在通过全球范围内的宣传与教育活动，增强人们对健康睡眠的关注与重视，共同促进全球范围内的睡眠健康水平提升。

二、巴比妥类

巴比妥类为巴比妥酸的衍生物，根据作用时间的长短，一般可分为长效、中效、短效和超短效四类（表3-1）。

表 3-1 临床常用巴比妥类药物分类及特点

类别	药物名称	显效时间（小时）	维持时间（小时）	临床应用
长效类	苯巴比妥	0.5～1.0	6～12	镇静催眠、抗癫痫
中效类	异戊巴比妥	0.25～0.5	3～6	镇静催眠、抗惊厥
短效类	司可巴比妥	0.25	2～3	镇静催眠、抗惊厥
超短效类	硫喷妥钠	i.v. 立即	0.25	静脉麻醉

【作用与用途】 巴比妥类药物在中枢神经系统中表现出明显的抑制作用，其效果随剂量增加而逐步增强，其作用依次表现为镇静、催眠、抗惊厥、抗癫痫及麻醉等多重作用。然而，过量使用可能导致呼吸中枢抑制，甚至危及生命。

1. 镇静催眠　巴比妥类药物小剂量使用能有效缓解焦虑与烦躁，中等剂量则能显著缩短入睡时间，延长睡眠持续时间，并减少觉醒次数。然而，这类药物也存在一些缺点，如缩短快速眼动睡眠时相，可能导致停药后的反跳现象，同时其安全性差，容易产生耐受性和依赖性。目前，临床上已较少使用巴比妥类药物治疗失眠。其中，苯巴比妥可用于麻醉前给药。

2. 抗惊厥和抗癫痫　巴比妥类药物可用于防治多种原因引起的惊厥症状，如破伤风、子痫、小儿高热惊厥及药物中毒性惊厥等。特别是苯巴比妥，它在治疗癫痫大发作和癫痫持续状态方面具有重要价值。

3. 麻醉　巴比妥类药物中的硫喷妥钠还可应用于静脉麻醉和基础麻醉中。静脉注射后能迅速生效，但麻醉效果的维持时间相对较短。

【不良反应与用药护理】

1. 后遗效应　服用催眠剂量后，次晨出现头晕、乏力、嗜睡、精神萎靡不振等，也称宿醉反应，长效类多见。驾驶员或从事高空作业者应警惕。

2. 耐受性和依赖性　长期反复应用可产生耐受性和依赖性，久用骤停可出现戒断症状，表现为激动、失眠、焦虑，甚至惊厥。因此，应避免长期使用或滥用。

3. 急性中毒　大剂量服用或静脉注射过快可引起急性中毒，其主要症状包括昏迷、血压骤降、反射功能丧失及呼吸抑制，严重情况下可能导致呼吸衰竭而死亡。对于急性中毒的解救，应遵循以下两大原则。

（1）清除毒物　①迅速进行洗胃处理，优先使用生理盐水或1:2000高锰酸钾溶液，以彻底清除胃内残留的毒物；②实施导泻时，应选用硫酸钠而非硫酸镁，以避免加重中毒症状；③通过静脉滴注碳酸氢钠来碱化血液和尿液，同时使用利尿药，以促进体内毒物的排泄。

（2）对症支持治疗　①确保呼吸道畅通，必要时进行吸氧或人工呼吸，以维持患者的呼吸功能。②根据病情需要，给予呼吸兴奋药和升压药等，以稳定患者的生命体征。

考点　巴比妥类不良反应

三、新型非苯二氮䓬类

新型非苯二氮䓬类药物作为一类重要的安眠药，主要包括唑吡坦、佐匹克隆、右佐匹克隆及扎来普隆等，它们在改善睡眠质量方面展现出了独特的优势，在临床治疗失眠症方面展现出了广阔的应用前景。这类药物在催眠效果上具有以下显著特点：①缩短入睡时间，延长睡眠持续时间，减少觉醒次数；②后遗效应轻微；③停药后反跳现象轻微；④安全范围大；⑤依赖性和戒断症状轻微。

佐匹克隆

佐匹克隆通过作用于苯二氮䓬受体而发挥其镇静、催眠、松弛肌肉的作用。它作为一种速效催眠药，能缩短入睡时间，显著改善睡眠质量，减少觉醒次数，且对次晨精神活动和精神敏感度影响较小。临床上主要用于治疗各种原因引起的失眠症，尤其适用于不能耐受后遗效应的患者。

不良反应有困倦、口苦、口干、肌无力、头痛等，服药期间禁止饮酒，以免影响药效或增加不良反应。用药时间不宜过长，一般不应超过4周，以避免药物依赖。严重肝功能不全者和妊娠期妇女、哺乳期妇女及15岁以下儿童禁用。

四、其 他 类

水 合 氯 醛

水合氯醛具有镇静催眠作用，因为有强烈局部刺激性，常稀释后口服，用于顽固性失眠。还具有抗惊厥作用，灌肠可用于小儿高热、子痫、破伤风及中枢兴奋药中毒引起的惊厥。过量可损害心、肝和肾等脏器。久用可产生耐受性和依赖性。消化性溃疡及严重心、肝和肾病患者禁用。

任务 2 抗 癫 痫 药

案例 3-2

患者，男，23岁。近来反复出现突然倒地、意识丧失、牙关紧闭、肢体强直、大小便失禁，持续3～5分钟后自行缓解。患者对发作过程不能回忆，发作后有全身疼痛、乏力、头晕等现象。近日发作日趋频繁，每日3～4次，诊断为癫痫大发作。

问题：1. 癫痫大发作可选用哪些药物治疗？

2. 用药时要注意哪些问题？

癫痫是一种由多种病因引起的慢性脑部疾病，以脑神经元过度放电导致反复性、发作性和短暂性的中枢神经系统功能失常为特征。表现为突然性、短暂运动、感觉功能或精神异常。具有重复性和刻板性的特点。

根据临床表现和脑电图特点，2017年国际抗癫痫联盟（ILAE）将癫痫分为四个大类：局灶性、全面性、全面性合并局灶性以及不明分类的癫痫，其中以全面性发作中的强直-阵挛发作（大发作）（图3-2）和失神发作（小发作）较为多见，亦有患者同时伴有两种类型以上的混合性发作。癫痫发作持续足够长时间或在足够短的时间间隔内反复出现，从而造成持久的癫痫状态，称为癫痫持续状态，可危及患者生命。

目前对癫痫的治疗以药物控制为主，需要长期、规律、规范用药控制症状。抗癫痫药主要通过抑制癫痫病灶神经元异常高频放电的产生和

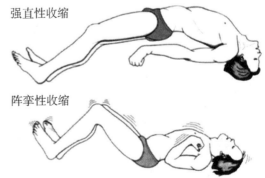

图 3-2 全面性发作（强直 - 阵挛发作）示意图

（或）阻滞异常高频放电的扩散，防止癫痫发作。临床常用的抗癫痫药有苯妥英钠、苯巴比妥、卡马西平、丙戊酸钠、乙琥胺等。

一、常用抗癫痫药

苯 妥 英 钠

【作用与用途】

1. 抗癫痫　作用较强，疗效高。可治疗癫痫大发作和局灶性发作，静脉给药可用于癫痫持续状态，对精神运动性发作也有效，但对小发作无效，甚至会使病情恶化。

2. 抗中枢疼痛综合征　包括三叉神经痛、舌咽神经痛及坐骨神经痛等，可缓解疼痛，减少发作次数。

3. 抗心律失常　主要用于强心苷中毒所致的室性心律失常。

【不良反应与用药护理】

1. 局部刺激　苯妥英钠碱性强，口服可引起恶心、呕吐、食欲减退、上腹疼痛等胃肠道反应，饭后服用可减轻；静脉注射可引起静脉炎，宜选较粗大血管，缓慢推注。

2. 牙龈增生　长期应用可出现牙龈增生，多见于儿童及青少年，发生率约20%。用药期间注意口腔卫生，经常按摩齿龈可减轻。一般停药3～6个月后可自行消退。

3. 神经系统反应　剂量过大或用药时间过长，可致眩晕、眼球震颤、复视和共济失调等。严重者可出现精神错乱、昏睡，甚至昏迷等。

4. 血液系统反应　长期用药抑制叶酸吸收，加速叶酸代谢，抑制二氢叶酸还原酶，导致巨幼细胞贫血，宜用甲酰四氢叶酸防治。少数病例可引起粒细胞减少、血小板减少和再生障碍性贫血，故应定期检查血常规。

5. 过敏反应　少数患者可出现药物热、皮疹等，偶见剥脱性皮炎，一旦发现应立即停药。

6. 其他　可加速维生素D代谢，长期用药可致低钙血症、佝偻病样改变和骨软化症，可服维生素D预防。妊娠早期服药可致畸胎，孕妇禁用。

考点 苯妥英钠的用途及不良反应

其他常用抗癫痫药见表3-2。

表3-2　其他常用抗癫痫药

药名	作用与用途	不良反应及用药护理
苯巴比妥	对小发作疗效较差，对其他癫痫类型均有效。可用于治疗癫痫大发作及癫痫持续状态，也可用于单纯局灶性和精神运动性发作	因中枢抑制作用明显，一般不作首选
卡马西平	对精神运动性发作疗效较好，作为常用药物；对大发作和局灶性发作也有效，对小发作疗效较差；对三叉神经痛和舌咽神经痛的疗效优于苯妥英钠	常见头晕、眩晕、恶心、呕吐和共济失调，亦可出现皮疹和心血管反应，一般不需要中断治疗，一周左右逐渐消失。偶见严重不良反应，包括再生障碍性贫血及肝损害等，用药期间应定期检查血常规和肝功能

续表

药名	作用与用途	不良反应及用药护理
丙戊酸钠	丙戊酸钠为广谱抗癫痫药。对大发作疗效比苯妥英钠和苯巴比妥要差；对精神运动性发作疗效近似卡马西平；对小发作疗效优于乙琥胺；对强直 - 阵挛性发作合并失神性发作（大发作＋小发作）的患者是常用药物	其常见不良反应有恶心、呕吐、食欲缺乏、嗜睡和共济失调等，对肝功能有损害，可使血小板减少，引起紫癜、出血和出血时间延长，应定期检查血常规和肝功能，一般不作首选药。避免在育龄期女性中应用，治疗期间应做好避孕措施
乙琥胺	乙琥胺仅对小发作有效，对其他类型癫痫发作无效，为临床治疗癫痫小发作的常用药物	不良反应有恶心、呕吐、食欲缺乏、头痛、头晕和嗜睡等，偶见粒细胞减少和再生障碍性贫血等。有时可引起肝、肾损害，故用药时需注意检查血常规及肝肾功能
苯二氮䓬类	静脉注射地西泮是治疗癫痫持续状态的首选药。硝西泮主要用于癫痫失神发作、肌阵挛性发作及婴儿痉挛等。氯硝西泮对失神发作疗效较地西泮强，静脉注射也可用于癫痫持续状态，对肌阵挛性发作、婴儿痉挛也有疗效	中枢抑制作用明显，甚至发生共济失调。久用可产生耐受性，骤停可发生反跳现象和戒断症状。地西泮剂量过大、静脉注射速度过快可以引起呼吸抑制，宜缓慢注射。氯硝西泮不宜与丙戊酸钠同时服用，否则可诱发失神性发作持续状态

二、抗癫痫药的合理用药

抗癫痫药可通过影响中枢神经元，防止或减少病理性过度放电或提高正常脑组织的兴奋阈，减弱病灶兴奋的扩散，从而减少或阻止癫痫发作，但不能根治。反复的癫痫发作会给个人、家庭和社会带来严重的负面影响，规范、合理的抗癫痫药物治疗是关键。抗癫痫药的治疗原则如下。

1. 合理选药 根据癫痫发作的类型和患者的具体情况合理选择药物及给药方法。以常用药物为主，一般主张单一用药（表3-3）。如果单药无效推荐合理的联合用药。

表3-3 常见抗癫痫药的选择

发作类型	药物选择
强直 - 阵挛性发作药物（大发作）	苯妥英钠、卡马西平、苯巴比妥、扑米酮
失神性发作（小发作）	乙琥胺
癫痫持续状态	地西泮、苯巴比妥、苯妥英钠
肌阵挛性发作	丙戊酸钠、氯硝西泮、硝西泮
单纯性局限性发作	卡马西平、苯妥英钠、苯巴比妥
复杂性局限性发作（精神运动性发作）	卡马西平、苯妥英钠、苯巴比妥、丙戊酸钠

2. 剂量个体化 因个体差异较大，用药量应从小剂量开始，逐渐增加剂量至控制发作又不出现严重的不良反应为宜，待症状控制后改为维持量治疗。

3. 规律用药 不可随意更换药物，否则可致癫痫发作或持续状态。需换药时应采取逐渐过渡换药，即在原药基础上加用新药，待新药发挥疗效后，再逐渐停用原药。指导患者按医嘱定时定量用药，尽量避免药物的少服、漏服和多服，强调不规范用药可能导致癫痫持续状态发作。

4. 长期用药　不可突然停药，在症状完全控制后应维持治疗2～3年，然后在数月甚至1～2年内逐渐减量停药。有些患者需终身用药。

5. 防治不良反应　长期用药应注意防治不良反应，应定期检查血常规和肝功能。孕妇服用引起畸胎及死胎率较高，应慎重使用。

任务3　抗帕金森病药

案例3-3

　　患者，男，70岁。近年来出现无明显诱因的行走困难、步伐变小变慢、行走时上肢协调摆动动作消失、转身及翻身困难、四肢静止性震颤、左侧肢体肌肉萎缩、肌强直、夹菜动作迟缓、口水不能自主下咽、垂涎等症状。诊断为帕金森病，医嘱用左旋多巴进行治疗。

问题：1. 在使用左旋多巴时有哪些注意事项？

　　　 2. 如何对患者进行用药护理？

帕金森病（PD）又称震颤麻痹或特发性帕金森病，是一种中枢神经系统变性疾病，主要是由于黑质变性，致使纹状体多巴胺不足，使与兴奋性有关的胆碱能神经元失去平衡，其特征性表现除震颤、强直、运动迟缓和姿势障碍等运动性症状外，还可伴发精神行为问题。本病多发于老年人，严重患者伴有记忆障碍和痴呆。目前认为病变在黑质-纹状体多巴胺能神经通路，由多种原因引起多巴胺合成减少，使纹状体内多巴胺神经功能减弱，胆碱能神经功能相对增高，发生震颤性麻痹（图3-3）。

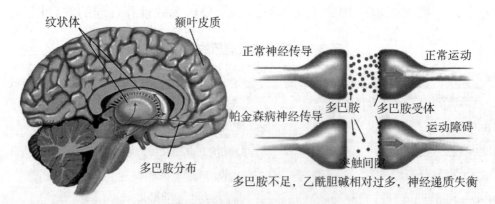

图3-3　帕金森病发病机制

抗帕金森病药是治疗帕金森病的重要手段，通过补充或增加脑内多巴胺的含量，或通过降低中枢胆碱能神经的功能等其他机制控制或缓解帕金森病症状，减少并发症。常见的抗帕金森病药物，包括左旋多巴、卡比多巴、溴隐亭、司来吉兰、苯海索、金刚烷胺等。

一、拟多巴胺类药

左 旋 多 巴

【作用与用途】　左旋多巴是多巴胺的前体，通过血脑屏障后，经多巴脱羧酶脱羧转变成多巴胺，补充纹状体中多巴胺的不足而发挥抗帕金森病作用。特点：①起效慢、作用持久，随用药时间延长疗效增强；②对轻症及年轻患者疗效好，对重症或年老体弱者疗效较差；③对肌肉强直及运动困难者疗效好，对肌肉震颤者疗效差；④对氯丙嗪引起的锥体外系不良反应无效。

左旋多巴极大部分会在外周脱羧转变为多巴胺，不能进入中枢，故单用疗效不好。应与氨基酸脱羧酶抑制剂，如卡比多巴联合使用，抑制左旋多巴在外周转变为多巴胺，增加进入中枢的左旋多巴量，从而增强疗效。

【不良反应及用药护理】

1. 胃肠道反应　主要表现为恶心、呕吐、食欲减退。这是由于多巴胺刺激延髓催吐化学感受区所致，多巴胺受体阻断药多潘立酮可有效对抗。偶见溃疡出血或穿孔。

2. 神经系统反应　表现为不自主的异常运动和精神障碍。不自主的异常运动表现为张口、咬牙、伸舌、皱眉、头颈部扭动等，服用两年以上者发生率达90%。少数患者出现"开-关"现象，"开"时活动正常或几近正常，而"关"时突然出现严重的帕金森病症状。精神障碍表现为失眠、焦虑、噩梦、躁狂、幻觉、妄想及抑郁等。需减量或停药，可用氯氮平治疗。

3. 其他　维生素B_6可加重左旋多巴在外周组织的转化，进而影响其疗效，应避免合用。

卡 比 多 巴

卡比多巴为氨基酸脱羧酶抑制剂，不易通过血脑屏障，与左旋多巴合用时，抑制左旋多巴在外周组织的脱羧作用，使进入中枢的左旋多巴增多，既能提高左旋多巴疗效，又能显著减轻其外周的不良反应，还可减少左旋多巴的用量。单独应用基本无药理作用，与左旋多巴配伍用于帕金森病的治疗。卡比多巴与左旋多巴常按1∶10或1∶4的剂量配伍制成复方制剂。

溴 隐 亭

溴隐亭为选择性多巴胺受体激动药，通过兴奋多巴胺受体而呈现抗帕金森病作用，与左旋多巴合用治疗帕金森病取得较好疗效，能减少症状波动。不良反应与左旋多巴相似，有恶心、呕吐、直立性低血压、运动困难和精神症状等。

金 刚 烷 胺

金刚烷胺可能通过多种方式加强多巴胺的功能，如促进左旋多巴进入脑循环，增加多巴胺合成和释放、减少多巴胺重摄取等。其特点是起效快、维持时间短，对肌肉强直、震颤和运动障碍效果较好。与左旋多巴合用有协同作用。本药尚有抗亚洲甲型流感病毒作用。可致头痛、眩晕、失眠、精神不安和运动失调等。偶致惊厥，癫痫患者禁用。

二、抗胆碱药

苯 海 索

苯海索（安坦）口服易吸收，通过阻断黑质-纹状体通路胆碱受体而拮抗ACh的作用，抗震颤效果好，也能改善运动障碍和肌肉强直。主要用于轻症或不能耐受左旋多巴的患者及抗精神病药引起的帕金森综合征。本药副作用与阿托品相似但较轻，主要表现为口干、便秘、尿潴留、瞳孔散大、视物模糊等。前列腺增生者慎用，青光眼患者禁用。

任务 4　抗精神障碍药

案例3-4

　　患者，男，20岁。半年前与工友争论后，每次在宿舍进餐后均有恶心、呕吐、腹痛等现象。怀疑工友在食物中放毒加害于他，到处寻找"解毒剂"。每次在医务室检查无异常时，都怀疑医务室医生与工友串通。连续写控告信，并去公安局要求保护。近日在家人陪同下到医院就诊，诊断为偏执型精神分裂症入院。医嘱给予氯丙嗪治疗。

问题：1. 氯丙嗪可以根治精神分裂症吗？

　　　　2. 氯丙嗪有哪些不良反应？如何防治？

　　精神障碍是指在各种生物、心理、社会环境等因素的影响下，人的大脑发生病理生理变化，使其功能受损，导致其认知、情感、行为等精神活动出现异常的总称。精神障碍是一类复杂的疾病，需要综合考虑生物、心理和社会因素进行诊断和药物治疗及心理治疗，以提升患者的生活质量并减少疾病的复发。本任务重点介绍几种常见精神障碍的药物治疗，包括抗精神病药、抗躁狂药和抗抑郁药。

一、抗精神病药

　　抗精神病药是一类用于治疗精神障碍的药物，主要用于控制和缓解精神病性症状，如幻觉、妄想、思维紊乱、情感淡漠等，尤其对精神分裂症的治疗发挥重要作用。

　　精神分裂症是一组病因未明的严重精神疾病。多起病于青壮年，常有知觉、思维、情感和行为等方面的障碍，一般无意识及智能障碍。目前认为该病是脑功能失调的一种神经发育性障碍，复杂的遗传、生物及环境因素的相互作用导致了疾病的发生。

　　常用于治疗精神分裂症的药物包括：①第一代抗精神病药，如氯丙嗪、奋乃静、氟奋乃静及其长效制剂、三氟拉嗪、氟哌啶醇及其长效制剂、五氟利多、舒必利等。该类药物主要作用于中枢多巴胺D_2受体，对精神分裂症阳性症状有效。②第二代抗精神病药，如氯氮平、利培酮、奥氮平、喹硫平、齐拉西酮、阿立哌唑、氨磺必利、帕利哌酮、布南色林、哌罗匹隆和鲁拉西酮等。该类药物可有效改善阳性症状、部分阴性症状与认知损害，治疗中断率低于第一代抗精神病药物。

氯 丙 嗪

【作用与用途】 氯丙嗪（冬眠灵）对DA受体、M受体、α受体均有阻断作用，药理作用广泛而复杂。

1.对中枢神经系统的作用

（1）抗精神病作用 对中枢神经系统有较强抑制作用，正常人用药可出现安静、活动减少、情感淡漠和注意力下降，在安静环境下易入睡，但易唤醒。能阻断中脑-边缘系统和中脑-皮质通路DA受体而发挥抗精神病作用。对精神分裂症患者，能迅速控制兴奋、躁动症状，大剂量连续用药能消除患者的幻觉和妄想等症状，减轻思维障碍，使患者恢复理智，情绪稳定，生活自理。主要用于治疗精神分裂症，对急性患者疗效较好，但不能根治，需长期用药，甚至终身治疗。也可治疗躁狂及其他精神病伴有的兴奋、紧张及妄想等症状。

（2）镇吐 小剂量抑制催吐化学感受区DA受体，大剂量抑制呕吐中枢，产生明显镇吐作用。可用于治疗药物和疾病引起的呕吐，但对晕动病等前庭刺激引起的呕吐无效。氯丙嗪对顽固性呃逆也有显著疗效。

（3）体温调节 可抑制下丘脑体温调节中枢，使体温调节失灵，导致体温随环境温度的变化而变化。如配合物理降温，不仅能降低发热者体温，也能降低正常人的体温，可使体温降至34℃或更低。其对体温的影响与解热镇痛药不同（图3-4），主要用于人工冬眠疗法等，因此氯丙嗪也称冬眠灵。在配合物理降温下，氯丙嗪也可用于低温麻醉。

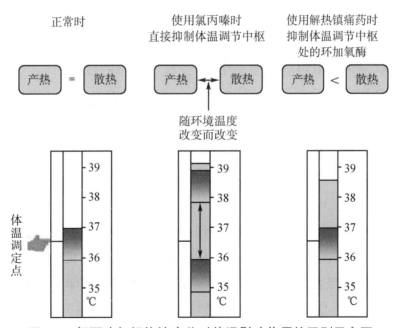

图3-4 氯丙嗪与解热镇痛药对体温影响作用的区别示意图

氯丙嗪与异丙嗪、哌替啶组成"冬眠合剂"，配合物理降温（冰袋、冰浴），可使机体体温降至34℃左右，此时机体代谢减慢、组织耗氧量减少，对各种病理刺激的反应性降低，有利于机体度过危险的缺氧缺能阶段，称为"人工冬眠"。人工冬眠适用于严重创伤、感染性休克、大面积烧伤、高血压危象、高热惊厥、中枢性高热、甲状腺危象等病症的辅助治疗。

（4）加强中枢神经抑制药作用　可增强麻醉药、镇静催眠药、镇痛药等中枢神经抑制药的中枢抑制作用。合用时，应适当减少后者的用量。

2. 对自主神经系统的影响

（1）降低血压　阻断α受体，并抑制血管运动中枢，使血管扩张，降低血压。降压作用可产生耐受性，且不良反应较多，不宜用于高血压的治疗。

（2）抗胆碱作用　有较弱的M受体阻断作用，可引起口干、便秘、视物模糊等不良反应。

3. 对内分泌系统的影响　通过抑制下丘脑催乳素抑制因子的释放，增加催乳素的分泌；抑制生长激素、促肾上腺皮质激素及促性腺激素的分泌。

考点　氯丙嗪的作用与不良反应

【不良反应与用药护理】

1. 一般反应　①中枢抑制症状：嗜睡、淡漠、无力等；②M受体阻断症状：视物模糊、口干、便秘、眼内压升高等；③α受体阻断症状：血压下降、直立性低血压等。注射给药后应卧床休息1～2小时，变换体位时动作要慢。出现直立性低血压时宜用去甲肾上腺素纠正，禁用肾上腺素。

2. 锥体外系反应　是长期大量应用氯丙嗪所致的最主要不良反应，有四种表现。①帕金森综合征：表现为肌张力增高、面容呆板、动作迟缓、肌肉震颤等。②静坐不能：患者表现为坐立不安、反复徘徊。③急性肌张力障碍：强迫性张口、伸舌、斜颈等。以上三种症状是由于氯丙嗪阻断了黑质-纹状体通路的DA受体，使纹状体中的多巴胺功能减弱、乙酰胆碱的功能增强而引起的，一般减量或停药可减轻或消除，也可用中枢抗胆碱药苯海索来缓解。④迟发性运动障碍：部分患者可出现一种特殊而持久的运动障碍，主要表现为吸吮、舐舌、咀嚼等"口-舌-颊三联征"，也可表现为广泛性舞蹈样手足徐动症。此反应较难治疗，用抗胆碱药反而会使症状加重，抗多巴胺药可使此症状减轻。

3. 过敏反应　偶见皮疹、药物热、光敏性皮炎和皮肤色素沉着、肝损害等。

4. 内分泌紊乱　氯丙嗪阻断下丘脑垂体通路的DA受体，使垂体内分泌调节受到抑制。长期用药可致乳房增大、泌乳、排卵延迟、月经不调或停闭、儿童生长迟缓等。

5. 急性中毒　一次吞服大剂量氯丙嗪可致急性中毒，表现为昏睡、血压下降甚至休克，应立即进行对症治疗。

6. 禁忌证　有癫痫病史者、青光眼、昏迷、严重肝功能损害者禁用。

其他吩噻嗪类抗精神病药见表3-4。

表3-4　吩噻嗪类抗精神病药作用比较

药物	抗精神病剂量（mg/d）	不良反应		
		镇静作用	锥体外系反应	降压作用
氯丙嗪	25～300	+++	++	++
氟奋乃静	2～20	+	+++	++
三氟拉嗪	5～20	+	+++	+
硫利达嗪	150～300	+++	+	+++

注：+++ 强；++ 次强；+ 弱。

其他抗精神病药物的比较见表3-5。

表3-5　其他常用抗精神病药的主要特点

药名	类别	作用和应用	不良反应
氯普噻吨	硫杂蒽类	抗幻觉、妄想作用和α受体、M受体阻断作用均较氯丙嗪弱，但镇静作用强；具有较弱的抗抑郁作用。适用于伴有焦虑或焦虑性抑郁的精神分裂症、更年期抑郁障碍及焦虑症等	锥体外系反应较轻，大剂量可引起癫痫发作
氟哌啶醇	丁酰苯类	抗精神病作用迅速、强大而持久；镇静、降压作用弱；对以兴奋、幻觉和妄想为主要表现的各种急、慢性精神病症状有较好疗效；镇吐作用较强，用于多种疾病及药物引起的呕吐，对持续性呃逆也有效	锥体外系不良反应发生率高（80%），程度严重，有致畸作用，孕妇禁用
氟哌利多	丁酰苯类	作用与氟哌啶醇类似，还具有抗休克、镇吐和抗焦虑作用；常与镇痛药芬太尼合用于神经安定镇痛术。可用于小手术如烧伤清创和换药、内镜检查、造影等	锥体外系反应明显
氯氮平	其他类	临床上主要用于急、慢性精神分裂症，对其他药物治疗无效的案例仍可有效	几乎无锥体外系反应。偶见粒细胞减少，用药期间应定期检查血常规。有癫痫或精神病史者慎用
五氟利多	其他类	类似于氟哌啶醇，口服用药一次可维持1周，用于精神分裂症的维持与巩固治疗	锥体外系反应明显
利培酮	其他类	是新一代抗精神病药物，目前已成为一线药物。适用于首发急性患者和慢性患者；对精神分裂症患者的认知功能障碍和继发性抑郁也具有治疗作用	锥体外系反应较轻，久服大剂量可引起心肌损害及心律失常
舒必利	其他类	适用于急、慢性精神分裂症，对长期应用其他药物无效的难治性病例也有效；还可作为强效中枢性止吐药应用；兼有一定的抗抑郁作用	锥体外系反应较轻

二、抗躁狂药

临床上主要应用碳酸锂和抗精神病药治疗躁狂。

碳　酸　锂

治疗剂量锂盐对正常人的精神行为没有明显的影响，但对躁狂患者有显著疗效，特别是对急性躁狂和轻度躁狂疗效显著。临床主要用于双相障碍。

不良反应较多，有胃肠道症状、乏力、肌震颤、口干等。安全范围窄，剂量过大可引起锂盐中毒。急性中毒时表现为精神紊乱、反射亢进、震颤、肌张力增高、昏迷甚至死亡。由于该药治疗指数低，测定血药浓度至关重要，当血药浓度升至1.6mmol/L时，应立即停药。

三、抗抑郁药

抑郁障碍是指由各种原因引起的以显著而持久的心境低落为主要临床特征的一类心境障碍。根据化学结构及作用机制的不同，常用的一线抗抑郁药可分为以下几类。①选择性5-HT再摄取抑制剂，如氟西汀、舍曲林、帕罗西汀、氟伏沙明、西酞普兰和艾司西酞普兰；②5-HT和NA再摄取抑制剂，如文拉法辛、度洛西汀和米那普仑；③NA能和5-HT能抗抑郁剂，如米氮平；④NA与DA再摄取抑制剂，如安非他酮；⑤褪黑素受体激动剂，如阿戈美拉汀。

氟　西　汀

氟西汀（百忧解）是一种强效选择性5-HT再摄取抑制剂，口服吸收良好，作用时间长。临床上常用于各种抑郁障碍，特别是对其他药物无效或不耐受的患者。一般用药后2～3周产生抗抑郁作用。不良反应较轻，可引起胃肠道反应、中枢神经症状、自主神经症状、过敏反应和性功能障碍等。

文拉法辛和度洛西汀

文拉法辛和度洛西汀均为5-HT和NA再摄取抑制药。文拉法辛为前药，其活性代谢产物能有效地拮抗5-HT和NA再摄取，对DA的再摄取也有一定作用，可用于各种抑郁障碍和广泛性焦虑症。度洛西汀主要用于重型抑郁或伴有糖尿病周围神经炎的抑郁患者。不良反应与三环类抗抑郁药相似。

米　氮　平

米氮平是对NA和5-HT具有双重作用的新型抗抑郁药物。其机制主要是阻断突触前膜α受体而增加NA的释放，间接提高5-HT的更新率而发挥抗抑郁作用；同时还有阻断突触后膜5-HT受体和H受体作用。适用于各种抑郁障碍，尤其是伴有焦虑、失眠的抑郁障碍。主要不良反应为食欲增加及嗜睡。

丙　米　嗪

丙米嗪（米帕明）属于三环类抗抑郁药。通过增加脑内5-HT和NA含量而发挥抗抑郁作用，主要用于各型抑郁障碍，对内源性、反应性及更年期抑郁障碍效果较好，对精神分裂症的抑郁状态疗效较差。

常见不良反应有口干、便秘、视物模糊、眼内压升高、尿潴留、心悸、直立性低血压、心律失常、乏力、头痛、失眠和肌肉震颤等。偶见皮疹、粒细胞减少及阻塞性黄疸等。前列腺增生及青光眼患者禁用。

常用三环类抗抑郁药的比较见表3-6。

表 3-6 三环类抗抑郁药比较

药名	镇静作用	抗胆碱作用	抑制递质再摄取		用途	不良反应
			5-HT	NA		
阿米替林	+	++	+++	+++	各种抑郁障碍和抑郁状态	++
氯米替林	+++	+++	+++	+	抑郁障碍	++++
多塞平	+++	+++	+	+	抑郁障碍、焦虑症、神经官能症	+++

注："+++"明显作用；"++"中等作用；"+"作用弱

任务5 镇 痛 药

案例 3-5

患者，女，56岁。前一日晚饭后无明显原因感觉右上腹部胀痛不适，自服消炎利胆片无效，夜间疼痛加重，并向右肩背部放射，伴恶心、呕吐。因疼痛难忍于凌晨1时急诊入院。查体：T 39.0℃，P 80次/分，R 22次/分，BP 100/75mmHg，右上腹压痛、反跳痛，墨菲征（+）。B超显示胆囊炎、胆结石，诊断为胆绞痛，给予哌替啶和阿托品治疗。

问题： 1. 该患者选用哌替啶和阿托品治疗的依据是什么？

2. 如何对该患者进行用药指导？

镇痛药是指通过作用于中枢神经系统特定的阿片受体以减轻或解除疼痛，同时缓解疼痛引起的不愉快情绪的药物。该类药物反复使用易产生耐受性和依赖性，因此又称为麻醉性或成瘾性镇痛药，受到严格的药事法规管理。

根据药物作用机制，镇痛药可分为三大类：①阿片受体激动药，如吗啡、哌替啶、芬太尼等；②阿片受体部分激动药，如喷他佐辛；③非阿片受体激动药，如罗通定等。

一、阿片受体激动药

吗 啡

阿片为罂粟科植物罂粟未成熟蒴果浆汁的干燥物，含有20多种生物碱，其中吗啡、可待因和罂粟碱具有临床药用价值。吗啡属于阿片类生物碱，由德国学者塞特纳（Serturner）于1803年首次从阿片中分离出来。吗啡通过激动阿片受体，激活脑内"抗痛系统"，阻断痛觉传导而产生中枢性镇痛作用（图3-5）。

【作用】

1. 中枢神经系统

（1）镇痛 具有强大的镇痛作用，对各种疼痛均有效，其中对慢性持续性钝痛作用强于急性间断性锐痛。一次给药，镇痛作用可持续4～6小时。在镇痛作用同时还有明显的镇静作用，能改善由疼痛所引起的焦虑、紧张、恐惧等情绪反应，提高机体对疼痛的耐受力。吗啡还可引起欣快感，这是造成患者强迫用药成瘾的重要原因。

（2）抑制呼吸 治疗量即可抑制呼吸中枢，使呼吸频率减慢、潮气量降低。随着剂量增大，抑制作用增强，急性中毒时呼吸频率可减慢至3～4次/分。呼吸抑制是吗啡急性中毒致死的主要原因。

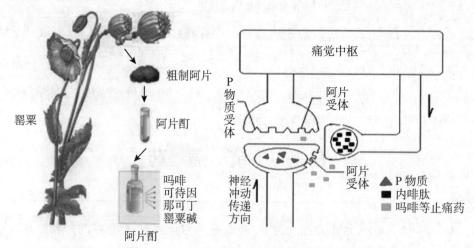

图 3-5　罂粟含有的主要生物碱及其吗啡镇痛作用机制示意图

（3）镇咳　可直接抑制延髓咳嗽中枢，有强大镇咳作用。

（4）缩瞳　可兴奋动眼神经副核，引起瞳孔缩小，针尖样瞳孔为其中毒特征。

（5）恶心、呕吐　可兴奋催吐化学感受区引起恶心、呕吐。

2. 平滑肌

（1）胃肠道　能提高胃肠道平滑肌和括约肌张力，使推进性肠蠕动减弱；也可抑制消化液的分泌，并且对中枢有抑制作用，可止泻或导致便秘。

（2）胆道　治疗量可使胆道括约肌痉挛性收缩，胆汁排空受阻，胆囊压力明显提高，可导致上腹不适甚至诱发胆绞痛。

（3）泌尿道　能提高膀胱括约肌张力，引起排尿困难、尿潴留。

（4）子宫　可对抗缩宫素（催产素）对子宫平滑肌的兴奋作用，延长产程。

（5）支气管　大剂量还可收缩支气管平滑肌，诱发或加重哮喘。

3. 心血管系统

（1）吗啡能扩张血管，降低外周阻力，引起直立性低血压。

（2）由于抑制呼吸，体内二氧化碳蓄积，引起脑血管扩张，颅内压增高。

4. 免疫系统　对免疫系统有抑制作用。抑制淋巴细胞增殖，减少细胞因子分泌，减弱自然杀伤细胞的细胞毒作用；也可以抑制人类免疫缺陷病毒蛋白诱导的免疫反应。

李时珍对镇痛药的贡献

罂粟自传入中国就以药用植物而被人们所栽种，民间用来作为镇痛、止泻和涩肠剂。在明代李时珍的《本草纲目》中：将罂粟列在谷部第二十三卷中，称之为阿芙蓉，"其壳入药甚多，而本草不载，乃知古人不用之也。"罂粟用于泻痢脱肛不止，能涩丈夫精气。中药里的"镇痛圣药"——延胡索，属于罂粟科的一种，可以用于治疗各型疼痛，李时珍在《本草纲目》中记载元胡（延胡索）"能治一身上下诸痛"。自此元胡（延胡索）便以镇痛之功效而著称于世。

【用途】

1. 镇痛　对各种疼痛均有效，但久用易成瘾，除晚期癌症剧痛外，一般仅短期用于其他镇痛药无效的急性锐痛，如严重创伤、烧伤等引起的疼痛。对于心肌梗死引起的剧痛，能缓解疼痛、减轻焦虑，其扩血管作用还可减轻心脏负荷，故血压正常时可用吗啡镇痛。对内脏绞痛（如胆绞痛、肾绞痛等）应合用解痉药如阿托品治疗。

2. 心源性哮喘　是急性左心衰竭的特征性症状之一，伴双肺广泛哮鸣音，主要表现为夜间突然出现气急、端坐呼吸、发绀、烦躁不安、大汗淋漓、刺激性咳嗽、咳粉红色泡沫痰等，坐起后呼吸困难可缓解。静脉注射吗啡是治疗心源性哮喘的常用药物。其作用机制包括：①扩张外周血管，减轻心脏的前后负荷，缓解肺水肿症状；②抑制呼吸中枢，降低呼吸中枢对二氧化碳的敏感度，有效缓解患者急促浅表的呼吸症状；③镇静作用可消除患者的焦虑与恐惧情绪，并减少耗氧量。

对于存在休克、昏迷或严重肺功能不全的患者，吗啡应视为禁忌药物。

3. 止泻　适用于急、慢性腹泻以减轻症状。可选用阿片酊或复方樟脑酊，如为细菌感染，应同时服用抗菌药物。

【不良反应与用药护理】

1. 副作用　常见嗜睡、眩晕、恶心、呕吐、便秘、排尿困难、呼吸抑制、直立性低血压等。用药期间应注意观察患者的生命体征。

2. 耐受性和成瘾性　连续反复多次应用易产生耐受性和依赖性。一旦成瘾，停药后即出现戒断症状，表现为兴奋、失眠、流泪、流涕、出汗、震颤、呕吐、腹泻、虚脱及意识丧失等。成瘾者为减轻痛苦并获得应用吗啡的欣快感，常不择手段获取吗啡，称"强迫性觅药行为"，严重损害用药者的健康，造成极大的社会危害，需严格按照国家《麻醉药品和精神药品管理条例》管理和使用。

3. 急性中毒　表现为昏迷、瞳孔极度缩小呈针尖样、呼吸深度抑制，常伴有发绀、尿潴留、体温及血压下降甚至休克。呼吸肌麻痹是致死的主要原因。抢救措施：人工呼吸、吸氧，必要时给予呼吸兴奋药尼可刹米；静脉注射阿片受体拮抗药纳洛酮。

4. 禁忌证　分娩镇痛、哺乳期妇女镇痛、支气管哮喘、肺源性心脏病和颅脑损伤所致颅内压增高的患者禁用。

考点　吗啡的作用、用途及不良反应

可　待　因

可待因（甲基吗啡）的镇痛作用为吗啡的1/12，镇咳作用为其1/4，作用持续时间与吗啡相似。可用于中等程度疼痛和剧烈干咳。对呼吸中枢抑制轻微，镇静作用不明显，无明显便秘、尿潴留及直立性低血压等副作用。成瘾性弱于吗啡，但仍需限制使用。

哌　替　啶

【作用】　哌替啶（度冷丁）可激动脑内阿片受体，其作用特点为：①镇痛强度约为吗啡的1/10，持续时间2～4小时；②镇静、欣快感、抑制呼吸作用与吗啡相当，但成瘾

性发生较慢；③治疗量可扩张血管，致直立性低血压及颅内压升高；④能提高平滑肌及括约肌张力，但因作用时间短，不易引起便秘和尿潴留；⑤大剂量引起支气管平滑肌收缩，无明显镇咳作用；⑥不影响催产素对子宫的兴奋作用，对产程影响小。

【用途】

1. 镇痛　哌替啶作用比吗啡弱，但成瘾性较吗啡轻，现已取代吗啡广泛用于各种剧痛，如创伤性疼痛、手术后疼痛、内脏绞痛、晚期癌痛。缓解内脏绞痛（胆绞痛、肾绞痛）需与阿托品合用。新生儿对哌替啶抑制呼吸作用极为敏感，故临产前2～4小时内不宜使用。

2. 心源性哮喘　哌替啶可代替吗啡作为心源性哮喘的辅助治疗，且效果良好。机制与吗啡相同。

3. 麻醉前给药　哌替啶的镇静作用可消除患者手术前紧张、恐惧情绪，减少麻醉药用量。

4. 人工冬眠　与氯丙嗪、异丙嗪合用组成"冬眠合剂"用于人工冬眠疗法。

【不良反应与用药护理】

1. 副作用　与吗啡相似，可致眩晕、口干、恶心、呕吐、出汗、心悸及因直立性低血压而发生晕厥等。

2. 耐受性和成瘾性　久用也可成瘾，较吗啡弱。

3. 急性中毒　表现为昏迷、呼吸抑制、瞳孔散大、震颤、肌肉痉挛、反射性亢进甚至惊厥。用药期间定期监测血压、呼吸，注意瞳孔变化。纳洛酮能对抗其呼吸抑制，但不能对抗惊厥，中毒解救时应合用抗惊厥药。

4. 禁忌证　支气管哮喘、肺源性心脏病和颅脑损伤所致颅内压增高的患者禁用。

考点　哌替啶的作用与应用

其他阿片受体激动镇痛药的作用、用途与不良反应见表3-7。

表3-7　其他阿片受体激动镇痛药的作用、用途、不良反应

分类	药物	作用与用途	不良反应
阿片受体激动药	芬太尼	作用与吗啡相似，镇痛效力为吗啡的100倍，显效快，维持时间短，仅1～2小时，为短效镇痛药。可用于各种剧痛，与全身麻醉药或局部麻醉药合用，可减少麻醉药用量	本药成瘾性小，但反复用药仍可产生依赖性
	美沙酮	镇痛作用强度、持续时间与吗啡相当。主要用于创伤、手术及晚期癌症等所致剧痛。也可作为阿片类镇痛药成瘾脱毒时的替代治疗药物	耐受性与成瘾性发生较慢，停药后的戒断症状略轻
	二氢埃托啡	强镇痛药，镇痛作用强、用量小、持续时间短暂。常用于镇痛，如晚期癌症、外伤、手术后的各种剧痛及吗啡镇痛无效者	大剂量持续用药则易出现耐受性，也可引起成瘾性，但较吗啡轻
	曲马多	镇痛作用强度为吗啡的1/10～1/8。镇咳强度为可待因的1/2。临床用于手术、创伤及晚期肿瘤等中度及重度急慢性疼痛	偶有多汗、头晕、恶心、呕吐、口干、疲劳等。成瘾性小，但长期应用也可能产生依赖性

续表

分类	药物	作用与用途	不良反应
阿片受体部分激动药	喷他佐辛（镇痛新）	镇痛作用为吗啡的1/3，呼吸抑制作用为吗啡的1/2。适用于各种慢性剧痛	成瘾性很小，列入非麻醉药品。常见嗜睡、眩晕、恶心、呕吐、出汗。有时致焦虑、噩梦、幻觉等。大量可致呼吸抑制、血压升高、心率增快

二、阿片受体部分激动药

喷 他 佐 辛

喷他佐辛（镇痛新）为阿片受体的部分激动药，其特点为：①镇痛作用为吗啡的1/3，呼吸抑制作用为吗啡的1/2；②对胃肠道和胆道平滑肌的兴奋作用较弱，不引起便秘，胆道内压力上升不明显；③对心血管系统的作用不同于吗啡，大剂量反而增快心率，升高血压。适用于各种慢性剧痛。

本药成瘾性很小，为非麻醉性镇痛药。不良反应常见嗜睡、眩晕、恶心、呕吐、出汗。有时可引起焦虑、噩梦、幻觉等神经精神症状。剂量增大能引起呼吸抑制、血压升高、心率增快，纳洛酮能对抗喷他佐辛引起的呼吸抑制。

三、非阿片受体激动药

罗 通 定

罗通定镇痛作用介于哌替啶与解热镇痛药之间，对慢性持续性钝痛效果较好，对创伤或手术后疼痛或晚期癌症的镇痛效果较差。适用于治疗胃肠和肝胆系统疾病所致的钝痛，也可用于一般性头痛、脑震荡后头痛、疼痛性失眠、痛经及分娩镇痛。本药还有镇静和催眠作用。安全性较大，偶见眩晕、乏力、恶心，无成瘾性。

韩济生院士：疼痛医学奠基者，医者仁心铸就辉煌成就

韩济生院士，中国疼痛医学的奠基者，以医者仁心践行崇高理念。1965年，他响应国家号召，投身针刺麻醉研究，历经数年攻克难关，成果享誉世界。1997年针刺麻醉被美国纳入医保，创造了针灸镇痛领域的东方传奇，不仅是对中国传统医学的发扬光大，更是对全球医疗事业的重大贡献。韩院士与众多疼痛医学领域的专家携手并进，共同推动了我国疼痛科的建设与发展。2007年我国增设疼痛科，让无数长期饱受疼痛煎熬的患者终于有了专业的治疗途径和希望。韩院士将个人追求融入国家发展，勇于担当、创新不懈，是新时代青年的楷模，激励我们为医疗事业贡献力量。

附：阿片受体拮抗药

纳 洛 酮

纳洛酮主要作为阿片类药物的拮抗剂，通过竞争阿片受体（依次为 μ、κ、δ）而起作用。纳洛酮可以有效逆转阿片类药物引起的呼吸抑制、镇静和昏迷等中枢抑制症状。对吗啡中毒者，小剂量肌内或静脉注射能迅速翻转吗啡的作用，1～2分钟就可解除呼吸抑制，增加呼吸频率，使血压回升，使昏迷患者意识清醒。对吗啡成瘾者可迅速诱发戒断症状。

临床主要用于：①抢救阿片类镇痛药急性中毒；②阿片类药物成瘾者的鉴别诊断；③急性酒精中毒、休克、急性脑血管病等的救治。纳洛酮主要通过注射给药，口服无效。

任务6　解热镇痛药

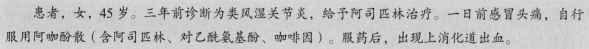

案例3-6

患者，女，45岁。三年前诊断为类风湿关节炎，给予阿司匹林治疗。一日前感冒头痛，自行服用阿咖酚散（含阿司匹林、对乙酰氨基酚、咖啡因）。服药后，出现上消化道出血。

问题：1. 如何解释服用阿咖酚散后出现的症状？

2. 解热镇痛药应用的适应证有哪些？

解热镇痛药是一类具有解热、镇痛、抗炎和抗风湿作用的药物，因其特殊的抗炎作用，也被称为非甾体抗炎药（NSAID）。这些药物在化学结构上虽属不同类别，但共同的作用机制是抑制体内前列腺素（PG）的生物合成，从而发挥药理作用。

根据化学结构和作用特点，解热镇痛药可分为多种类型，如水杨酸类（代表药物阿司匹林）、苯胺类（代表药物对乙酰氨基酚）、丙酸类（代表药物布洛芬）等。

一、解热镇痛药的共同作用

解热镇痛药的共同作用机制是抑制花生四烯酸代谢过程中的环氧合酶（COX），使前列腺素（PG）合成减少而发挥作用。具有以下共同特征。

1. 解热作用　下丘脑体温调节中枢会对产热及散热两个过程进行精细调节，使体温维持在37℃左右。当细菌、病毒或抗原-抗体复合物等外源性热原进入机体时，刺激中性粒细胞，使之形成并释放内源性热原，作用于COX，促使下丘脑合成和释放PG增加，使体温调节中枢调定点上移，产热增加，散热减少，引起机体发热。而解热镇痛药通过抑制COX，使PG合成减少，体温调定点下移，通过增加散热而使体温下降（图3-6）。该类药物仅能降低发热患者的体温，对正常体温几乎无影响，这有别于氯丙嗪对体温的影响。

2. 镇痛作用　当组织损伤或发生炎症时，局部产生并释放某些致痛、致炎的化学物质（如缓激肽、组胺、PG等），这些物质作用于痛觉感受器，引起疼痛；而PG既能致痛，还能使痛觉感受器对致痛物质的敏感性提高。解热镇痛药通过抑制PG的合成而发挥镇痛作用。

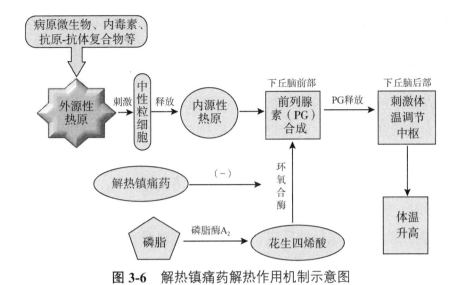

图 3-6　解热镇痛药解热作用机制示意图

解热镇痛药虽镇痛作用比阿片类药物弱，但无成瘾性，也不抑制呼吸，所以临床应用广泛，对头痛、牙痛、神经痛、肌肉痛、关节痛、月经痛等中等程度慢性钝痛效果好，对轻度癌性疼痛也有较好镇痛作用，是"癌症患者三级镇痛阶梯治疗"第一阶梯治疗的主要药物。

3. 抗炎抗风湿作用　PG 是参与炎症反应的主要活性物质，可以使血管扩张、通透性增加，引起局部充血、水肿和疼痛。解热镇痛药通过抑制炎症反应时 PG 的合成和释放，发挥抗炎、抗风湿作用。

这些药物除了有共同的特点外，也各有特点，如阿司匹林还具有抗血小板聚集的作用，对乙酰氨基酚则主要用于解热和镇痛，而布洛芬则具有强大的抗炎、镇痛和解热作用。

二、常用药物

阿 司 匹 林

【作用与用途】

1. 解热镇痛　阿司匹林（乙酰水杨酸）有较强的解热、镇痛作用，常与其他解热镇痛药配成复方制剂，用于感冒发热及头痛、牙痛、肌肉痛、神经痛、痛经等慢性钝痛。

2. 抗炎抗风湿　阿司匹林抗炎抗风湿作用较强，较大剂量（成人 3～5g/d）可使急性风湿热患者于 24～48 小时内退热，关节红肿痛等症状缓解。对类风湿关节炎也可迅速镇痛，消退关节炎症，减轻关节损伤。

3. 抑制血栓形成　小剂量阿司匹林能抑制血小板中的 PG 合成酶，减少血栓素 A_2（TXA_2）合成，从而抑制血小板聚集，防止血栓形成。临床采用小剂量阿司匹林防治缺血性心脏病、脑缺血性疾病、心房颤动、人工心脏瓣膜或其他手术后的血栓形成。

【不良反应与用药护理】　短期应用解热镇痛药不良反应少，长期大量用于抗风湿则不良反应多且较重。

1. **胃肠道反应**　最为常见。口服刺激胃黏膜，引起上腹部不适、恶心、呕吐、食欲缺乏。较大剂量可引起胃溃疡及不易察觉的胃出血。可采取饭后服药、服用肠溶片或同服抗酸药、胃黏膜保护药等措施减轻上述症状。消化性溃疡患者禁用。

2. **凝血障碍**　小剂量阿司匹林可抑制血小板聚集，延长出血时间，大剂量还能抑制凝血酶原形成，造成出血倾向，可用维生素 K 预防。长期大剂量应用阿司匹林者应密切观察有无瘀斑或黏膜出血现象。严重肝损害、低凝血酶原血症、维生素 K 缺乏、血友病患者等禁用阿司匹林。手术患者术前一周应停用阿司匹林。

3. **水杨酸反应**　剂量过大（5g/d）时可出现头痛、眩晕、恶心、呕吐、耳鸣、视力及听力减退等中毒症状，称为水杨酸反应。严重者可出现谵妄、过度呼吸、酸碱平衡失调，甚至精神错乱。一旦出现中毒，应立即停药，静脉滴注碳酸氢钠溶液以碱化尿液，加速药物的排泄。

4. **过敏反应**　少数患者用药后出现荨麻疹、血管神经性水肿。某些患者还可诱发支气管哮喘，称为"阿司匹林哮喘"。它不是以抗原-抗体反应为基础的过敏反应，而是与抑制 PG 生物合成有关。肾上腺素治疗"阿司匹林哮喘"无效，可联合应用抗组胺药和糖皮质激素治疗。用药前应询问药物过敏史，哮喘、鼻息肉及慢性荨麻疹患者禁用阿司匹林。

5. **瑞氏综合征**　婴幼儿患病毒感染性疾病如流感、水痘、麻疹、流行性腮腺炎等使用阿司匹林退热时，偶可引起脑病合并肝脂肪变性综合征（瑞氏综合征）。表现为发热、惊厥、呕吐、颅内压增高、昏迷，虽少见，但可致死。故儿童发生病毒感染时禁用阿司匹林及含有阿司匹林的复方制剂。

考点　阿司匹林作用、用途及不良反应

对乙酰氨基酚

对乙酰氨基酚（扑热息痛）解热镇痛作用强度类似阿司匹林，无抗炎、抗风湿作用。本药主要用于感冒发热、关节痛、头痛、牙痛、神经肌肉痛等。

不良反应少，对胃肠刺激性小。偶见皮疹、药物热等过敏反应。对阿司匹林不耐受者可以使用本药。剂量过大可致肝肾损害。

布 洛 芬

布洛芬具有较强的解热镇痛及抗炎作用。主要用于治疗风湿性关节炎及类风湿关节炎，也可用于一般解热镇痛。

胃肠道反应较轻，患者易耐受。但长期服用仍可诱发消化性溃疡。偶见视物模糊和中毒性弱视，一旦出现视力障碍应立即停药。

考点　布洛芬的不良反应

吲 哚 美 辛

吲哚美辛（消炎痛）有显著的解热及抗炎作用，对炎性疼痛有明显镇痛效果。但不良反应多且严重，目前仅用于其他药物不能耐受或疗效不显著的风湿性关节炎及类风湿关节炎、强直性脊柱炎等，也用于癌性发热及其他不易控制的发热。

不良反应主要为胃肠道反应，表现为恶心、呕吐、腹痛、腹泻，可加重或诱发溃疡；25%～50%的患者有中枢神经系统症状，如头痛、眩晕等；偶见造血系统反应，如粒细胞减少、血小板减少、再生障碍性贫血等；少数人可引起过敏反应，"阿司匹林哮喘"患者禁用。

吡罗昔康、美洛昔康

二药为强效解热镇痛药，作用迅速而持久。临床主要用于治疗风湿性关节炎及类风湿关节炎，其疗效与阿司匹林相当。

不良反应较少，可引起胃部不适、头晕、耳鸣、皮疹等，停药可自行消失。长期大剂量服用可引起消化道溃疡及出血。

双氯芬酸

双氯芬酸有解热、镇痛、抗炎作用。抗炎作用强大，比阿司匹林强26～50倍。主要用于风湿性关节炎和类风湿关节炎的治疗。

常见胃肠道反应，偶可使肝功能异常。

尼美舒利

尼美舒利是新型解热镇痛药，选择性抑制COX-2，有较强的解热、镇痛、抗炎作用，临床主要用于骨关节炎、类风湿关节炎的治疗，也可用于牙痛、腰腿痛、痛经的治疗。

不良反应较小，偶有胃肠道反应。12岁以下儿童禁用，以免出现肝肾功能损伤。

任务 7　中枢兴奋药

中枢兴奋药是一类能够提升中枢神经系统功能活动的药物，其作用强度在不同部位具有选择性。这些药物根据作用部位和应用不同，可分为三大类：①主要兴奋大脑皮质药，如咖啡因、哌甲酯等；②主要兴奋延髓呼吸中枢药，如尼可刹米、洛贝林等；③促进大脑功能恢复药，如甲氯芬酯等。

一、主要兴奋大脑皮质药

咖　啡　因

咖啡因是茶叶、咖啡豆、可可豆中所含的一种生物碱。现已可人工合成。

【作用与用途】

1. 兴奋中枢神经系统　小剂量（50～200mg）能选择性兴奋大脑皮质，振奋精神，减轻疲劳感，提高工作效率。较大剂量（250～500mg）能兴奋延髓呼吸中枢和血管运动中枢，提高呼吸中枢对二氧化碳的敏感性，使呼吸加深加快、血管收缩、血压升高，改善呼吸和循环功能，此作用在中枢处于抑制状态时更为显著。临床可用于严重传染病及中枢抑制药中毒等引起的中枢性呼吸抑制或呼吸衰竭。

2. 收缩脑血管　本药可使脑血管收缩，减少脑血管搏动的幅度，缓解因脑血管扩张引起的搏动性头痛。常与解热镇痛药配伍治疗一般性头痛，与麦角胺配伍治疗偏头痛。

3.其他　有强心、利尿和促进胃酸分泌等作用。

【不良反应】　不良反应较少，剂量过大可引起兴奋不安、失眠、心悸、震颤甚至惊厥。小儿高热时尤易发生惊厥，应选用不含咖啡因的复方退热制剂。咖啡因可致依赖性产生，在药政管理中被列为精神药品，临床应用中应严格管理，防止滥用。胃炎和消化性溃疡患者慎用或禁用。

哌甲酯

治疗量哌甲酯对大脑皮质、皮质下中枢有温和的兴奋作用，能改善精神活动，消除疲劳感及睡意。较大剂量能兴奋呼吸中枢，过量可致惊厥。临床用于治疗巴比妥类及其他中枢抑制药过量中毒，也用于治疗轻度抑郁障碍、小儿遗尿症及儿童多动综合征。

治疗量哌甲酯不良反应较少，可出现恶心、呕吐、厌食、心悸、失眠等副作用。大剂量可引起血压升高、眩晕、头痛，甚至惊厥。癫痫及高血压患者禁用。本品属精神药品。

二、主要兴奋延髓呼吸中枢药

尼可刹米

【作用与用途】　尼可刹米（可拉明）能够直接兴奋延髓呼吸中枢，同时，还能通过刺激颈动脉体和主动脉体的化学感受器，反射性兴奋呼吸中枢，显著提升呼吸中枢对二氧化碳的敏感性，使呼吸加深加快。

该药起效迅速，安全范围大，维持时间短。临床广泛用于抢救由各种原因引发的中枢性呼吸抑制，特别是针对吗啡中毒所导致的呼吸抑制，以及由肺源性心脏病引起的呼吸衰竭，治疗效果尤为显著。

【不良反应】　大剂量或给药速度过快可引起血压升高、心动过速、肌震颤，甚至惊厥。注射速度宜慢，并严密观察患者用药后反应，如出现烦躁不安等反应，需减慢滴速，若出现肌震颤、面部肌肉抽搐等反应，应立即停药。一旦发生惊厥，可用地西泮或短效巴比妥类药物对抗。

其他呼吸中枢兴奋药作用特点见表3-8。

表3-8　其他呼吸中枢兴奋药作用特点

药物	作用	用途	不良反应
洛贝林（山梗菜碱）	反射性兴奋呼吸中枢，作用时间短	新生儿窒息、一氧化碳中毒、小儿感染引起的呼吸衰竭	安全性高，惊厥发生率低，过量可致心动过速
二甲弗林（回苏灵）	直接兴奋呼吸中枢	各种原因导致的中枢呼吸衰竭，对肺性脑病有较好的促苏醒作用	安全范围小，过量易致惊厥，孕妇、小儿禁用
多沙普仑（吗乙苯吡酮）	直接和反射性兴奋呼吸中枢，起效快，作用强	治疗麻醉药、中枢抑制药所致的呼吸抑制剂急性呼吸功能障碍	安全范围大，过量引起心律失常、血压升高，中毒时可导致惊厥

三、促大脑功能恢复药

甲 氯 芬 酯

甲氯芬酯（氯酯醒）主要兴奋大脑皮质，促进脑细胞代谢，增加脑细胞对葡萄糖的利用，使受抑制的中枢神经功能恢复。临床用于颅脑外伤性昏迷、酒精中毒、新生儿缺氧症、小儿遗尿症等。

不良反应少见，偶见轻微兴奋及皮疹等。禁用于精神过度兴奋及锥体外系症状的患者。

吡 拉 西 坦

吡拉西坦（脑复康）能降低脑血管阻力，增加脑血流量，保护、激活、修复脑细胞，从而提高记忆力。临床用于阿尔茨海默病、脑动脉硬化、脑外伤后遗症及儿童智力低下。不良反应少见，偶见荨麻疹。

胞 磷 胆 碱

胞磷胆碱能改善大脑功能，促进脑组织的功能恢复和苏醒。临床主要用于脑卒中偏瘫、脑外伤和脑手术等所引起的意识障碍。不良反应较少，偶有一过性血压下降、失眠、兴奋等现象。

任务 8 麻 醉 药

麻醉药是一种能够使整个机体或机体局部暂时、可逆性地失去知觉及痛觉的药物。根据其作用范围，麻醉药可分为全身麻醉药和局部麻醉药（表3-9）。

表3-9 局部麻醉药与全身麻醉药的区别

分类	麻醉方法	麻醉药给药方式	麻醉药作用部位
局部麻醉药	表面麻醉	局部麻醉药滴入、涂敷、喷雾	黏膜神经末梢
	局部浸润麻醉	局部麻醉药局部浸润	皮肤、黏膜神经末梢
	神经阻滞麻醉	局部麻醉药注入神经干（丛）	神经干（丛）
	蛛网膜下腔麻醉	局部麻醉药注入蛛网膜下腔	蛛网膜下腔脊神经
	硬膜外麻醉	局部麻醉药注入硬膜外腔	硬膜外腔脊神经
全身麻醉药	吸入麻醉	经呼吸道吸入	中枢神经系统
	静脉麻醉	静脉注射	
		肌内注射	
		直肠灌注	

一、局部麻醉药

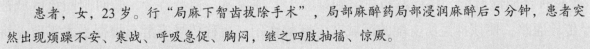

案例 3-7

患者，女，23 岁。行"局麻下智齿拔除手术"，局部麻醉药局部浸润麻醉后 5 分钟，患者突然出现烦躁不安、寒战、呼吸急促、胸闷，继之四肢抽搐、惊厥。

问题： 1. 为什么会出现上述症状？

2. 应该如何预防此类情况的发生？

局部麻醉（简称局麻）药是一类能在用药局部可逆性地阻断感觉神经冲动发生与传导的药品，临床上广泛用于皮肤黏膜麻醉、周围神经阻滞麻醉、脊髓神经麻醉和治疗慢性疼痛等。按其化学结构，临床常用的局麻药可分为两类：①酯类局麻药，如普鲁卡因、丁卡因等；②酰胺类局麻药，如利多卡因、布比卡因、阿替卡因等。

（一）局麻药的作用与机制

局麻药的主要作用是使局部的神经传导功能暂时受到阻断，进而减弱或消除局部的痛觉神经传导功能，从而达到镇痛的效果。这使得患者在接受手术或某些医疗程序时，能够减轻或避免疼痛带来的不适。

局麻药的作用机制是可逆性阻断神经细胞膜上的电压门控钠通道，通过抑制动作电位的产生和传导，选择性阻断感觉神经（尤其是痛觉）的冲动传递，而产生局麻作用。

（二）局麻药的给药方法

不同的局部麻醉方式使用的方法各异（图3-7），且各有其适应证和禁忌证。在实际操作中，应根据患者的具体情况和手术需求来选择合适的麻醉方式，并严格控制局麻药的使用量、浓度和注射速度等，以避免出现不良反应或并发症。

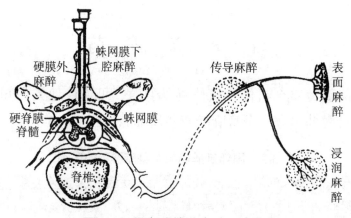

图 3-7　局麻药给药方法示意图

1. 表面麻醉　将局麻药使用于黏膜表面，以达到麻醉效果。有多种给药方式，如眼部可以用滴入法，鼻腔可以用涂敷法，咽喉、气管等可以用喷雾法，尿道可以用灌入法等。主要用于黏膜表面手术麻醉和一些操作，如气管插管、纤维支气管镜清醒插管等。

2. 局部浸润麻醉　将局麻药注射到手术部位，通过分层阻滞组织神经末梢而产生麻醉作用。在手术切口线处分层注入麻醉药，使麻醉药逐渐渗透到手术区域的组织中。主要适用于体表短小手术，如脓肿、疖肿或脂肪瘤等小型浅表手术。

3. 神经阻滞麻醉　将局麻药注射到神经干、神经丛、神经节旁，暂时阻断该区域神经传导通路，使该神经所支配的区域产生麻醉作用，也称传导麻醉。根据手术需要，将局麻药精确注射到目标神经周围。适用于需要深度麻醉或特定神经支配区域的手术，如手部手术时，进行臂丛神经阻滞就属于神经阻滞麻醉。

4.蛛网膜下腔阻滞（麻醉）　又称脊髓麻醉或腰麻。是将局麻药经低位腰椎间隙注入蛛网膜下腔，阻断该部位的脊神经根，使所分布的区域麻醉。其麻醉范围较广，适用于下腹部及下肢手术。蛛网膜下腔阻滞的主要危险是呼吸肌麻痹和血压下降，可肌内注射麻黄碱预防。

5.硬膜外阻滞（麻醉）　将局麻药液注入硬脊膜外腔，阻断附近脊神经根的传导，暂时使其支配区域产生麻痹作用。其麻醉范围广，用于颈部至下肢尤其是上腹部手术。

> **链接**
>
> **局麻药新剂型**
>
> 局麻药的新剂型包括经皮给药剂型和缓控释剂型。经皮给药剂型的优点是实现表面局麻，避免肝脏首过效应，减少注射麻醉对患者局部的损伤和刺激，提高患者的耐受性；缓控释剂型可维持较长时间的麻醉效果，避免因局麻药吸收过快导致血药浓度过高，从而减轻药物的不良反应。

（三）局麻药的不良反应与注意事项

1.局麻药的不良反应

（1）中枢神经系统反应　主要表现为两个阶段：兴奋相和抑制相。在兴奋相，患者可能出现眩晕、听觉及视觉异常、烦躁不安、精神错乱、肌肉震颤乃至痉挛性惊厥等症状。随着药物在大脑中蓄积，浓度升高，兴奋通道被抑制，患者可能进入抑制相，表现为嗜睡、昏迷及呼吸系统抑制，严重时可能导致呼吸停止。

（2）循环系统反应　可能引起心肌收缩力减弱、心搏微弱、心排血量降低、传导速度下降等。此外，还可能出现室性期前收缩增多、心室颤动等严重心律失常。在极端情况下，局麻药可能导致循环衰竭，危及患者生命。

（3）过敏反应　部分患者对局麻药可能发生过敏反应，表现为皮疹、血管神经性水肿、关节疼痛、支气管痉挛、血压下降等症状。严重的过敏反应甚至可能引发心搏骤停，需要立即进行救治。

2.局麻药用药注意事项

（1）防止入血　浸润麻醉和传导麻醉时，注药前一定要回抽，避免误入血管产生毒性反应。在局麻药中加入少量肾上腺素（1∶100 000～1∶250000），可延缓局麻药吸收，减少毒性反应的发生，同时可延长作用时间。但肢体末端手术、高血压患者、甲状腺功能亢进患者、心脏病患者等应用局麻药时禁止加入肾上腺素。

考点　局麻药中常加入少量肾上腺素的目的及禁忌证

（2）防止过敏反应的发生　酯类局麻药易出现过敏反应，故用药前应详细询问过敏史，有过敏史者禁用。首次用药前应做皮试，皮试阳性者禁用。用酯类局麻药过敏的患者可改用酰胺类局麻药；一旦出现过敏症状，立即停药，静脉注射肾上腺素，给氧和给予抗过敏药物。

（3）严格控制剂量和浓度　尤其对耐受力低下、年老体弱的患者，要适当减量。黏膜吸收局麻药迅速，特别是在黏膜有损伤时应适当减小剂量。

（4）严防毒性反应的发生　用药过程中应严密监测血压、呼吸、心率和中枢神经系统反应。如发现早期中毒症状，要立即采取维持呼吸和循环功能的措施，如加压给氧、输液，给予地西泮或硫喷妥钠等。为防止腰麻时引起血压下降，可采取轻度头低位或预先肌内注射麻黄碱。

（四）常用局麻药

普鲁卡因

普鲁卡因又名奴佛卡因，毒性较小，属于短效酯类局麻药。亲脂性低，不易穿透黏膜，故不能用于表面麻醉。广泛用于浸润麻醉、传导麻醉、腰麻和硬膜外麻醉，还可用于损伤部位的局部封闭。溶液中加入少量肾上腺素能使作用时间延长至1～2小时。可引起过敏反应，用药前须做皮肤过敏试验。

丁 卡 因

丁卡因又名地卡因，化学结构与普鲁卡因相似，属于酯类局麻药，作用及毒性均比普鲁卡因强10倍。亲脂性高，穿透力强，易进入神经，也易被吸收入血，最常用于表面麻醉。本药也可用于腰麻及硬脊膜外腔麻醉，因毒性大，一般不用于浸润麻醉。

利 多 卡 因

利多卡因又名赛罗卡因，属于酰胺类局麻药，是目前应用最多的局麻药。作用比普鲁卡因快、强而持久，安全范围较大，能穿透黏膜，可用于各种局麻方法。临床主要用于传导麻醉和硬膜外麻醉。利多卡因很少出现过敏反应，对普鲁卡因过敏患者可选用。利多卡因还可用于抗心律失常。

布 比 卡 因

布比卡因又称麻卡因，属于酰胺类局麻药，是目前常用局麻药中维持作用时间最长的药物（5～10小时）。其局麻作用较利多卡因强4～5倍，主要用于浸润麻醉、传导麻醉和硬膜外麻醉。布比卡因黏膜穿透力差，一般不作表面麻醉。

考点　各种局麻药的应用特点

二、全身麻醉药

全身麻醉药简称全麻药，是一类作用于中枢神经系统，能可逆性地引起意识、感觉和反射消失、骨骼肌松弛，从而使外科手术能顺利进行的药物。麻醉作用包括镇痛、催眠、肌松、遗忘、意识消失、抑制异常应激反应等诸多方面，但镇痛作用是其中最基本、最重要的作用。

全身麻醉药分为吸入性麻醉药和静脉麻醉药。

（一）吸入性麻醉药

吸入性麻醉药是一类挥发性的液体或气体，是由气道吸入后经肺泡吸收进入血液循环，抑制中枢神经系统，引起全身麻醉作用的药物。目前临床常用的液体类吸入麻醉药包括七氟烷、地氟烷、异氟烷、恩氟烷等；常用的气体类吸入麻醉药包括氧化亚氮（又称笑气）。

为了掌控临床麻醉的深度和避免过度麻醉的危险，常以麻醉分期最明显的乙醚麻醉为代表，将吸入麻醉药的麻醉深度分为四期，分别为：镇痛期、兴奋期、外科麻醉期和延髓麻醉期。其中镇痛期和兴奋期合称为麻醉诱导期，在诱导期内，患者容易出现强烈挣扎、反射亢进、血压升高等兴奋表现，对患者十分不利，还可能引发危险。目前由于多种麻醉药和麻醉方法的联合应用、加上临床中具体因素的影响，各期麻醉深度常难以清晰划分。

（二）静脉麻醉药

静脉麻醉药是通过静脉注射或静脉滴注给药的全身麻醉药。本类药物单独应用主要用于诱导麻醉、基础麻醉和短时的小手术麻醉。与吸入性麻醉药相比，其优点是无诱导期的各种不适，患者迅速进入麻醉状态，对呼吸道无刺激性，方法简便易行。其主要缺点是不易掌握麻醉深度。

静脉麻醉药按化学结构不同分为巴比妥类和非巴比妥类。巴比妥类的主要代表药是硫喷妥钠，为超短效静脉麻醉药。非巴比妥类的主要代表药有氯胺酮、依托咪酯、丙泊酚、羟丁酸钠、咪达唑仑和右美托咪定等。

（三）复合麻醉

临床中全身麻醉时要求患者镇痛完全、意识消失、获得充分肌肉松弛，恢复迅速，有效抑制不良反射，降低对机体的不良影响。目前各种全麻药单独应用都不能完全符合以上要求，为了克服单一麻醉药的诸多不足，常采用复合麻醉和联合麻醉，目前已较少使用单一的药物或单一的方法进行麻醉。复合麻醉系指同时使用两种或两种以上麻醉药和（或）辅助药物以达到麻醉的基本要求，以减少单个药物用量及副作用（表3-10）。联合麻醉系指同时使用两种或两种以上方法以达到麻醉的基本要求，以能取长补短，综合发挥各种方法的优越性。

表 3-10　常用的复合麻醉药物

用药目的	常用药物
镇静、解除精神紧张	巴比妥类、地西泮
短暂性记忆缺失	苯二氮䓬类、氯胺酮、东莨菪碱
基础麻醉	巴比妥类、水合氯醛
诱导麻醉	硫喷妥钠、丙泊酚、氧化亚氮
镇痛	吗啡、哌替啶、芬太尼
骨骼肌松弛	琥珀胆碱、筒箭毒碱、维库溴铵
抑制迷走神经反射	阿托品类
控制体温	氯丙嗪
抗过敏、镇静	异丙嗪
控制性降压	硝普钠、钙通道阻滞药

1. **麻醉前给药**　指麻醉前为解除患者术前的焦虑和恐惧，便于麻醉安全进行的用药。例如，手术前夜常用巴比妥类或地西泮等镇静催眠药，消除患者对手术的恐惧和紧张情绪；注射阿托品或东莨菪碱抑制腺体分泌，减少口腔和呼吸道的分泌物，以便于麻醉操作和减少术后肺部并发症；注射阿片类镇痛药，以增强麻醉效果。

考点　麻醉前给药的目的

2. **基础麻醉**　进入手术室前给予大剂量催眠药，如巴比妥类等，使达到深睡状态，或肌内注射硫喷妥钠，使进入浅麻醉状态，在此基础上进行麻醉，可使药量减少，麻醉平稳，常用于小儿。

3. **诱导麻醉**　应用诱导期短的硫喷妥钠或氧化亚氮，使患者迅速进入外科麻醉期，避免诱导期的不良反应，然后改用其他药物维持麻醉。

4. **合用肌松药**　根据手术对患者肌肉松弛的要求，在麻醉同时注射琥珀胆碱、筒箭毒碱和维库溴铵等骨骼肌松弛药。

5. **神经安定镇痛术**　主要是用神经安定剂和镇痛剂组合后在麻醉中应用的一种方法。常用的是将氟哌利多和芬太尼按照50∶1混合制成合剂做静脉注射，使患者意识模糊，自主动作停止，痛觉消失，其特点是镇静、镇痛效果好而不良反应少，适用于外科小手术。如在此基础上合用全麻药及肌松药可达满意的外科麻醉，称为神经安定麻醉。

6. **低温麻醉**　合用氯丙嗪使体温在物理降温时下降到一定程度（28～30℃），使机体基础代谢率降低，提高组织对缺氧及阻断血流情况下的耐受能力。可用于脑和心血管等的手术。

7. **控制性降压**　加用短效血管扩张药使血压适度下降，并抬高手术部位，以减少出血。常用于止血比较困难的脑科手术。

自测题

A1/A2 型题

1. 患者，女，55岁。近来因工作繁忙，晚上入睡困难，被诊断为失眠症，应选用下列哪种药物治疗（　　）
   A. 哌替啶　　　　　　B. 地西泮
   C. 氯丙嗪　　　　　　D. 阿司匹林
   E. 苯巴比妥

2. 患者，男，26岁。口服地西泮过量，急诊来院。下列护理措施不正确的是（　　）
   A. 密切观察呼吸和循环情况
   B. 硫酸钠导泻
   C. 硫酸镁导泻

   D. 0.9% 氯化钠溶液洗胃
   E. 使用特效解救药氟马西尼

3. 下列哪个药首选用于癫痫持续状态（　　）
   A. 硫喷妥钠　　　　　B. 苯妥英钠
   C. 地西泮　　　　　　D. 水合氯醛
   E. 硫酸镁

4. 下列哪个药常用于癫痫大发作（　　）
   A. 丙戊酸钠　　　　　B. 乙琥胺
   C. 卡马西平　　　　　D. 苯妥英钠
   E. 地西泮

5. 患儿，男，5岁。吃饭时突然神志丧失，两眼发直，手中勺子掉落，10秒左右后恢复。诊

为失神性发作，常用治疗药物是（　　）

 A. 苯妥英钠 B. 苯巴比妥

 C. 地西泮 D. 乙琥胺

 E. 卡马西平

6. 关于抗癫痫药的用药原则，下列错误的是

 （　　）

 A. 根据发作类型合理选择药物

 B. 应从小剂量开始，逐渐增加剂量

 C. 需规律用药，不可随意更换药物

 D. 症状完全控制后即可停药

 E. 定期检查血常规和肝肾功能

7. 需要与左旋多巴合用的药物是（　　）

 A. 卡比多巴 B. 多巴胺

 C. 维生素 B_{12} D. 维生素 B_6

 E. 苯海索

8. 下列哪个不是氯丙嗪的用途（　　）

 A. 精神分裂症

 B. 癌症引起的呕吐

 C. 晕动病引起的呕吐

 D. 顽固性呃逆

 E. 人工冬眠疗法

9. 患者，女，40 岁。半年前孩子突然车祸去世，后出现情绪低落，常常入睡困难及早醒，多次试图自杀未遂。本次因再次服用农药自杀而被送入院，诊断为抑郁障碍。治疗药物宜选（　　）

 A. 氯丙嗪 B. 丙米嗪

 C. 地西泮 D. 碳酸锂

 E. 卡马西平

10. 5- 羟色胺再摄取抑制剂治疗抑郁障碍时，起效时间是开始服药后（　　）

 A. 1 周 B. 2 周

 C. 3 周 D. 4 周

 E. 5 周

11. 吗啡不宜用于下列哪种疼痛（　　）

 A. 分娩镇痛 B. 外伤剧痛

 C. 术后疼痛 D. 癌症剧痛

 E. 心肌梗死剧痛

12. 下列哪项不属于吗啡急性中毒的表现（　　）

 A. 体温下降 B. 昏迷

 C. 呼吸肌麻痹 D. 瞳孔散大

 E. 血压下降

13. 下列哪种疾病禁用吗啡（　　）

 A. 病毒性心肌炎 B. 肾小球肾炎

 C. 肾病综合征 D. 支气管哮喘

 E. 心肌梗死

14. 治疗胆绞痛宜选用（　　）

 A. 阿托品 + 阿司匹林

 B. 吗啡 + 哌替啶

 C. 哌替啶 + 阿托品

 D. 吗啡 + 阿司匹林

 E. 哌替啶 + 阿司匹林

15. 能用于吗啡、海洛因成瘾者脱毒治疗的是

 （　　）

 A. 芬太尼 B. 曲马多

 C. 可待因 D. 美沙酮

 E. 罗通定

16. 解热镇痛药影响体温的特点是（　　）

 A. 对正常体温和高热患者体温都有影响

 B. 炎热天气，使正常人体温升高

 C. 寒冷天气，使正常人体温降低

 D. 使发热患者体温降到正常水平

 E. 使发热患者体温降到正常水平以下

17. 胃溃疡患者因感冒引起头痛、发热，宜选下列哪种药物（　　）

 A. 阿司匹林 B. 吲哚美辛

 C. 对乙酰氨基酚 D. 保泰松

 E. 双氯芬酸

18. 咖啡因常与下列何药配伍治疗一般性头痛

 （　　）

 A. 阿司匹林 B. 氯苯那敏

 C. 可待因 D. 麦角胺

 E. 麦角新碱

19. 患者，男，37 岁。因吗啡中毒导致呼吸深度抑制，医生除给予纳洛酮抢救外，还可以选择以下何药对抗呼吸抑制（　　）

 A. 二甲弗林 B. 咖啡因

C. 哌甲酯   D. 阿司匹林

E. 尼可刹米

20. 新生儿窒息的选用药物是（   ）

  A. 哌甲酯   B. 多沙普仑

  C. 洛贝林   D. 尼可刹米

  E. 二甲弗林

21. 中枢兴奋药过量最主要的不良反应是（   ）

  A. 心动过速   B. 引起惊厥

  C. 升高血压   D. 头痛、头晕

  E. 肌张力增高

22. 麻醉前应用抗胆碱类药物的主要作用是（   ）

  A. 减少呼吸道分泌物

  B. 稳定情绪

  C. 催眠

  D. 预防局麻药中毒

  E. 强化麻醉效果

23. 麻醉前用药的目的不包括（   ）

  A. 加强麻醉效果   B. 抑制腺体分泌

  C. 术后快速清醒   D. 使患者情绪稳定

  E. 减少麻醉药的不良反应

24. 为延长局麻作用时间并减少吸收，宜采用的是（   ）

  A. 增加局麻药的用量

  B. 增加局麻药的浓度

  C. 加入少量肾上腺素

  D. 加入少量去甲肾上腺素

  E. 调节药物的 pH 至弱酸性

25. 可导致过敏反应的局麻药是（   ）

  A. 利多卡因   B. 丁哌卡因

C. 普鲁卡因   D. 依替卡因

E. 罗哌卡因

26. 穿透力最强的局麻药是（   ）

  A. 普鲁卡因   B. 利多卡因

  C. 丁卡因   D. 布比卡因

  E. 罗哌卡因

27. 普鲁卡因不可用于哪种麻醉方式（   ）

  A. 蛛网膜下腔阻滞

  B. 浸润麻醉

  C. 表面麻醉

  D. 传导麻醉

  E. 硬膜外阻滞

28. 常用于抗心律失常的局麻药是（   ）

  A. 普鲁卡因   B. 罗哌卡因

  C. 利多卡因   D. 丁卡因

  E. 布比卡因

29. 李某，21 岁，右手中指针刺样痛，局部肿胀，确诊为化脓性指头炎，拟在指神经阻滞麻醉下行切开引流术。护理中错误的是（   ）

  A. 限制麻醉药剂量

  B. 局麻药中加入适量肾上腺素

  C. 防止局麻药注入血管

  D. 常规麻醉前用药

  E. 局麻药浓度不能太高

30. 以下措施与预防局麻药中毒无关的是（   ）

  A. 术前用药给予苯巴比妥钠

  B. 注射局麻药前抽回血

  C. 注意用药量

  D. 加少量肾上腺素

  E. 术前做皮肤过敏试验

（张 洁 符静泉）

呼吸系统药物

任务1 镇 咳 药

案例4-1

　　患者，女，68岁。主诉右胸区出现针刺样疼痛，尤其在咳嗽或深呼吸时疼痛加剧。此外，患者还伴有痰液产生。经医生诊断，确诊为结核性胸膜炎。治疗方案包括抗结核药物治疗及针对咳嗽和痰液的对症处理。

问题： 1. 对于有痰的咳嗽，选用何药镇咳较为合理？

　　　　2. 针对上述情况，患者用药应注意哪些问题？

　　咳嗽作为一种自然的生理反应，其本质在于保护呼吸道免受潜在威胁。当呼吸道受到刺激，如痰液积聚或异物侵入时，咳嗽便成了一种强有力的清除机制，通过强有力的气流冲击，帮助机体将这些有害物质排出体外，从而维护呼吸道的畅通与健康。但频繁且剧烈的咳嗽，不仅会给患者带来显著的不适和痛苦，还可能引起胸痛、呼吸困难等严重的并发症，使用镇咳药可迅速缓解患者的咳嗽症状，提高生活质量。

　　镇咳药是一类用于抑制咳嗽反射的药物，主要用于缓解咳嗽症状。根据药物作用部位和作用机制的不同，分为两类：①中枢性镇咳药，直接抑制延髓咳嗽中枢而发挥镇咳作用。②外周性镇咳药，通过抑制咳嗽反射弧中的感受器、传入神经、传出神经或效应器而发挥镇咳作用（表4-1）。有些药物兼有中枢和外周两种抑制作用。

表4-1 临床常用镇咳药

分类	药物	作用与用途
中枢性镇咳药	可待因	止咳作用强而迅速，同时具有镇痛和镇静作用。可用于病因不明、治疗效果不佳的剧烈干咳和刺激性咳嗽，尤其是伴有胸痛的干咳。有痰多者禁用；有成瘾性
	福尔可定	作用与可待因相似，但成瘾性较弱。适用于感冒、流感等引起的干咳症状
	右美沙芬	作用与可待因相似。但无镇痛和催眠作用，治疗剂量对呼吸中枢无抑制作用。痰多者及孕妇慎用。剂量过大可导致易激动、视幻觉、精神错乱、支气管痉挛及呼吸抑制。妊娠3个月内、哺乳期妇女及有精神病史者禁用
	喷托维林（咳必清）	兼有外周性镇咳作用。作用强度为可待因的1/3，同时具有抗惊厥和解痉作用；临床多用于上呼吸道感染引起的干咳。青光眼、前列腺增生患者禁用。痰多者与祛痰药合用
外周性镇咳药	苯丙哌林	非麻醉性镇咳药。作用为可待因的2～4倍。可抑制外周传入神经，亦可抑制咳嗽中枢。服用时必须整片吞服，不可嚼碎，以免引起口腔麻木
	苯佐那酯（退嗽）	丁卡因衍生物。具有较强的局部麻醉作用。抑制咳嗽反射传入神经；痰多者禁用。服用时勿嚼碎，以免引起口腔麻木

链接

右美沙芬，从广泛应用到第二类精神药品

右美沙芬曾作为广泛应用的镇咳药，对干咳有显著疗效。自 1990 年在中国上市以来，因其显著的镇咳效果，作为甲类非处方药在药店广泛销售。然而，因滥用问题日益严重，国家药品监督管理局采取了一系列管理措施。2021 年，右美沙芬口服单方制剂转为处方药，并增加药物过量风险提示。2022 年，禁止其网络销售。2024 年，右美沙芬被纳入第二类精神药品目录，购买和使用需凭医生处方，不得向未成年人出售。

任务 2 祛 痰 药

案例 4-2

患者，女，68 岁。患慢性阻塞性肺疾病（COPD）10 年，肺源性心脏病 3 年。患者体质较为虚弱，近期因上呼吸道感染导致病情加重，出现大量脓性痰液，排痰困难。

问题：1. 应考虑选用哪种药物治疗？

　　　2. 治疗过程应注意哪些问题？

痰液作为呼吸道炎症的直接产物，其存在不仅反映了体内免疫系统的应对反应，还可能通过刺激呼吸道黏膜，诱发咳嗽这一保护性生理机制，以排除异物，恢复呼吸道的畅通。

祛痰药是指能稀释痰液，降低痰液黏稠度，使痰液易于咳出，或能加速呼吸道黏膜纤毛运动，促进痰液排出的药物。根据作用机制，常用的祛痰药分为：①痰液稀释药，如氯化铵、愈创甘油醚、碘化钾等；②黏液溶解剂，如 N-乙酰半胱氨酸等；③黏液调节剂，如溴己新、氨溴索等。

一、痰液稀释药

痰液稀释药是一类能够作用于呼吸道腺体，增加其分泌物的量，从而稀释痰液，降低黏稠度，帮助患者更容易地将痰液咳出的药物。这类药物在呼吸系统疾病的治疗中起着重要作用，尤其是对于痰液黏稠、难以咳出的患者来说，痰液稀释药能够显著改善其症状，提高生活质量。常用药物包括氯化铵、愈创甘油醚等。

氯 化 铵

【作用与用途】 口服后可刺激胃黏膜引起恶心，反射性促进支气管腺体分泌增加，使痰液稀释，易于咳出。用于急、慢性支气管炎，痰液黏稠而不易咳出的患者。很少单独用，常与其他药物组成复方制剂。氯化铵口服吸收后可酸化体液、尿液，纠正代谢性碱中毒和促进弱碱性药物从肾脏排出。

【不良反应】 常见恶心、呕吐、胃部不适等不良反应。消化道溃疡、肝肾功能不全者慎用，药物过量可引起酸中毒和血氨升高。

愈创甘油醚

愈创甘油醚（愈创木酚甘油醚）属于刺激性或恶心性祛痰药，它主要通过刺激胃黏膜，引起轻度恶心，并反射性地促进呼吸道腺体的分泌量增加，从而使黏痰稀释便于咳出，具有祛痰、镇咳及抗过敏等药理作用。它常被用于制作复合制剂，如与氢溴酸右美沙芬等药物联合使用，以增强治疗效果。主要适用于感冒、急性或慢性支气管炎、支气管哮喘、咽喉炎、肺结核及其他上呼吸道感染时的咳嗽和咳痰症状。

部分患者在使用愈创木酚甘油醚后可能会出现头晕、头痛、嗜睡、易激动、嗳气、食欲缺乏等不良反应。如出现严重不适，应及时停药并就医。

二、黏痰溶解药

黏痰溶解药是一类用于治疗痰液黏稠不易咳出的药物，它们通过不同的机制来降低痰液的黏稠度，使其更易于咳出，从而改善呼吸道症状。常用药物包括乙酰半胱氨酸、羧甲司坦等。

乙酰半胱氨酸

【作用与用途】　乙酰半胱氨酸（痰易净）通过裂解黏痰中黏性成分黏多糖蛋白多肽链中的二硫键使痰液变稀，便于咳出。乙酰半胱氨酸通常用于雾化吸入，对黏痰阻塞及气管插管引起的痰栓塞疗效较好。气管内滴入后能使黏痰迅速变稀而易于咳出，临床用于大量黏痰阻塞呼吸道引起的呼吸困难。

【不良反应】　有特殊臭味，可引起恶心、呕吐或支气管痉挛，气雾吸入异丙肾上腺素可减轻。支气管哮喘者慎用，用药前尽可能用吸痰器吸尽气管内痰液。用药后可产生大量稀痰，应及时吸引排痰，以防气道阻塞。本品不宜与青霉素、四环素、头孢菌素类合用，以免降低抗菌活性。乙酰半胱氨酸应临用前配制，开瓶后的药液密封后冷藏，48小时内用完。

羧甲司坦

羧甲司坦通过作用于支气管分泌细胞，使痰液中的黏蛋白双硫键断裂，从而降低痰液的黏稠度。

羧甲司坦可用于治疗急、慢性支气管炎引起的痰液黏稠、咳痰困难。

三、黏液调节药

溴己新

溴己新（必嗽平）主要作用于气管、支气管黏膜腺体的黏液产生细胞，促进其分泌黏稠度较低的小分子黏蛋白，并能裂解黏痰中的酸性黏多糖，降低痰液黏稠度，并具有一定的止咳效果。适用于急慢性支气管炎、哮喘等痰液黏稠不易咳出的患者。

偶有恶心、胃部不适，宜饭后服用。消化性溃疡患者慎用。氨溴索（沐舒坦）是溴己新的有效代谢产物，作用、应用与溴己新相似，胃肠道反应较轻。

氨　溴　索

氨溴索是溴己新的活性代谢物，能够显著增加痰量、降低痰液黏稠度，并有一定的镇咳和改善通气功能。长期服用可减少慢性支气管炎的急性发作。氨溴索适用于急、慢性支气管炎引起的痰液黏稠、咳痰困难。

任务3　平　喘　药

案例 4-3

患者，女，27 岁。于花园散步时突发鼻痒、眼痒、频繁打喷嚏、流鼻涕等症状，随后出现胸闷、气促。患者有食物过敏史，对鱼、虾等海鲜过敏。及时就医后，医生根据症状及过敏史，诊断为过敏性哮喘。在治疗过程中，患者需密切配合医生，定期进行肺功能检查，并根据医生指导调整用药。

问题： 1. 该病在哮喘急性发作时应考虑用哪种药物？

2. 平时治疗如何用药？

支气管哮喘（简称哮喘）是临床表现为反复发作的喘息、气短，伴或不伴胸闷或咳嗽等症状的常见慢性气道炎症性疾病，同时伴有气道高反应性和可变的气流受限（图 4-1）。临床上表现为反复发作的喘息、气急、胸闷、咳嗽等症状，常在夜间和（或）清晨发作、加剧，同时伴有可变的气流受限。

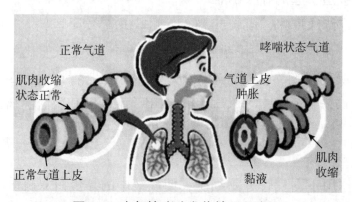

图 4-1　支气管哮喘发作情况示意图

平喘药是一类通过作用于哮喘发作的不同环节而缓解患者症状、消除病因或预防疾病的再次发作的药物。临床常用的平喘药可分为支气管扩张药、抗炎平喘药、抗过敏平喘药等。

一、支气管扩张药

（一）β 受体激动药

本类药可分为非选择性 β 受体激动药和选择性 β_2 受体激动药两类。非选择性 β 受体激动药如肾上腺素、异丙肾上腺素、麻黄碱等，对 β 受体无选择性，舒张支气管平滑肌的同时易引起严重的心血管不良反应。选择性 β_2 受体激动药如沙丁胺醇、克仑特罗、特布他林、沙美特罗、福莫特罗等，对呼吸道作用选择性高，疗效好而且不良反应少，其吸入剂吸收快、显效迅速，是控制哮喘症状的首选药之一。长效选择性β_2受体激动药如福莫特罗、沙美特罗等舒张支气管平滑肌作用强而持久，并有一定抗炎作用。福莫特罗临床用于慢性哮喘与慢性阻塞性肺疾病的治疗；沙美特罗吸入给药起效缓慢，仅用于慢性哮喘与慢性阻塞性肺疾病的维持治疗，用于需长期用药的患者，一般不单独使用，须与吸入性糖皮质激素联合应用。

沙 丁 胺 醇

【作用与用途】 沙丁胺醇（舒喘灵）选择性激动支气管平滑肌上的β_2受体，松弛支气管平滑肌，扩张支气管；抑制致敏介质释放；增强纤毛运动，降低毛细血管通透性，产生平喘作用。适用于支气管哮喘和喘息性支气管炎。解除哮喘急性发作，多用气雾吸入，预防发作则口服。

【不良反应】 剂量过大可引起心悸、血压波动、肌肉震颤（好发于四肢和面部）、代谢紊乱等，长期应用可产生耐受性。

【注意事项】

1. 高血压、冠心病、糖尿病、甲状腺功能亢进等患者应慎用。

2. 向患者解释病情和治疗计划，教会患者正确的气雾吸入法。

3. 用药期间注意观察患者出现的不良反应，如心悸、低血钾、肌肉震颤等，如反应较轻，应宽慰患者，停药后症状即可消失；如出现明显的心血管不良反应，应立即停药。

考点 沙丁胺醇的作用及给药方法

其他选择性β_2受体激动药作用及不良反应见表4-2。

表4-2 其他选择性β_2受体激动药作用及不良反应

药物	作用与用途	不良反应与注意事项
特布他林（博利康尼）	①对β_2受体选择性高，平喘作用较沙丁胺醇弱，但较持久，对心脏作用弱。②用于治疗支气管哮喘、喘息性支气管炎、肺气肿等	不良反应常见的有肌肉震颤、心悸、心动过速、低血钾等
福莫特罗	福莫特罗是β_2受体完全激动药，是高效能、高强度、长效的支气管扩张药。主要用于慢性哮喘的治疗	不良反应有肌肉震颤、心悸、血清钾下降等，但发生率低
克伦特罗	短效、强效β_2受体激动药，平喘作用比沙丁胺醇强。用于防治支气管哮喘	心血管系统不良反应较少

链 接

瘦肉精危害与健康风险：过量摄入可致高血压、心脏病甚至死亡

瘦肉精是指能够促进瘦肉生长、抑制肥肉生长的物质，如莱克多巴胺、克伦特罗等能激动β受体，调节蛋白质合成。常规剂量的瘦肉精类药物可在机体内被代谢并排出体外，不会对机体造成伤害，但过量摄入，人体会出现不同程度的中毒反应，表现为肌肉震颤、四肢麻痹、心动过速、心律失常、腹痛、肌肉疼痛等症状，重者可引起高血压、心脏病甚至死亡。我国禁止生产、销售和在动物养殖中使用莱克多巴胺等饲料添加剂。

（二）茶碱类

茶碱及其衍生物通过抑制磷酸二酯酶的活性，增加细胞内环磷酸腺苷（cAMP）的水平，从而松弛支气管平滑肌，达到平喘的效果。常用的药物有氨茶碱、胆茶碱、二羟丙茶碱等，其中氨茶碱是最常用的一种药物。氨茶碱不仅能够直接松弛支气管平滑肌，还具有抗炎、免疫调节和增强心肌收缩力等多种作用。这使得氨茶碱在缓解哮喘、慢性阻塞性肺疾病等呼吸系统疾病的症状方面表现出色。

氨 茶 碱

【作用与用途】

1. 松弛支气管平滑肌　尤其是对痉挛状态的支气管效果显著，并能缓解支气管黏膜的充血水肿。

2. 强心利尿　能增加心排血量，扩张肾小动脉，增加肾小球滤过率和肾血流量，并能抑制远端肾小管对水和钠的重吸收。

3. 免疫调节和抗炎　能抑制肥大细胞释放炎症介质。

氨茶碱适用于缓解支气管哮喘、喘息性支气管炎、阻塞性肺气肿等引起的喘息症状；也可用于心源性水肿引起的哮喘。

【不良反应】　氨茶碱的安全范围较窄，不良反应较多见。

1. 胃肠道反应　本药碱性较大，口服可引起恶心、呕吐、胃部不适等症状。

2. 中枢兴奋　可兴奋中枢而出现烦躁不安、失眠等症状。

3. 心血管系统反应　静脉注射或静脉滴注速度过快或浓度过高可引起心悸、血压下降，严重者可致心律失常，甚至心搏骤停。

【用药护理】

1. 向患者解释病情和治疗计划，根据病情采取相应的给药方法。

2. 用药过程须注意监测血药浓度，严密观察患者出现的不良反应，胃肠道反应饭后服药可减轻；兴奋中枢导致的失眠、烦躁不安，可使用镇静催眠药对抗。

3. 静脉注射时应加入葡萄糖充分稀释后缓慢静脉注射或静脉滴注，严格控制剂量，并密切观察患者的用药反应。

4. 西咪替丁、红霉素、环丙沙星、克林霉素等可降低茶碱的清除率，使血药浓度增高；苯巴比妥、苯妥英钠等可提高茶碱的清除率，使茶碱血清浓度降低。

5. 本药为碱性药物，遇酸可产生沉淀，禁与酸性药物混合注射。

考点 氨茶碱的主要作用及不良反应

（三）M胆碱受体阻断药

内源性哮喘患者往往表现出胆碱能神经亢进，ACh释放增多，激动M受体导致支气管痉挛而诱发哮喘。M受体阻断药可松弛支气管平滑肌，缓解哮喘症状。目前最常用的是选择性高的M受体阻断药。

异丙托溴铵

异丙托溴铵（异丙阿托品）是一种吸入性M受体阻断药，对支气管平滑肌有较高的选择性，可扩张支气管平滑肌，产生平喘作用。本品比短效β₂受体激动药起效慢，主要用于防治支气管哮喘和喘息性支气管炎，尤其适用于不能耐受或禁用β受体激动药的患者，对老年性哮喘尤为适用。单用或与β受体激动药联合用药均可奏效。

不良反应少，偶见口干、心悸、排尿困难等。雾化吸入时，需注意保护眼部，以免引起瞳孔散大及眼内压增高。

二、抗炎平喘药

（一）糖皮质激素类药物

糖皮质激素类药物具有强大的抗炎、抗免疫作用，可增强支气管及血管平滑肌对儿茶酚胺的敏感性，有利于缓解支气管痉挛和黏膜肿胀。口服与注射可的松、氢化可的松等全身用药，平喘效果显著，但不良反应多而严重，静脉滴注用于治疗严重支气管哮喘发作和哮喘持续状态。采用气雾吸入给药，在气道内可获得较高的药物浓度，充分发挥局部抗炎作用，可避免或减少全身用药的不良反应。临床常用的药物有倍氯米松、曲安奈德、布地奈德等。

倍 氯 米 松

【作用与用途】 倍氯米松为地塞米松的衍生物，是局部应用的强效糖皮质激素类药物，其局部抗炎、抗过敏作用强。气雾吸入直接作用于呼吸道而产生强大的抗炎平喘作用。因起效慢，不宜用于哮喘急性发作，可用于支气管扩张药不能有效控制病情的慢性哮喘患者。

【不良反应与用药护理】

1. 长期吸入可引起声音嘶哑、口咽部念珠菌感染等，用药后应及时漱口。

2. 长期吸入较大剂量易导致骨质疏松，应注意增加钙剂和维生素D用量。

3. 治疗过程不能突然停药，应逐渐减量至停药。

4. 不可过量使用，如使用过量或发生严重不良反应，应立即就医。

考点 糖皮质激素类药物在平喘中的应用

（二）白三烯调节剂

白三烯是引起哮喘发作的一组重要炎性介质。此类药物通过抑制白三烯的合成或阻断白三烯受体，来达到防治哮喘的目的。对吸入性糖皮质激素不能控制症状者，可加入此类药增强疗效。常用的药物有扎鲁司特、孟鲁司特等。

孟鲁司特、扎鲁司特

本类药物适用于儿童及成人哮喘的预防和长期治疗，可用于治疗对阿司匹林敏感的患者，以及预防运动诱发的支气管收缩；也可用来治疗季节性过敏性鼻窦炎；但不宜用于治疗急性哮喘。与吸入性糖皮质激素合用，可提高疗效，减少吸入性糖皮质激素用量。

不良反应有头痛、胃肠道反应、氨基转移酶升高、咽炎、鼻炎、荨麻疹、血管性水肿、皮疹、水疱等。一般较轻微，不需要停药。

三、抗过敏平喘药

本类药物通过稳定肥大细胞膜，抑制过敏介质释放和拮抗炎性介质。因起效慢，不适用于哮喘急性发作，主要用于预防哮喘发作。

（一）细胞膜稳定药

色 甘 酸 钠

色甘酸钠（咽泰）能稳定肥大细胞膜，抑制过敏介质的释放。主要用于预防各型哮喘的发作，对过敏性哮喘疗效好。口服不吸收，需粉雾吸入给药。不良反应少见，偶有咽喉与气管刺痛感或支气管痉挛，必要时可吸入 β_2 受体激动药预防哮喘。

（二）H_1 受体阻断药

酮 替 芬

酮替芬除能稳定肥大细胞膜外，还有强大的 H_1 受体阻断作用。口服有效，起效慢，对各型哮喘有预防作用，尤其对过敏性哮喘和儿童哮喘疗效好。不良反应有短暂的嗜睡、乏力、口干等。

自 测 题

A1/A2 型题

1. 下列何药不属于中枢性镇咳药（   ）

   A. 喷托维林　　　　　B. 右美沙芬

   C. 可待因　　　　　　D. 苯佐那酯

   E. 吗啡

2. 对胸膜炎干咳伴胸痛的首选药是（   ）

   A. 喷托维林　　　　　B. 右美沙芬

   C. 可待因　　　　　　D. 苯佐那酯

   E. 茶碱类

3. 预防过敏性哮喘最好选用的药物是（   ）

   A. 氨茶碱　　　　　　B. 地塞米松

   C. 异丙托溴铵　　　　D. 色甘酸钠

   E. 沙丁胺醇

4. 能裂解黏痰中的黏多糖、降低痰液黏稠度的药物是（   ）

   A. 氯化铵　　　　　　B. 乙酰半胱氨酸

   C. 可待因　　　　　　D. 溴己新

   E. 氨茶碱

5. 支气管哮喘患者急性发作常采用哪种给药方式（   ）

   A. 口服给药　　　　　B. 静脉给药

   C. 吸入给药　　　　　D. 肌内给药

   E. 皮下给药

6. 糖皮质激素用于治疗哮喘的主要作用是（   ）

   A. 降低痰液黏稠度

   B. 控制气道炎症反应

   C. 舒张支气管平滑肌

   D. 抑制咳嗽中枢

   E. 兴奋呼吸中枢

7. 患者，20 岁，自述气候变化而出现咳嗽、咳痰、胸闷、呼气性呼吸困难，烦躁不安伴哮鸣音，诊断为支气管哮喘。如果对患者进行预防性治疗，常应用（   ）

   A. 泼尼松　　　　　　B. 茶碱类

C. 色甘酸钠　　　　D. 克伦特罗

E. 右美沙芬

8. 患者，女，26岁。春游时出现呼吸困难，入院诊断为哮喘，此患者急性发作时中止哮喘症状常选用的药物是（　　）

A. 抗胆碱药　　　　B. β₂受体激动药

C. 白三烯调节剂　　D. 糖皮质激素

E. 茶碱类

9. 患者，女，22岁。急性支气管哮喘发作，服用某药后出现心悸、骨骼肌震颤等不良反应，该药物可能是（　　）

A. 沙丁胺醇　　　　B. 倍氯米松

C. 色甘酸钠　　　　D. 酮替芬

E. 氨茶碱

10. 患者，男，54岁。支气管哮喘多年，指导其吸入倍氯米松的正确方法是（　　）

A. 用前不能摇动瓶身

B. 吸气后不要屏气

C. 喷雾与吸气同步

D. 吸药后不要漱口

E. 患者可随意吸入

（于素玲）

项目五

消化系统药物

任务1　助消化药、增强胃肠动力药与止吐药

一、助消化药

助消化药是能促进胃肠道消化功能的一类药物。多数是消化液的主要成分，如胃蛋白酶、淀粉酶、稀盐酸等。

常见的助消化药物包括：①消化酶类药物，如复方消化酶、米曲菌胰酶片等，可以补充消化酶，帮助分解食物中的成分；②益生菌类药物，如乳酶生等，可以调整肠道菌群，促进消化和排便；③促胃肠动力药物，如伊托必利、莫沙必利等，可以促进胃肠蠕动，加速食物排空，有助于止吐和助消化。临床常用的助消化药物见表5-1。

表5-1　常用的助消化药物

药物	作用与用途	不良反应及用药护理
稀盐酸	增加胃内酸度，提高胃蛋白酶活性。用于各种原因引起的胃酸缺乏症	用水稀释，餐前或餐中服用，服用后立即漱口，以免酸蚀牙齿
胃蛋白酶	常与稀盐酸联合用于治疗胃蛋白酶缺乏引起的消化不良	不宜与抗酸药、硫糖铝同服，于饭前或饭时服用
胰酶	中性或弱碱性环境中消化功能增强，口服用于消化不良	不宜与酸性药物同服，常用肠溶片，整片吞服，宜饭前服用
乳酶生	干燥的活乳酸杆菌制剂，抑制肠道腐败菌的繁殖，减少发酵和产气，从而减轻腹胀。用于消化不良、腹胀及小儿饮食失调所引起的腹泻	本品为活菌制剂，需密闭遮光于凉暗处保存。服用时水温不可超过40℃，不宜与抗菌药、抗酸药及吸附剂同服，确需合用至少间隔3小时，以免影响疗效

二、增强胃肠动力药

甲氧氯普胺

【作用与用途】　甲氧氯普胺（胃复安）能阻断延髓催吐化学感受区的多巴胺受体而产生强大的中枢性止吐作用，也可促进胃及小肠蠕动，加速胃排空。临床用于治疗各种原因引起的恶心、呕吐、嗳气、消化不良、胃肠胀满、胃酸过多等症状，也可用于反流性食管炎、胆汁反流性胃炎、胃下垂等。

【不良反应】

1. 常见的有嗜睡、乏力、烦躁不安，偶有便秘、腹泻、皮疹、溢乳及男性乳房发育等。

2. 大剂量或长期应用可能因阻断多巴胺受体，使胆碱能受体相对亢进而导致锥体外系反应（特别是年轻人），表现为肌震颤、发音困难、共济失调等。

3. 注射给药可引起直立性低血压。

4. 妊娠及哺乳期妇女不宜使用。

多 潘 立 酮

【作用】 多潘立酮（吗丁啉）是苯并咪唑衍生物，为作用较强的多巴胺受体拮抗药，可直接拮抗胃肠道的DA受体而起到促胃肠运动的作用，属于促胃肠动力药。静脉注射本品后，胃排空速率加快，并能消除阿扑吗啡引起的胃排空缓慢，使其张力恢复正常，促进胃排空，增加胃窦和十二指肠运动。本品能协调幽门的收缩，抑制恶心、呕吐，并有效地防止胆汁反流。

【用途】

1. 由胃排空延缓、反流性胃炎、慢性胃炎、反流性食管炎引起的消化不良症状，如上腹部胀闷感、腹胀、上腹疼痛、嗳气、肠胃胀气、恶心、呕吐、口中带有或不带有反流胃内容物的胃灼烧感等。

2. 功能性、器质性、感染性、饮食性、放疗或化疗所引起的恶心、呕吐。用多巴胺受体激动剂（如左旋多巴、溴隐亭等）治疗帕金森病所引起的恶心和呕吐，疗效较好。

【不良反应】 多潘立酮的不良反应较少，偶见头痛、头晕、嗜睡、倦怠、神经过敏等。常用剂量极少出现惊厥、肌肉震颤、流涎、平衡失调、眩晕等锥体外系症状。如使用较大剂量可引起非哺乳期泌乳，并在一些更年期后的妇女及男性患者中出现乳房胀痛的现象。

嗜铬细胞瘤、乳腺癌、机械性肠梗阻、胃肠道出血患者禁用。妊娠期妇女禁用。哺乳期妇女、肝功能损害的患者慎用。

西 沙 必 利

西沙必利可阻断多巴胺受体和5-羟色胺受体，增强胃肠排空，产生强大的止吐作用。临床主要用于胃运动减弱和各种胃轻瘫、胃肠反流性疾病、反流性食管炎，也可用于慢性便秘和结肠运动减弱。

不良反应包括一过性腹痛、腹泻、肠鸣等。偶可致心律失常，有心脏疾病患者禁用。

三、止 吐 药

恶心、呕吐是许多疾病的消化系统症状，它是一种复杂的反射活动，也是一种保护性反应。但剧烈而持久的呕吐易导致水、电解质紊乱，应给予止吐药缓解症状。止吐药是用于治疗和预防呕吐的药物，它们通过作用于呕吐反射的不同环节来发挥作用。

昂 丹 司 琼

昂丹司琼可选择性阻断中枢和外周的5-羟色胺受体，发挥强大的止吐作用。主要用于放疗、化疗引起的恶心、呕吐，但对晕动症引起的呕吐无效。不良反应少而轻，可出现便秘或腹泻、头痛等。无锥体外系反应，孕妇及哺乳期妇女慎用。临床常用止吐药总结见表5-2。

表 5-2　临床常用的止吐药

类型	常用药物	作用机制	适应证
吩噻嗪类药物	氯丙嗪、奋乃静	抑制催吐化学感受区	对晕动病引起的呕吐无效。对其他各种呕吐均有效
抗组胺药	苯海拉明、异丙嗪	通过抗组胺、抑制中枢神经系统的反应、直接镇吐及抗胆碱能作用等多种途径发挥止吐效果	晕动病引起的呕吐
抗胆碱药	东莨菪碱	抑制呕吐中枢的兴奋、抑制前庭神经系统的反应	各种呕吐
多巴胺受体拮抗剂	甲氧氯普胺、多潘立酮	通过阻断多巴胺受体来增强胃肠蠕动	各种呕吐

任务 2　抗消化性溃疡药

案例 5-1

　　患者，男，45岁。1年前开始间断性出现上腹部疼痛，空腹时加重，进食后缓解，同时伴有反酸、嗳气的症状。2天前饮酒后腹痛加重，呈绞痛，并伴有恶心，无呕吐。胃镜显示十二指肠球部溃疡。医生处方：阿莫西林胶囊，口服一次0.5g，每6～8小时一次；甲硝唑片，口服一次0.6～1.2g，一日3次；奥美拉唑肠溶胶囊，一次20mg，一日1～2次，晨起吞服或早晚各一次。

问题：1. 给患者使用阿莫西林、甲硝唑、奥美拉唑治疗消化性溃疡的目的是什么？

　　　　2. 对患者服药时间进行用药指导。

　　消化性溃疡主要指发生在胃和十二指肠的慢性溃疡，分别称为胃溃疡和十二指肠溃疡。消化性溃疡的发生是"损伤因子"（胃酸、胃蛋白酶和幽门螺杆菌）的作用增强，"保护因子"（黏液/HCO_3^-屏障、前列腺素和胃黏膜修复）的作用减弱引起的。抗消化性溃疡药物通过不同的机制来抑制胃酸分泌、保护胃黏膜或促进溃疡愈合，从而达到治疗目的。临床常用治疗消化性溃疡的药物有抗酸药、胃酸分泌抑制药、胃黏膜保护药和抗幽门螺杆菌药等。

一、抗 酸 药

　　胃酸，即胃液中分泌的盐酸，是胃内消化过程的关键成分。它不仅能激活胃蛋白酶原，将其转化为具有消化蛋白质能力的胃蛋白酶，还参与肠道中蛋白质的进一步消化和氨基酸的吸收。然而，当胃酸分泌过多时，它会对胃黏膜产生刺激，甚至导致胃黏膜受损，进而可能引发胃溃疡等消化系统疾病。因此，在治疗消化性溃疡时，控制胃酸分泌是重要的一环。而抗酸药正是通过直接中和胃酸，降低胃内酸度，从而起到保护胃黏膜、促进溃疡愈合的作用。

（一）临床常用的抗酸药

临床常用的抗酸药，包括氢氧化铝、氧化镁、三硅酸镁、碳酸钙和碳酸氢钠等（表5-3）。

表5-3 常用抗酸药作用特点比较

药物	作用特点	注意事项
氢氧化铝	抗酸作用较强、起效缓慢、作用持久，有收敛、止血、保护溃疡面作用	可致便秘，阻碍磷酸盐的吸收，老年人长期服用警惕引起骨质疏松
氧化镁	抗酸作用强、起效缓慢、作用持久，Mg^{2+}有导泻作用，口服难吸收	可致腹泻，与碳酸钙配伍使用可减轻
三硅酸镁	抗酸作用较弱、慢而持久，在胃内生成胶状二氧化硅，有黏膜保护作用	可致腹泻，与氢氧化铝配伍使用可减轻
碳酸钙	抗酸作用较强、快而持久，中和胃酸时产生二氧化碳	可引起腹胀、嗳气，可致便秘，与氧化镁或三硅酸镁合用可减轻
碳酸氢钠	俗称小苏打，抗酸作用强、快而短暂，中和胃酸时产生二氧化碳及碱化血液与尿液	可引起腹胀、嗳气、继发性胃酸分泌增加甚至溃疡穿孔，可致碱血症

（二）抗酸药的复方制剂

理想的抗酸药应该作用迅速、持久、不吸收、不产气、不引起腹泻或便秘，对黏膜及溃疡面有保护收敛作用。目前单一药物很难达到这个要求，故抗酸药多采用复方制剂，来增强抗酸作用，减少不良反应（表5-4）。

表5-4 临床常用的抗酸药复方制剂

药物	组方成分	作用特点	注意事项
复方氢氧化铝（胃舒平）	氢氧化铝凝胶、三硅酸镁、颠茄浸膏	具有较强地中和胃酸能力；保护溃疡面，促进局部止血；协同作用，减少不良反应	长期服用可能导致铝中毒，肾功能不全的患者禁用。餐后1～3小时及晚上临睡前服用
铝碳酸镁（达喜）	氢氧化铝、碳酸镁	中和胃酸能力强，作用持久；能在胃黏膜表面形成保护层，减少胃酸对胃壁的损伤	长期服用可能导致铝中毒，肾功能不全的患者禁用。餐后1～2小时服用
艾司奥美拉唑镁碳酸氢钠胶囊	艾司奥美拉唑镁、碳酸氢钠	碳酸氢钠的即时抗酸作用能迅速缓解胃部不适，起效迅速；奥美拉唑镁，作为质子泵抑制剂，具有起效快、持续时间长、抑酸效果强等特点	注意胃肠道反应和神经系统反应。整粒吞服，避免咀嚼或压碎。应在餐前至少1小时服用，以确保最佳疗效
鼠李铋镁片	次硝酸铋、碳酸镁、碳酸氢钠、弗朗鼠李皮	多种成分协同作用，中和胃酸效果显著；氟朗鼠李皮成分可能有助于胃黏膜的修复	长期服用可能引起铋中毒；餐后服用，具体剂量需遵医嘱

二、胃酸分泌抑制药

胃酸是胃部消化过程中至关重要的组成部分，其生成过程复杂而精细。具体而言，胃酸是由胃壁细胞通过特定机制所分泌的。当胃壁细胞上的H_2受体、M_1受体或促胃液素受体（GR）受到外界刺激而被激活时，会进一步激活胃壁细胞内的H^+-K^+-ATP酶，将氢离子（H^+）从胃壁细胞的内部转运至胃腔之中，从而产生胃酸。

胃酸分泌抑制药通过阻断胃壁细胞上的H_2受体、M_1受体或促胃液素受体，阻止胃酸的生成或直接抑制H^+-K^+-ATP酶的活性，从源头上减少胃酸的分泌，均能有效地减少胃酸的分泌量，从而缓解因胃酸过多而引起的各种胃部不适症状（图5-2）。

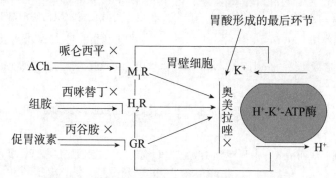

图 5-1　胃酸分泌抑制药作用环节示意图

H_2R：H_2受体；M_1R：M_1受体；GR：促胃液素受体；×：阻断或抑制

（一）H_2受体阻断药

H_2受体阻断药，又称为H_2受体阻滞剂，通过阻断胃壁细胞上的H_2受体，抑制基础胃酸和夜间胃酸的分泌，从而缓解腹部疼痛、反酸等症状，主要用于治疗胃酸分泌过多的疾病，如十二指肠溃疡、胃溃疡、反流性食管炎等。其引起的不良反应，包括头痛、眩晕、乏力、便秘或腹泻、皮疹等。长期大量应用可能使老年人和肝肾功能不良患者，出现精神错乱、语言含糊甚至昏迷等神经系统症状。因此，在使用过程中需要密切关注患者的反应，及时调整用药方案。常用药物有西咪替丁、雷尼替丁、法莫替丁等（表5-5）。

表 5-5　常用 H_2 受体阻断药作用特点比较

药物	作用特点	注意事项
西咪替丁	对十二指肠溃疡疗效更佳，疗程4～6周，停药后易复发	偶见肝损害和氨基转移酶（ALT）升高，有抗雄性激素作用，是肝药酶抑制剂
雷尼替丁	抑酸强度是西咪替丁的4～10倍	不良反应轻，对肝药酶影响小
法莫替丁	强效、长效，抑酸强度是西咪替丁的20～50倍	不良反应少，少数患者可有口干、便秘、头晕等
尼扎替丁	生物利用度更高，作用更强	不良反应少见，偶见贫血和荨麻疹
罗沙替丁	持续抑制胃酸分泌，抑酸强度是西咪替丁的3～6倍	不良反应少见，偶见皮疹、瘙痒感、便秘或腹泻，哺乳期妇女禁用

（二）M_1受体阻断药

哌仑西平

哌仑西平可选择性阻断胃壁细胞的M_1受体，抑制胃酸分泌及胃蛋白酶活性，保护胃黏膜。主要用于胃及十二指肠溃疡，与H_2受体阻断药合用可增强疗效。不良反应较轻，主要是口干，大剂量应用可出现视物模糊、腹胀气等。

（三）促胃液素受体阻断药

丙 谷 胺

丙谷胺化学结构与促胃液素相似，可竞争性阻断促胃液素受体，减少胃酸分泌，疗效不及H_2受体阻断药，同时对胃黏膜有保护作用，可促进溃疡愈合。用于胃及十二指肠溃疡、胃炎等。

（四）H^+-K^+-ATP 酶抑制药

H^+-K^+-ATP酶抑制药，也被称为质子泵抑制剂（PPI），是一类强效的胃酸分泌抑制剂和抗溃疡药物。它们通过特异性地抑制胃壁细胞上的H^+-K^+-ATP酶（质子泵），从而阻断胃酸分泌的最终步骤，显著降低胃内酸度，是目前治疗酸相关性疾病的重要药物。

临床常用的质子泵抑制药包括奥美拉唑、雷贝拉唑、艾司奥美拉唑等。艾司奥美拉唑是奥美拉唑的S型异构体，抑酸作用更强，且不经肝脏代谢，直接发挥药效。

奥 美 拉 唑

【作用与用途】

1. 抑制胃酸分泌　选择性地与H^+-K^+-ATP酶结合，抑制H^+泵的作用，壁细胞分泌H^+减少，从而减少胃酸分泌。对基础胃酸及各种应激性胃酸的分泌有抑制作用，一次给药可抑制胃酸分泌24小时以上。

2. 促进溃疡面愈合　能增加胃黏膜血流量和促进胃黏膜生长，有利于溃疡愈合。

3. 抑制幽门螺杆菌　作用较弱，但与其他抗幽门螺杆菌药合用，可增强疗效，减少复发。

临床用于胃及十二指肠溃疡，能有效缓解消化性溃疡的症状，促进溃疡愈合。同时也可以用于治疗反流性食管炎、上消化道出血、胃泌素瘤（佐林格-埃利森综合征，Zollinger-Ellison syndrome）等。

【不良反应】

1. 消化系统　可见口干、恶心、呕吐、腹胀、便秘等。

2. 神经系统　主要有头痛、头晕、失眠、焦虑等。

3. 肝肾功能损害　肝肾功能不全者慎用。

4. 其他　本品可减慢苯妥英钠、地西泮、华法林等药物的代谢，合用时应减少后者用量。

【不良反应】

1. 通常应在餐前服用，以充分发挥其抑酸作用。

2. 不应与其他抑酸药（如H_2受体阻断药）联合使用，以免产生药物相互作用。

3. 长期使用质子泵抑制药可能导致骨质疏松、骨折等不良反应，须定期监测。

4. 老年人、儿童、孕妇及哺乳期妇女等特殊人群在使用质子泵抑制药时需谨慎，并遵医嘱调整剂量和用药方案。

三、胃黏膜保护药

胃黏膜保护药是一类能够增强胃黏膜屏障、促进胃黏膜修复和缓解胃黏膜损伤的药物。这些药物在治疗胃炎、胃溃疡、十二指肠溃疡等胃部疾病中发挥着重要作用。在使用胃黏膜保护药的同时，还应注意饮食调节，避免辛辣、刺激性食物的摄入，保持饮食规律，有助于胃黏膜的修复和保护。常用胃黏膜保护药，包括硫糖铝、米索前列醇、枸橼酸铋钾等（表5-6）。

表5-6　常用胃黏膜保护药的作用、用途及注意事项

药物	作用与用途	注意事项
硫糖铝	保护胃黏膜，还能促进胃黏膜的修复，治疗胃、十二指肠溃疡及胃炎	不宜与胃酸分泌抑制药、抗酸药、碱性药物合用，须空腹时服用
米索前列醇	增加胃黏液的分泌和前列腺素含量，改善胃黏膜状态，保护胃黏膜。治疗消化性溃疡、应激性溃疡及急性胃黏膜损伤性出血，尤其对非甾体抗炎药引起的消化性溃疡疗效好	腹泻或稀便。因兴奋子宫平滑肌使其收缩，孕妇禁用
枸橼酸铋钾	不仅能在胃黏膜上形成保护层，还具有杀灭幽门螺杆菌的作用，对治疗胃炎、胃溃疡等疾病有良好效果。用于治疗胃及十二指肠溃疡、急慢性胃炎、幽门螺杆菌的根除治疗	不得与牛奶、抗酸药同时服用，服药后口内有氨味，舌苔及大便可被染成黑色。个别患者有恶心、呕吐、腹泻、便秘等消化系统症状

考点 胶体枸橼酸铋钾的不良反应

四、抗幽门螺杆菌药

幽门螺杆菌（*Hp*）是一种革兰氏阴性、微需氧的细菌，主要定植于人体胃幽门部位，是最常见的细菌病原体之一（图5-2）。这种细菌的感染与多种胃肠道疾病密切相关，包括慢性胃炎、消化性溃疡、胃黏膜相关淋巴组织淋巴瘤及胃癌等，也是引起消化性溃疡容易复发的主要原因。因此，在治疗消化性溃疡时，根除幽门螺杆菌、提高治愈率、降低复发率具有重要意义。

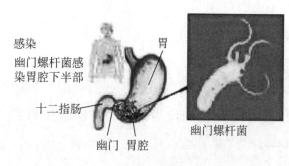

感染
幽门螺杆菌感染胃腔下半部

胃
十二指肠
幽门　胃腔
幽门螺杆菌

胃黏膜
幽门螺杆菌
保护性黏液
受感染细胞

发炎
幽门螺杆菌引起胃黏膜发炎。一般情况下没有任何症状

图5-2　幽门螺杆菌感染示意图

（一）抗幽门螺杆菌药物

抗幽门螺杆菌药物主要包括以下几类。

1. 抗菌药物　通过特异性干扰细菌的生化代谢过程，影响其结构和功能，从而抑制或杀灭幽门螺杆菌。常用的抗生素有克拉霉素、阿莫西林、甲硝唑、替硝唑、喹诺酮类、呋喃唑酮、四环素等。

2. 铋剂　在酸性溶液中呈胶体状，能够

包裹幽门螺杆菌菌体，干扰其代谢，从而发挥杀菌作用。常用药物如枸橼酸铋钾、果胶铋等。

3. 质子泵抑制剂 能够抑制胃酸的分泌，提高胃内的pH，从而创造一个不利于幽门螺杆菌生存和繁殖的环境。同时，它还能增强其他抗生素的杀菌效果。

（二）抗幽门螺杆菌药的联合应用

幽门螺杆菌是一种微需氧菌，具有需氧菌和厌氧菌的双重生物特性，且容易产生耐药性，单一药物往往难以有效根除。因此针对幽门螺杆菌感染的治疗，联合用药是目前临床上治疗幽门螺杆菌感染的主要措施之一。临床常用"四联疗法"，以确保有效根除细菌。四联疗法通常包括以下药物。

1. 一种质子泵抑制剂（PPI） 通过抑制胃壁细胞上的 H^+-K^+-ATP 酶，有效减少胃酸分泌，提高胃内pH，从而增强抗生素对幽门螺杆菌的杀菌效果。常用药物：奥美拉唑、兰索拉唑、雷贝拉唑等。

2. 一种铋剂 在酸性环境中形成保护膜覆盖于溃疡面上，促进溃疡愈合，同时与抗生素协同作用，增强对幽门螺杆菌的杀灭效果。常用药物：胶体果胶铋、枸橼酸铋钾等。

3. 两种抗生素 通过不同的作用机制抑制或杀灭幽门螺杆菌。常用组合：①阿莫西林+克拉霉素；②阿莫西林+甲硝唑；③阿莫西林+左氧氟沙星；④克拉霉素+甲硝唑。

（三）治疗原则

1. 联合治疗 采用质子泵抑制剂、铋剂联合两种抗生素的四联疗法，以提高治疗效果。

2. 足量足疗程 确保药物剂量充足、治疗时间足够，避免细菌产生耐药性。

3. 定期复查 治疗后应定期复查，以确认幽门螺杆菌是否已被根除。

（四）注意事项

1. 在治疗期间，患者应注意饮食卫生，避免交叉感染。

2. 严格按照医嘱服药，不可随意更改药物剂量或停药。

任务3 泻药与止泻药

案例 5-2

患者，男，50岁。近期因工作压力大，饮食不规律，出现持续一周的便秘症状，每日排便困难，腹部胀满不适。前往医院就诊，医生诊断为功能性便秘，并开具了泻药处方。

问题： 1. 医生为何选择泻药作为治疗方案？

2. 使用泻药时，患者应注意哪些事项？

一、泻 药

泻药是一类通过不同机制来促进肠道功能，旨在缓解便秘症状的药物。它们的主要作用包括刺激肠道平滑肌的蠕动活动，以加速粪便在肠道内的移动；软化硬结的粪便，使其更易于通过肠道；润滑肠道内壁，减少粪便与肠道的摩擦力，从而进一步促进顺畅的排便过程。按作用机制的不同分为容积性泻药、接触性泻药和润滑性泻药。

（一）容积性泻药

容积性泻药，又称渗透性泻药，口服后肠道难吸收，通过增加肠容积而促进胃肠道蠕动，产生泻下作用。

硫　酸　镁

【作用与用途】　硫酸镁，也被称为泻盐，其不同给药途径呈现不同的药理作用，临床常用于导泻、利胆、抗惊厥，以及治疗子痫、妊娠高血压等疾病。

1. 导泻　口服难吸收，在肠内形成高渗而阻止水分吸收，增加肠容积，刺激肠壁，增强肠蠕动，产生强大而迅速的导泻作用。临床主要用于急性便秘、外科手术前或结肠镜检查前排空肠内容物、辅助排除肠内毒物及驱虫后虫体的排出。

2. 利胆　口服高浓度硫酸镁（33%）或用导管直接注入十二指肠，刺激肠黏膜，反射性引起胆总管括约肌松弛，胆囊收缩，促进胆汁排出，产生利胆作用。可用于慢性胆囊炎、阻塞性黄疸等。

3. 抗惊厥　注射给药后，血中 Mg^{2+} 浓度升高，可抑制中枢并竞争性拮抗 Ca^{2+} 参与的神经-肌肉接头处乙酰胆碱的释放，松弛骨骼肌，产生抗惊厥作用。临床多用于破伤风和子痫所致的惊厥。

4. 降压　注射给药后，Mg^{2+} 可竞争性拮抗 Ca^{2+}，松弛血管平滑肌，使血压迅速下降。用于治疗高血压危象、高血压脑病及妊娠高血压综合征。

5. 消肿镇痛　50%的硫酸镁溶液外敷患处，通过高渗作用，可消除局部炎性水肿、镇痛。

6. 其他　硫酸镁可明显抑制子宫平滑肌收缩，妊娠期间可防治早产。

【不良反应与注意事项】

1. 导泻时，可刺激肠壁，导致盆腔充血，妊娠期、月经期妇女、急腹症患者禁用；强烈的导泻可致脱水，应告知患者空腹服药、大量饮水，有脱水症状者禁用。

2. 注射过量可致中毒，首先表现为膝反射消失，随着血镁浓度增加可出现全身肌张力减退及呼吸抑制，严重者可导致心搏骤停。因此，用药期间应严密监测患者的膝反射，定时测血压和脉搏。一旦发生中毒，应立即停药并缓慢静脉推注钙剂解救。

硫　酸　钠

硫酸钠作为一种高渗性泻药，在肠道内难以被吸收，能形成高渗透压环境，阻止肠内水分的吸收，从而扩张肠道、刺激肠壁、促进肠道蠕动。其导泻作用与硫酸镁相似，但稍弱，无中枢抑制作用，适用于中枢抑制药中毒的导泻。

硫酸钠与中医智慧的结晶

　　硫酸钠（无水芒硝）作为泻药的重要代表之一，不仅在现代医学中发挥着重要作用，更是中医经典方剂大承气汤的关键成分。大承气汤源自中医经典著作《伤寒论》，由大黄、芒硝（即无水芒硝）、枳实、厚朴四味药组成，具有峻下热结的功效。该方剂针对阳明腑实证患者，通过泻下热结、荡涤肠胃的方式，达到治疗疾病的目的。大承气汤的配伍精妙，承载着中医"急下存阴"的治疗理念，体现了中医对疾病治疗的深刻理解和独特智慧，以及"整体观念"和"辨证论治"的中医思想。

（二）接触性泻药

接触性泻药又称刺激性泻药，主要通过刺激结肠推进性蠕动产生泻下作用。

比 沙 可 啶

比沙可啶口服后在肠道被细菌酶迅速转化为去乙酰基代谢物，刺激结肠黏膜，增强肠蠕动而发挥导泻作用。主要用于便秘，也可用于腹部X线、内镜检查及腹腔术前需排空肠内容物者。多次应用可致腹痛，孕妇禁用。

（三）润滑性泻药

润滑性泻药可通过局部润滑、软化粪便而发挥作用。

液 体 石 蜡

液体石蜡为一种矿物油，口服不被吸收，有润滑肠壁、软化粪便的作用，利于粪便排出。适用于儿童及年老体弱者便秘，也可用于腹部及肛门术后、痔、疝、高血压等患者的便秘。久用可妨碍脂溶性维生素及钙、磷的吸收。

开 塞 露

开塞露是由甘油、山梨醇或硫酸镁组成的高渗溶液，密封于特制塑料容器内，使用时将药液经肛门直接挤入直肠，导泻迅速、方便、安全。适用于轻度便秘，尤其适用于儿童和老年人。

二、止 泻 药

腹泻是多种疾病的症状，治疗时应采取对因治疗。一般随着病因的消除，腹泻症状也会好转。但剧烈而持久的腹泻可导致焦虑，疼痛，水、电解质紊乱，甚至脱水直至死亡。所以，一般在对因治疗的同时，适当使用止泻药缓解症状，对严重脱水者及时补液。常用止泻药的作用、用途及不良反应与注意事项见表5-7。

表 5-7　常用止泻药作用与用途及不良反应与注意事项

药物	作用与用途	不良反应与注意事项
地芬诺酯	肠蠕动抑制药，哌替啶衍生物，止泻作用类似于吗啡，无镇痛作用。用于急、慢性功能性腹泻	长期、大量应用有成瘾性，偶有恶心、呕吐、嗜睡等不良反应

续表

药物	作用与用途	不良反应与注意事项
洛哌丁胺	肠蠕动抑制药,作用与地芬诺酯相似,止泻作用强、快、持久。适用于急、慢性腹泻	大剂量对中枢有抑制作用,儿童更敏感,故幼儿禁用。孕妇、哺乳期慎用。过量时可用纳洛酮对抗
鞣酸蛋白	口服后在肠道分解释放鞣酸,使肠黏膜表面蛋白凝固、沉淀,从而减少刺激及炎性渗出,发挥收敛、止泻作用。用于各种腹泻	细菌性痢疾等感染性腹泻不能应用本品,过量服用可引起便秘
次碳酸铋(碱式碳酸铋)	口服后对肠黏膜具有收敛和保护作用,发挥止泻作用。用于各种腹泻治疗	服用本品期间不得服用其他铋制剂,大剂量长期服用可引起便秘
药用炭	口服后能吸附肠内大量气体、毒物及细菌毒素等,可减少刺激性肠蠕动及毒物吸收。用于腹泻、胃肠胀气及食物中毒	吸附并减弱其他药物作用,影响消化酶。长期服用可出现便秘
蒙脱石散	口服后可均匀地覆盖于整个肠腔表面,并能吸附、固定多种病原体,而后随肠蠕动排出体外。适用于急慢性腹泻,对小儿急性腹泻效果好。与诺氟沙星合用可提高对细菌感染的疗效	少数人可产生轻度便秘,急性腹泻服用本品时,首次剂量加倍。本品可能影响其他药物的吸收,必须合用时应间隔1小时以上

自 测 题

A1/A2 型题

1. 阻断 H_2 受体的抗消化性溃疡药是(　　)

　A. 甲硝唑　　　　　B. 西咪替丁

　C. 奥美拉唑　　　　D. 枸橼酸铋钾

　E. 氧化镁

2. 奥美拉唑减少胃酸分泌的作用机制是(　　)

　A. 抑制胃壁质子泵

　B. 阻断组胺受体

　C. 阻断促胃液素受体

　D. 阻断 M_1 受体

　E. 阻断 DA 受体

3. 关于氢氧化铝的叙述正确的是(　　)

　A. 口服易吸收

　B. 中和胃酸作用快而持久

　C. 致轻泻

　D. 对溃疡面有保护作用

　E. 可治疗酸中毒

4. 关于枸橼酸铋钾的说法错误的是(　　)

　A. 附着于溃疡表面形成保护膜,有利于溃疡面

的修复

　B. 具有杀灭幽门螺杆菌的作用

　C. 宜与抗酸药配伍使用

　D. 宜于餐前使用

　E. 服药期间大便黑染是正常现象

5. 关于硫酸镁的说法错误的是(　　)

　A. 口服导泻利胆

　B. 可用于治疗妊娠高血压

　C. 可用于苯巴比妥钠药物中毒的导泻

　D. 导泻作用强,不宜用于体弱者

　E. 孕妇及月经期妇女禁用本药导泻

6. 下列哪个药有镇吐作用(　　)

　A. 乳酶生　　　　　B. 枸橼酸铋钾

　C. 奥美拉唑　　　　D. 米索前列醇

　E. 甲氧氯普胺

7. 主要用于治疗肿瘤放疗、化疗患者呕吐的药物是(　　)

　A. 奥美拉唑　　　　B. 昂丹司琼

　C. 西咪替丁　　　　D. 苯海拉明

E. 米索前列醇

8. 下列哪个药有止泻作用（　　）

A. 硫酸镁 　　　　B. 硫酸钠

C. 比沙可啶 　　　D. 地芬诺酯

E. 液体石蜡

9. 下列哪组配伍用药是正确的（　　）

A. 胃蛋白酶 + 氢氧化铝

B. 乳酶生 + 四环素

C. 氢氧化铝 + 三硅酸镁

D. 氢氧化铝 + 硫糖铝

E. 碳酸氢钠 + 枸橼酸铋钾

10. 不宜与抗菌药同服的是（　　）

A. 乳酶生 　　　　B. 枸橼酸铋钾

C. 硫糖铝 　　　　D. 胃蛋白酶

E. 胰酶

11. 中枢抑制药过量中毒应选用的导泻药物是
（　　）

A. 硫酸镁 　　　　B. 硫酸钠

C. 氢氧化铝 　　　D. 液体石蜡

E. 蒙脱石散

12. 注射硫酸镁过量中毒应选用下列何药解救
（　　）

A. 肾上腺素 　　　B. 纳洛酮

C. 葡萄糖酸钙 　　D. 碳酸氢钠

E. 奥美拉唑

（闫建坤）

项目六

泌尿、生殖系统药物

任务1 利尿药

案例6-1

患者，女，56岁。既往有风湿性心脏病二尖瓣狭窄、心力衰竭病史5年。1小时前因突发极度呼吸困难，咳嗽，并咳粉红色泡沫痰急诊入院，临床初步诊断为急性左心衰竭。给予强心、利尿、扩血管治疗。

问题：1. 治疗急性左心衰竭常用的利尿药有哪些？

2. 排钾利尿药的不良反应有哪些？

利尿药是一类作用于肾脏，增加水和电解质的排出，使尿量增多的药物，也称利尿剂。临床主要用于治疗各种原因引起的水肿。也可用于急、慢性肾衰竭、原发性高血压、心力衰竭、尿崩症等疾病的治疗。

一、利尿药的作用与分类

尿液的生成通过肾小球的滤过、肾小管和集合管的重吸收与分泌而实现。正常成人每天原尿量可达180L，而每天排出的终尿仅为1～2L，约有99%的水分被肾小管和集合管重吸收。利尿药通过作用于肾单位的不同部位（图6-1）而发挥利尿作用。

根据其作用部位及效能可将利尿药分为三大类。①高效能利尿药，常用药物有呋塞米（呋喃苯胺酸、速尿）、托拉塞米、依他尼酸、布美他尼等；②中效能利尿药，常用药物有氢氯噻嗪（双氢克尿噻）、氯噻酮等；③低效能利尿药，常用药物有螺内酯（安体舒通）、氨苯蝶啶、阿米洛利等。

二、常用利尿药

（一）高效能利尿药

呋塞米

【作用】

1. 利尿作用 主要作用于髓袢升支粗段的髓质部与皮质部，与Na^+-K^+-$2Cl^-$共同转运系统结合并抑制其功能，减少Na^+重吸收，降低肾脏对尿液的稀释与浓缩功能而发挥强大的利尿作用。同时使Na^+、K^+、Cl^-、Ca^{2+}、Mg^{2+}的排出增加。因其可促进K^+的排泄，故被称为排钾利尿药。

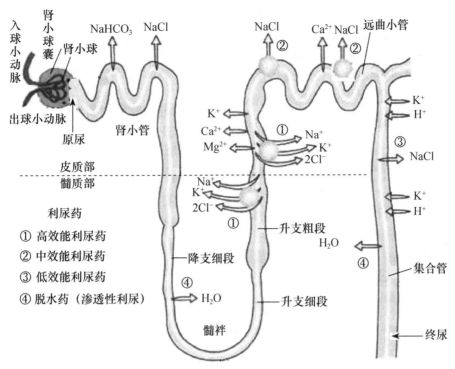

图 6-1 肾小管各段功能和利尿药作用部位示意图

2. 扩血管作用 静脉注射能扩张肾血管，增加肾血流量，改善肾皮质内血流供应，对受损的肾组织起保护作用。还可以扩张肺部容量血管，减少回心血量，使左心室的负荷减轻。

【用途】

1. 各类严重水肿 用于其他利尿药无效的心、肝、肾性水肿及肺水肿和脑水肿。静脉注射呋塞米是治疗急性肺水肿的首选药。

2. 急、慢性肾衰竭 急性肾衰竭时，呋塞米的强大利尿作用可冲洗肾小管，防止肾小管的萎缩和坏死，并且还能扩张肾血管，增加肾血流量，提高肾小球滤过率，使尿量增加。大剂量呋塞米也可用于治疗其他药物无效的慢性肾衰竭，使尿量增加。

3. 排出毒物 配合静脉输液，增加尿量可加速毒物随尿排出。主要用于经肾排泄的巴比妥类、水杨酸类、溴化物、碘化物等药物中毒的解救。

4. 其他 可用于高血压危象、心力衰竭、高钾血症、高钙血症等。

【不良反应】

1. 水及电解质紊乱 表现为低血容量、低血钾、低血钠及低氯性碱中毒等，其中以低血钾最常见。应注意及时补充钾盐或与保钾利尿药合用。长期应用可发生低血镁。例如，低血钾伴有低血镁时，因 Mg^{2+} 有稳定细胞内 K^+ 的作用，纠正低血钾的同时应同时纠正低血镁。

2. 耳毒性 大剂量快速静脉注射，可引起眩晕、耳鸣、听力减退或暂时性耳聋等，肾功能不全者更易发生。

3. 胃肠道反应 常见的有恶心、呕吐、腹痛、腹泻等，大剂量可引起胃肠道出血，久服可诱发溃疡，宜餐后服用。

4. 其他　抑制尿酸排泄，可导致高尿酸血症而诱发痛风。故痛风患者禁用。久用尚可引起高血糖、高血脂等。糖尿病、高脂血症、冠心病患者及早孕妇女慎用。

考点　呋塞米的用途及不良反应

（二）中效能利尿药

中效能利尿药是一类具有中等强度利尿作用的药物。它们主要作用于肾小管髓袢升支皮质部和远曲小管的近端，通过影响Na^+-Cl^-同向转运系统，减少Na^+和Cl^-的重吸收，从而增加尿量。中效能利尿药主要包括噻嗪类利尿药和氯噻酮等，其中以氢氯噻嗪最常用。

氢 氯 噻 嗪

【作用】

1. 利尿作用　通过抑制肾小管髓袢升支粗段皮质部Na^+和Cl^-的重吸收，增加尿液中Na^+和Cl^-的排出，从而产生利尿作用。

2. 降压作用　部分中效能利尿药还具有降压作用，这可能与它们减少血容量、降低外周阻力有关。

3. 抗利尿作用　具有抗利尿作用，能明显减少尿崩症患者的口渴症状及尿量。这可能与它们抑制磷酸二酯酶，使远曲小管和集合管内cAMP含量增加有关。

【用途】

1. 水肿　是治疗各种原因所致水肿的常用药物，尤其适用于轻、中度心脏性水肿。

2. 高血压　作为基础降压药，常与其他药物合用，以减少不良反应并提高疗效。

3. 尿崩症　对于肾性尿崩症和加压素无效的中枢性尿崩症，中效能利尿药也具有一定的治疗效果。

【不良反应】

1. 水、电解质紊乱　可能导致低血钾、低血钠、低血镁等电解质紊乱，以低钾血症最常见。须定期监测并适当补钾或与保钾利尿药合用。

2. 影响代谢　可引起高尿酸血症、高血糖、高脂血症。故痛风、高血糖、高脂血症等患者慎用。

3. 其他　与磺胺类药物有交叉过敏反应。可见皮疹、光敏性皮炎等过敏反应。长期应用也可导致高钙血症。

（三）低效能利尿药

螺 内 酯

螺内酯化学结构与醛固酮相似，为醛固酮拮抗药。本药作用于远曲小管远端和集合管竞争醛固酮受体，拮抗醛固酮而发挥保钾排钠利尿作用。利尿作用弱、缓慢而持久。临床用于治疗伴有醛固酮水平增高的顽固性水肿，如肝硬化腹水、肾病综合征等水肿患者疗效较好。常与噻嗪类排钾利尿药合用，以提高疗效并避免或减少血钾紊乱。

长期应用可导致高钾血症，尤其在肾功能不全时易发生，故肾功能不全及血钾偏高者禁用。久用还可引起性激素样反应，表现为女性多毛、月经紊乱，男性乳房发育、性功能障碍等，停药后可消失。

氨苯蝶啶

氨苯蝶啶能选择性阻断远曲小管和集合管的 Na^+-K^+ 交换，发挥排钠利尿和保钾作用。对醛固酮没有拮抗作用。常与中效能或高效能利尿药合用，治疗各类顽固性水肿或腹水。

长期大量应用可导致高钾血症，故严重肝、肾功能不全或有高钾血症倾向者禁用。偶见头晕、嗜睡、皮疹及轻度胃肠道反应等。肝硬化患者服用本药可引起巨幼细胞贫血。

乙酰唑胺

乙酰唑胺为碳酸酐酶抑制药，利尿作用弱。还可减少房水的产生，使眼内压降低。主要用于治疗青光眼和急性高山病。常见的不良反应有四肢及面部麻木感、嗜睡，长期应用可引起代谢性酸中毒、尿结石。

任务 2　脱　水　药

案例 6-2

患者，女，48岁。高血压病史16年。起床时突感头晕，随即昏迷，被立刻送至医院。查体：血压 220/125mmHg，昏迷，左侧肢体偏瘫。确诊为脑出血。入院第2天发生颅内压增高、脑水肿。

问题：1. 治疗脑水肿，首选药是什么？

2. 遵医嘱给予患者静脉滴注 20% 甘露醇溶液 250ml 时，如何调整滴速？

脱水药通过静脉注射能迅速提高血浆渗透压，促使组织内水分转移至血浆，实现组织脱水。同时，这些药物还能增加肾小管腔内渗透压，发挥渗透性利尿效果（图6-2）。它们主要用于治疗脑水肿，有效降低颅内压。脱水药特点：①静脉注射后难以穿透毛细血管壁进入组织；②在体内几乎不被或仅少量被代谢；③通过肾小球滤过，但不易被肾小管重吸收。

临床常用药物有 20% 甘露醇溶液、25% 山梨醇溶液、50% 葡萄糖溶液等。

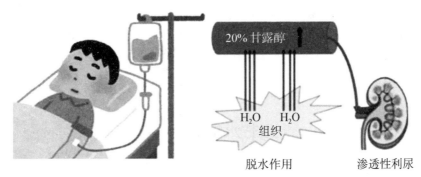

图 6-2　甘露醇脱水和利尿作用示意图

甘　露　醇

甘露醇口服不吸收，临床主要用20%的高渗性溶液静脉注射或静脉滴注。

【作用与用途】

1. 脱水作用　静脉注射后能迅速提高血浆渗透压，导致组织内、脑脊液或房水中过多的水分向血浆转移，产生组织脱水作用，从而迅速降低颅内压、眼内压。临床用于治疗各种原因引起的脑水肿，常作为首选药。也可用于青光眼治疗及术前准备。

2. 利尿作用　静脉给药后，因增加血容量使肾小球滤过率增加，经肾小球滤过而不被肾小管重吸收，使肾小管液中的渗透压增高，从而减少肾小管和集合管对水的重吸收，产生渗透性利尿作用。临床用于预防急性肾衰竭。

【不良反应】　静脉给药速度过快，可引起一过性头痛、眩晕、畏寒、视物模糊、心悸等。静脉注射药液外漏，可致组织水肿，甚至皮肤坏死。250ml液体应在20～30分钟内滴注完。本品在低温时易析出结晶，可用热水加温，待结晶溶解后才能使用。充血性心力衰竭、急性肺水肿、尿闭或活动性颅内出血等情况禁用。

考点　甘露醇的用途

山　梨　醇

临床常用25%的山梨醇溶液。山梨醇的作用、临床应用与甘露醇相似。由于进入机体内，部分山梨醇被转化为果糖而失去渗透性脱水作用，故在相同浓度和剂量时，其作用和疗效略逊于甘露醇。

葡　萄　糖

临床常用50%的葡萄糖高渗溶液，静脉注射后产生脱水和渗透性利尿作用，用于治疗脑水肿和急性肺水肿。因葡萄糖可从血液进入组织中，且易被代谢，因此作用弱且持续时间短。单独用于脑水肿时，由于葡萄糖可进入脑组织内，同时带入水分，可引起颅内压回升，造成反跳现象。故一般应与甘露醇交替使用，以巩固疗效。

任务3　调节水电解质与酸碱平衡药

案例 6-3

患者，男，52岁。因四肢无力、麻木1天有余，自行入院。入院时神志清晰，精神尚可。生命体征包括血压、脉搏、呼吸、瞳孔等均正常。急抽血化验结果显示血钾浓度为2.5mmol/L。既往史：患者无高血压、糖尿病等慢性病史，诊断为低血钾。

问题：1. 应选何药进行治疗？

　　　2. 用药时有哪些注意事项？

一、调节水电解质平衡药

水和电解质广泛分布在细胞内外，参与体内许多重要的功能和代谢活动，对正常生命活动的维持起着非常重要的作用。严重的疾病如休克、创伤、中毒等常影响上述平衡，适当补充调节水电解质平衡药可予以预防和纠正。临床常用的调节水电解质平衡药有氯化钠、氯化钾、口服补液盐、氯化钙、枸橼酸钾和门冬氨酸钾镁等。

氯 化 钠

【作用】　钠离子和氯离子是维持细胞外液渗透压的主要离子，主要存在于细胞外液，正常血清钠浓度为135～145mmol/L，在细胞外液的阳离子总量中，钠离子占90%以上，在阴离子总量中，氯离子占70%左右，所以氯化钠在维持渗透压方面起着非常重要的作用。

【用途】

1.低钠血症　如大面积烧伤、严重腹泻、大量出汗和利尿过度等引起的低钠综合征。

2.脱水　严重脱水或出血引起的血容量骤减导致的休克，输入适量的生理盐水可扩容，纠正脱水和减缓休克症状。

3.其他　冲洗眼、鼻、腹腔等手术伤口，急性中毒原因未明的洗胃，注射用药的溶剂或稀释剂均可使用0.9%氯化钠溶液（生理盐水）。局部伤口湿敷，减轻伤口水肿可使用3%～5%的氯化钠溶液。防治中暑可使用0.1%～0.5%的氯化钠溶液。

【不良反应与用药护理】

1.高钠血症　大量输入氯化钠可导致高钠血症，引起皮肤发红、水肿、血压升高、心动过速等症状。

2.高氯性酸中毒　氯化钠不宜单独使用，否则可致高氯性酸中毒，或对已有酸中毒倾向的患者大量输入氯化钠可引起高氯性酸中毒。临床应用中宜采用复方氯化钠溶液或加用适量纠酸药。

3.脑水肿患者禁用，高血压及心、脑、肾、肝功能不全者慎用。

4.静脉滴注时，根据患者病情，严格控制输液总量及输液速度。

氯 化 钾

【作用】　钾离子是细胞内的主要阳离子，其中2%存在于细胞外液，其余全部存在于细胞内，人体血清钾浓度为3.5～5mmol/L。钾在细胞代谢、细胞内渗透压维持、细胞内外酸碱平衡保持、神经冲动的传递、肌肉收缩、心肌兴奋性、自律性和传导性及正常脏器功能的维持等方面都起重要作用。

【用途】

1.低钾血症　临床用于各种原因引起的低钾血症。

2.心律失常　用于强心苷类药物中毒所致的快速型心律失常。

【不良反应与用药护理】

1.局部刺激

（1）口服对胃肠道刺激较大，可引起恶心、呕吐、腹痛、腹泻，甚至消化性溃疡及出血。故应稀释后口服或饭后口服，以减轻胃肠道刺激。

（2）静脉滴注浓度较高、速度较快或滴注的静脉较细小时，局部刺激血管内膜可引起疼痛。若漏于皮下可导致局部组织坏死。静脉滴注时，浓度不宜超过0.4%，滴速宜慢（每小时不超过1g）。禁止直接静脉注射。

2. 过量可出现疲乏、肌张力降低、反射消失、周围循环衰弱、心律失常。可用10%葡萄糖酸钙20ml静脉注射缓解高钾血症引起的心律失常。

3. 禁用于肾衰竭、房室传导阻滞、高钾血症。

考点 氯化钾的用途及不良反应

链接

补钾"五不宜"

1. 时机不宜过早：见尿补钾。

2. 浓度不宜过高：浓度 < 0.4%。

3. 速度不宜过快：滴速不超 1.5g/h。

4. 剂量不宜过多：每日不超 6g，小儿剂量按 0.1 ～ 0.2g/kg 体重计算。

5. 疗程不宜过短：宜 5 ～ 7 天（细胞内钾恢复较慢）。

口服补液盐

【作用】 口服补液盐含有氯化钠、氯化钾、碳酸氢钠（或枸橼酸钠）和葡萄糖。除具有补充水、钠和钾的作用外，尚对急性腹泻有治疗作用。本品含有葡萄糖，肠黏膜吸收葡萄糖的同时还可吸收一定量的钠离子，从而使肠黏膜对肠液的吸收增加。口服补液盐分为口服补液盐Ⅰ、口服补液盐Ⅱ和口服补液盐Ⅲ，它们的成分及配方如表6-1所示。

表6-1　三种口服补液盐的成分及配方

药物名称	成分及配方
口服补液盐Ⅰ	氯化钠 3.5g、氯化钾 1.5g、碳酸氢钠 2.5g、葡萄糖 20g
口服补液盐Ⅱ	氯化钠 1.75g、氯化钾 0.75g、枸橼酸钠 1.45g、无水葡萄糖 10g
口服补液盐Ⅲ	氯化钠 2.6g、氯化钾 1.5g、枸橼酸钠 2.9g、无水葡萄糖 13.5g

【用途】 用于防治腹泻、呕吐、经皮肤和呼吸道等液体丢失引起的轻、中度失水。也常用于静脉补液后的维持治疗。

【不良反应与用药护理】

1. 常见恶心、呕吐、咽部不适、胸痛等，以及高钠血症和水潴留。

2. 腹泻停止后，应立即停服，以防出现高钠血症。

3. 对小儿或有恶心呕吐而口服困难的患者，可采用直肠输注法，输注宜缓慢，一般于4～6小时内补完累积损失量。

4. 患者有以下情况禁用：少尿或无尿；严重失水、有休克征象；肠梗阻、肠麻痹及肠穿孔；严重心肾功能不全。

二、调节酸碱平衡药

正常人血浆pH为7.35～7.45。血浆pH的相对恒定有赖于血液内的缓冲物质，以及肺和肾的正常功能。当机体内体液酸碱平衡紊乱时可用调节酸碱平衡药加以纠正。

碳 酸 氢 钠

【作用】 碳酸氢钠属于弱碱性药物，口服或静脉滴注，均可给机体直接提供HCO_3^-，通过与H^+结合成H_2CO_3，再分解成CO_2和H_2O，使血液的pH升高，纠正酸中毒。

【用途】

1. 治疗代谢性酸中毒 为临床首选药，常用5%碳酸氢钠静脉注射或静脉滴注。

2. 碱化血液、尿液 用药后可提高血液和尿液的pH，从而发挥以下效用。①促进弱酸性药物从尿中排泄；②增强氨基糖苷类抗生素的抗菌活性；③减轻磺胺类药物对肾脏的损伤；④发生溶血反应后促进血红蛋白结晶溶解，防止肾小管阻塞。

3. 中和胃酸 口服可治疗胃酸过多引起的症状。

4. 治疗高钾血症 碳酸氢钠升高血液的pH，促使血清K^+进入细胞内，从而使血钾降低。

5. 其他 2%～4%的碳酸氢钠溶液可用于鹅口疮患者清洗口腔、念珠菌性阴道炎患者灌洗阴道及敌敌畏中毒时洗胃。忌用于敌百虫中毒的洗胃。

【不良反应与用药护理】

1. 刺激性 对局部组织有刺激性，静脉滴注时切勿漏出血管外。

2. 心血管系统 输入过快或过量可引起心律失常。

3. 消化系统 口服后在胃内产生大量二氧化碳，可引发恶心、呕吐、胃肠胀气等。

4. 泌尿生殖系统 长期应用可导致尿频、尿急等。

5. 肌肉痉挛性疼痛或引起低钾血症而致疲乏无力 大剂量静脉注射时可出现。

考点 碳酸氢钠的用途及不良反应

乳 酸 钠

乳酸钠进入机体后，经肝脏氧化代谢生成碳酸氢钠。临床用于治疗代谢性酸中毒，因其作用不及碳酸氢钠迅速和稳定，现已较少应用。但在高钾血症或某些药物过量（如普鲁卡因胺、奎尼丁等）引起的心律失常伴酸血症者，仍以乳酸钠治疗为宜。过量可导致代谢性碱中毒。对于伴有休克、缺氧、肝及心功能不全者不宜使用。

任务4　子宫平滑肌兴奋药与抑制药

案例 6-4

　　患者，女，30岁。足月待产，经检查可以正常分娩。上午10时出现规律性宫缩。晚8点查体，宫口开大至3cm时，宫缩减弱，持续时间缩短，宫颈不再继续扩张，遵医嘱给予缩宫素治疗。

问题：1. 为何选用缩宫素治疗？

　　　2. 使用过程中为什么要注意滴速？

一、子宫平滑肌兴奋药

　　子宫平滑肌兴奋药是一类能够选择性地兴奋子宫平滑肌，引起子宫收缩的药物。这类药物的作用机制主要是直接作用于子宫平滑肌，通过增强子宫肌肉的收缩力来达到治疗效果。子宫平滑肌兴奋药在临床上有广泛的应用，如催产、引产、产后出血或子宫复原等。临床上常用的子宫平滑肌兴奋药包括缩宫素、麦角新碱、前列腺素等。

缩 宫 素

　　缩宫素（催产素）是垂体后叶素的主要成分之一，可从动物的神经垂体提取分离而得，也可人工合成，临床使用的主要是人工合成品。缩宫素易被酸、碱和消化酶破坏，口服无效，必须注射给药，也可经口腔黏膜及鼻黏膜给药。

【作用】

　　1. 兴奋子宫平滑肌　缩宫素能直接兴奋子宫平滑肌，使子宫平滑肌收缩力加强，频率加快，其作用强度和性质受以下因素影响。

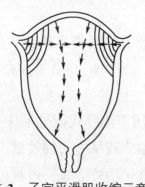

图6-3　子宫平滑肌收缩示意图

　　（1）剂量　小剂量缩宫素（2～5U）使子宫产生节律性收缩，其收缩性质与正常分娩相似，使子宫体和子宫底平滑肌产生节律性收缩，子宫颈平滑肌松弛，有利于胎儿娩出。大剂量缩宫素（6～10U）使子宫产生强直性收缩（图6-3）。

　　（2）子宫部位　缩宫素对子宫各部位的兴奋作用有选择性，对子宫底、子宫体作用强，而对子宫颈作用弱，有利于分娩。

　　（3）女性激素水平　雌激素可提高子宫对缩宫素的敏

感性，而孕激素可降低子宫对缩宫素的敏感性。妊娠早期，体内孕激素水平较高，子宫对缩宫素敏感性低，有利于胎儿的生长发育；妊娠后期，体内雌激素水平升高，子宫对缩宫素敏感性增强；临产时敏感性最高，有利于胎儿娩出；分娩后敏感性逐渐降低。

2. 其他　缩宫素使乳腺腺泡周围的肌上皮细胞收缩，促进乳汁分泌。大剂量缩宫素能松弛血管平滑肌，使血压下降，还有轻度抗利尿作用。

【用途】

1. 催产和引产　小剂量缩宫素可用于胎位正常、无产道障碍而宫缩乏力的产妇，可加强子宫节律性收缩，促进分娩。也可用于过期妊娠或因死胎、严重心脏病、肺结核等严重疾病需终止妊娠者的引产。

2. 产后止血　在胎儿娩出24小时内，阴道流血量超过500ml者，称产后出血。此时应立即皮下注射或肌内注射较大剂量缩宫素，使子宫平滑肌强直性收缩以压迫子宫肌层血管而止血。缩宫素作用时间短暂，可加用麦角新碱来维持子宫收缩状态。

3. 促进排乳　在哺乳前2～3分钟，缩宫素鼻腔喷雾吸入或滴鼻，经黏膜吸收后可促进乳汁排出。

【不良反应与用药护理】

1. 胎儿窒息或子宫破裂　缩宫素剂量过大或静脉滴注速度过快可引起子宫强直性收缩，导致胎儿窒息或子宫破裂。因此，用于催产时应把握的用药原则是：小剂量、低浓度、循序增加、专有管理。

（1）严格掌握剂量和滴速　静脉滴注时，一次2.5～5U，用0.9%氯化钠注射液或5%葡萄糖注射液500ml稀释后，先以8～10滴/分的速度滴入，以后根据宫缩和胎心情况调整滴速，最快不超过40滴/分。

（2）严格掌握禁忌证　凡产道异常、胎位不正、头盆不称、前置胎盘及三次妊娠以上的经产妇或剖宫产史者禁用。

2. 其他　偶见恶心、呕吐、心律失常、过敏反应等。

考点　缩宫素的主要用途和注意事项

林巧稚，万婴之母的生命赞歌与不朽贡献

林巧稚，被誉为"万婴之母"和"生命天使"，是中国杰出的医学家和教育家，中国科学院首位女院士。她终身未嫁，却在产房坚守50载，亲手迎接5万余个新生命。她深耕妇产科学，不仅进行科研创新，还致力于科普与保健工作，撰写《家庭卫生顾问》等读物。她创新疗法治疗新生儿溶血症，并开拓多个妇产科学亚专业。为了使其贡献被世人铭记，中国医师协会妇产科医师分会（COGA）设立"妇产科好医生-林巧稚杯"以纪念中国妇产科奠基人林巧稚教授。厦门鼓浪屿的"毓园"纪念馆，是全国妇女爱国主义教育基地，也是为纪念这位伟大的女性而建立的。冰心赞她如火焰般炽热，如磁石般吸引人心，一生奉献给人民，极其充实而伟大。

麦角新碱

【作用与用途】 麦角新碱选择性兴奋子宫平滑肌，使子宫收缩，其作用强度与药物剂量和子宫功能状态有关，其特点如下。

（1）作用迅速、强大、持久，对子宫体和子宫颈的兴奋作用无明显区别，剂量稍大就可引起子宫强直性收缩，故禁用于催产和引产。

（2）对妊娠子宫比未孕子宫敏感，临产时及新产后最敏感。主要用于治疗产后出血或月经过多、刮宫术后等引起的子宫出血，也可用于产后子宫复原等。

【不良反应与用药护理】 注射给药可致恶心、呕吐、面色苍白、出冷汗、血压升高等，用药期间应注意观察患者胃肠道、血压、精神及四肢皮肤情况。高血压、冠心病、妊娠毒血症患者禁用；胎儿及胎盘未娩出前禁用。本品能经乳汁排出，使婴儿出现麦角样毒性反应，还能抑制泌乳，故哺乳期妇女不宜使用。

前列腺素

前列腺素是一类广泛分布于体内的自身活性物质，有多种生理活性，作用广泛。作为子宫兴奋药应用的有前列腺素E_2（地诺前列酮，PGE_2）、前列腺素$F_{2\alpha}$（地诺前列素，$PGF_{2\alpha}$）等。

【作用与用途】

1. 兴奋子宫平滑肌　对妊娠各期子宫均有明显的兴奋作用。对临产前的子宫更为敏感，引起子宫收缩的特性与生理性的阵痛相似，在增强子宫体平滑肌收缩时，使子宫颈松弛，用于足月或过期妊娠的引产；对妊娠初期和中期子宫作用较缩宫素强，其收缩频率和幅度可引起流产，用于终止早期或中期妊娠。

2. 抗早孕

（1）PGE_2能使黄体萎缩溶解，血中孕激素水平急剧下降，子宫内膜脱落形成月经，具有催经止孕作用。

（2）PGE_2使子宫平滑肌强烈收缩，妨碍受精卵着床而抗早孕。

【不良反应】 可见恶心、呕吐、腹痛、腹泻等胃肠道反应。静脉滴注剂量过大可引起子宫强直性收缩，应严密观察宫缩情况，防止子宫破裂。青光眼、哮喘患者禁用。

二、子宫平滑肌抑制药

子宫平滑肌抑制药是一类能抑制子宫平滑肌收缩，减少子宫活动，延长妊娠而防治早产的药物，又称抗分娩药。常用的药物有利托君、硫酸镁、钙通道阻滞药等。

利托君

利托君可激动子宫平滑肌中的β_2受体，抑制子宫收缩，减少子宫的活动而延长妊娠期，推迟分娩，有利于胎儿发育成熟。主要用于防治20～37周内的早产。一般先采用静脉滴注，取得疗效后再改为口服给药维持。

常见不良反应有心悸、胸痛、胸闷、心律失常等，还可降低血钾和升高血糖。妊娠不足20周及分娩时、严重心血管疾病及糖尿病患者禁用。

硫 酸 镁

硫酸镁注射给药可抑制子宫平滑肌收缩，还有抗惊厥、降压作用，临床用于预防早产，还可用于治疗妊娠高血压综合征和子痫。

自 测 题

A1/A2 型题

1. 急性肺水肿宜选用（　　）

A. 乙酰唑胺　　　　B. 呋塞米

C. 螺内酯　　　　　D. 氢氯噻嗪

E. 甘露醇

2. 呋塞米没有下列哪项不良反应（　　）

A. 高血钾　　　　　B. 高尿酸血症

C. 水与电解质紊乱　D. 胃肠道反应

E. 耳毒性

3. 通过拮抗醛固酮而产生利尿作用的是（　　）

A. 氢氯噻嗪　　　　B. 甘露醇

C. 氨苯蝶啶　　　　D. 螺内酯

E. 布美他尼

4. 治疗脑水肿的首选药是（　　）

A. 乙酰唑胺　　　　B. 氢氯噻嗪

C. 甘露醇　　　　　D. 呋塞米

E. 螺内酯

5. 下列哪种利尿药不宜与链霉素合用（　　）

A. 氨苯蝶啶　　　　B. 乙酰唑胺

C. 螺内酯　　　　　D. 呋塞米

E. 氢氯噻嗪

6. 长期应用可升高血钾的利尿药是（　　）

A. 呋塞米　　　　　B. 甘露醇

C. 氢氯噻嗪　　　　D. 布美他尼

E. 螺内酯

7. 既有利尿作用，又有抗利尿作用的药物是（　　）

A. 氢氯噻嗪　　　　B. 螺内酯

C. 布美他尼　　　　D. 呋塞米

E. 甘露醇

8. 治疗尿崩症可选用（　　）

A. 呋塞米　　　　　B. 氨苯蝶啶

C. 乙酰唑胺　　　　D. 氢氯噻嗪

E. 螺内酯

9. 通过拮抗醛固酮而产生利尿作用的是（　　）

A. 氨苯蝶啶　　　　B. 呋塞米

C. 布美他尼　　　　D. 氢氯噻嗪

E. 螺内酯

10. 患者，男，58 岁。因患心力衰竭，服用地高辛后出现心率加快的症状，宜选用（　　）

A. 葡萄糖注射液

B. 氯化钾注射液

C. 氯化钠注射液

D. 葡萄糖氯化钠注射液

E. 碳酸氢钠注射液

11. 纠正代谢性酸中毒常选用的药物是（　　）

A. 氯化钙注射液　　B. 氯化钾注射液

C. 氯化钠注射液　　D. 乳酸钠注射液

E. 碳酸氢钠注射液

12. 1%～4% 碳酸氢钠溶液用于口腔护理的机制是（　　）

A. 放出新生态氧　　B. 防腐防臭作用

C. 广谱抗菌作用　　D. 减轻溃疡疼痛

E. 改变微生物生长的 pH 环境

13. 为念珠菌性阴道炎患者做阴道灌洗，宜选用的药液是（　　）

A. 1∶5000 高锰酸钾

B. 2%～4% 碳酸氢钠

C. 0.5% 乙酸

D. 生理盐水

E. 1% 乳酸

14. 对宫口已开全、无产道障碍且宫缩乏力的产妇应选用（　　）

A. 小剂量麦角新碱静脉滴注

B. 大剂量麦角新碱静脉滴注

C. 小剂量缩宫素静脉滴注

D. 大剂量缩宫素静脉滴注

E. 大剂量前列腺素静脉滴注

15. 能降低子宫平滑肌对缩宫素的敏感性的药物是（　　）

A. 雄激素　　　　　B. 雌激素

C. 维生素　　　　　D. 孕激素

E. 糖皮质激素

16. 麦角新碱不宜用于催产和引产是因为（　　）

A. 对子宫平滑肌无作用

B. 易导致血压下降

C. 抑制呼吸

D. 易致子宫强直性收缩

E. 对子宫体的兴奋作用大于子宫颈

17. 妊娠足月，协调性子宫收缩乏力，拟静脉滴注缩宫素，在 5% 葡萄糖溶液 500ml 中，应加入缩宫素（　　）

A. 2.5U　　　　　B. 10U

C. 15U　　　　　D. 20U

E. 25U

18. 产后止血应选用（　　）

A. 地诺前列酮　　B. 麦角新碱

C. 小剂量缩宫素　D. 维生素 K

E. 硫酸镁

19. 缩宫素用于催产和引产时宜采用（　　）

A. 静脉注射　　　B. 肌内注射

C. 皮下注射　　　D. 静脉滴注

E. 宫腔内注射

20. 缩宫素过量可引起哪项不良反应（　　）

A. 胎儿窒息或子宫破裂

B. 恶心、呕吐

C. 血压升高

D. 呼吸抑制

E. 抑制排乳

A3/A4 型题

（21 ～ 23 题共用题干）

　　患者，男，70 岁。高血压病史 30 年，前日夜间突然出现呼吸困难、急促，心率加快，吐粉红色泡沫样痰。医生诊断为：急性左心功能不全。给予吸氧、地高辛、氨茶碱、呋塞米和降压药等，治疗后病情缓解。

21. 呋塞米的利尿作用机制是（　　）

A. 抑制近曲小管对 Na^+ 的重吸收

B. 抑制髓袢升支粗段 Na^+-K^+-2Cl^- 共同转运系统

C. 抑制远端小管对 Na^+ 的重吸收

D. 抑制集合管对 Na^+ 的重吸收

E. 拮抗醛固酮

22. 患者长期服用呋塞米，最常见的不良反应是（　　）

A. 低血钠　　　　　B. 低血钙

C. 低血钾　　　　　D. 低血镁

E. 低血容量

23. 地高辛与呋塞米合用治疗心力衰竭时应注意补充（　　）

A. 葡萄糖　　　　　B. 钙盐

C. 钾盐　　　　　D. 镁盐

E. 钠盐

（24、25 题共用题干）

　　患者，女，20 岁。误喝敌敌畏 200ml，急诊入院。

24. 给患者洗胃首选的是（　　）

A. 高锰酸钾溶液

B. 0.1% 硫酸铜溶液

C. 3% 过氧化氢溶液

D. 2% 碳酸氢钠溶液

E. 5% 乙酸

25. 若为急性中毒原因未明，洗胃时常用的是（　　）

A. 25% 硫酸镁溶液

B. 3% 过氧化氢溶液

C. 0.9% 氯化钠溶液

D. 1∶5000 高锰酸钾溶液

E. 2% 碳酸氢钠溶液

（王丽娟　符静泉　闫建坤）

任务 1　抗高血压药

案例 7-1

患者，男，65 岁。近 3 年来不明原因头晕，无其他不适，近来头晕加重，前来医院就诊。患者自述喜好烟酒 30 余年，每天吸烟 20 余支，每天饮白酒约 4 两（约 200ml）。否认高血压、冠心病及脑血管病史。查体：体温 36.7℃，脉搏 85 次 / 分，呼吸 18 次 / 分，血压 170/100mmHg，心肺听诊无异常。诊断：原发性高血压 2 级，给予硝苯地平缓释片口服治疗。

问题： 1. 硝苯地平为什么能降压？有什么作用特点？

2. 常用的抗高血压药有哪些类型？

高血压是以动脉收缩压和（或）舒张压持续升高为主要临床表现的综合征，分为原发性高血压和继发性高血压两种类型，原发性高血压占绝大部分。高血压的常见症状为头晕、头痛、耳鸣、眼花、胸闷、乏力、失眠、心悸等，可并发心、脑、肾等脏器不同程度的器质性损害，是许多慢性疾病的源头和诱因，是严重威胁人类健康的常见病、多发病。高血压的发病与遗传、年龄、职业、环境、饮食习惯及生活习惯等多种因素密切相关。

在《中国高血压防治指南（2024 年修订版）》中规定：根据诊室血压、家庭血压和动态血压以及患者服药情况，高血压的定义如下：在未使用降压药的情况下，诊室血压≥140/90 mmHg；或家庭血压≥135/85mmHg；或 24 小时动态血压≥130/80mmHg，白天血压≥135/85 mmHg，夜间血压≥120/70mmHg（表 7-1，表 7-2）。患者既往有高血压史，目前使用降压药，血压虽然低于上述诊断界值，仍应诊断为高血压。

表 7-1　基于诊室血压的血压分类和高血压分级（单位：mmHg）

分类	收缩压		舒张压
正常血压	＜ 120	和	＜ 80
正常高值血压	120 ～ 139	和（或）	80 ～ 89
高血压	≥ 140	和（或）	≥ 90
1 级高血压（轻度）	140 ～ 159	和（或）	90 ～ 99
2 级高血压（中度）	160 ～ 179	和（或）	100 ～ 109
3 级高血压（重度）	≥ 180	和（或）	≥ 110
单纯收缩期高血压	≥ 140	和	＜ 90
单纯舒张期高血压	＜ 140	和	≥ 90

注：当收缩压和舒张压分属于不同级别时，以较高的分级为准。

表 7-2　基于诊室血压、家庭血压和动态血压的高血压诊断标准

分类类型	测量方式	收缩压 / 舒张压（mmHg）
诊室血压	非同日 3 次规范化测量诊室血压，3 次测量的全部血压值	≥ 140 和（或）≥ 90
家庭血压	连续 5 ～ 7 天规范化测量家庭血压，所有测量血压读数的平均值	≥ 135 和（或）≥ 85
	24 小时平均值	≥ 130 和（或）≥ 80
动态血压	白天（或清醒状态）的平均值	≥ 135 和（或）≥ 85
	夜晚（或睡眠状态）的平均值	≥ 120 和（或）≥ 70

根据诊室血压升高水平，将高血压分为 1 级、2 级和 3 级。根据血压水平、心血管危险因素、靶器官损害、临床并发症及糖尿病和慢性肾脏病等合并症进行心血管危险分层，分为低危、中危、高危和很高危 4 个层次。

高血压的本质是心血管综合征，由包括遗传因素和环境因素在内的多种病因所致。高血压的危害取决于血压升高的本身，以及患者所合并的其他心血管危险因素、靶器官损害和（或）心、脑、肾和血管的并发症等。因此，高血压的治疗涵盖以下三方面的内容：①针对血压本身升高的治疗（分级）；②针对合并的危险因素、靶器官损害和临床并发症的治疗（分期）；③针对高血压的病因的纠正和治疗（分型）。

凡能降低血压而用于治疗高血压的药物称为抗高血压药，又称降压药。高血压患者降压治疗的目的在于有效降低血压，控制高血压的进程，预防或延迟脑卒中、心肌梗死、心力衰竭、肾功能不全等并发症的发生。合理应用抗高血压药，不仅能控制血压，而且能减少或防止心、脑、肾等并发症发生，从而降低病死率，提高生存质量，延长寿命。若配合非药物治疗，如低盐饮食，戒烟，减少饮酒，减轻体重，改变不良生活方式等，可取得更好的治疗效果。

一、抗高血压药的分类

抗高血压药是一类能降低血压、减轻靶器官损伤的药物。根据其作用部位和作用机制，可将抗高血压药分为 5 类（图 7-1）。

1. 利尿药　如氢氯噻嗪等。

2. 交感神经抑制药

（1）中枢性降压药　如可乐定、甲基多巴等。

（2）神经节阻滞药　如美加明等。

（3）去甲肾上腺素能神经末梢阻滞药　如利血平、胍乙啶等。

（4）肾上腺素受体阻断药　可分为：①β受体阻断药，如普萘洛尔等；②α受体阻断药，如哌唑嗪等；③α、β受体阻断药，如拉贝洛尔。

3. 钙通道阻滞药（钙拮抗药）　如硝苯地平等。

4. 肾素 - 血管紧张素系统抑制药

（1）血管紧张素I转化酶抑制药　如卡托普利等。

（2）血管紧张素Ⅱ受体阻断药　如氯沙坦等。

（3）血管紧张素受体脑啡肽酶抑制药　如沙库巴曲缬沙坦等。

5.血管扩张药

（1）血管平滑肌舒张药　如肼屈嗪、硝普钠等。

（2）钾通道开放药　如吡那地尔等。

目前临床常用降压药包括钙通道阻滞药（CCB）、血管紧张素Ⅰ转化酶抑制药（ACEI）、血管紧张素Ⅱ受体阻断药（ARB）、噻嗪类利尿药、β受体阻断药和血管紧张素受体脑啡肽酶抑制剂（ARNI），以及由上述药物组成的单片复方制剂（SPC）。

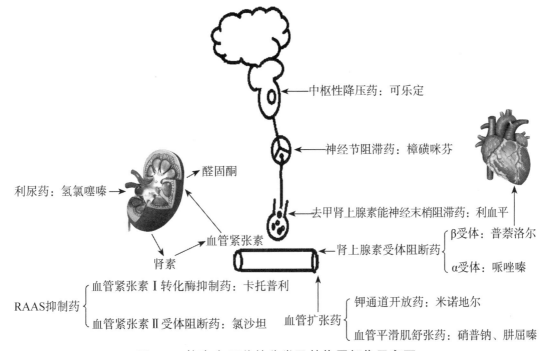

图7-1　抗高血压药的分类及其作用部位示意图

二、常用抗高血压药

（一）利尿药

限制钠盐摄入是治疗早期高血压的手段之一，20世纪50年代随着噻嗪类利尿药的问世，以药物改变体内Na^+平衡成为治疗高血压的主要方法之一。噻嗪类利尿药作为基础降压药广泛应用于临床，其中以氢氯噻嗪最为常用。

氢氯噻嗪

【作用】　本药通过排钠利尿，产生温和而持久的降压作用，多数患者在用药后2～4周显效。长期应用不易产生耐受性，无水钠潴留。

降压作用机制：①用药初期因排钠利尿、减少有效血容量而降低血压；②长期用药则因持续排钠使血管平滑肌细胞内Na^+减少，Na^+-Ca^{2+}交换减少，使细胞内Ca^{2+}含量降低，从而使血管平滑肌对缩血管物质如去甲肾上腺素等的敏感性降低，血管扩张，血压下降。

【用途】　氢氯噻嗪单独应用是治疗轻度高血压的常用药，尤其适合于老年性高血压、单纯性收缩期高血压和伴有心力衰竭的高血压患者；对中、重度高血压，常作为基础降压药与其他降压药合用，协同降压，并能对抗其他降压药所致的水钠潴留作用。

【不良反应】　氢氯噻嗪小剂量应用无明显不良反应，但长期应用可引起电解质紊乱，出现低血钾、低血钠、低血镁等，以低血钾最常见；还可影响机体代谢，出现高血糖、高血脂、高尿酸和肾素活性升高等。

【用药护理】

1. 通常每天用氢氯噻嗪12.5mg即能获得最大降压效果和较小不良反应，超过25mg降压作用并不一定增强，反而可能使不良反应发生率增加。故建议单用氢氯噻嗪时，剂量应尽量小而且不宜超过25mg。

2. 肝肾功能减退者和痛风、糖尿病患者及孕妇、哺乳期妇女慎用。

3. 长期使用利尿药时，应注意纠正电解质紊乱。

吲 达 帕 胺

吲达帕胺为非噻嗪类氯磺酰胺衍生物，利尿作用弱，可抑制血管平滑肌Ca^{2+}内流，扩张阻力血管，产生良好的降压效果和抗心肌肥厚作用。对糖和脂肪代谢无不良影响。单独用于轻、中度高血压，伴水肿、糖尿病、高脂血症者更为适宜。不良反应少，但长期应用可出现低血钾。

（二）钙通道阻滞药

钙通道阻滞药，包括硝苯地平、尼群地平、氨氯地平等（表7-3）。

【作用】　本类药物通过选择性阻滞钙通道，抑制Ca^{2+}内流，松弛血管平滑肌，产生降压作用。主要扩张小动脉，降压的同时并不减少重要器官血流，也不影响脂质代谢。

本类药物除降压作用外，还具有以下特点：①阻滞Ca^{2+}内流，保护心肌细胞；②抑制血小板聚集，降低血液黏滞度；③延缓动脉粥样硬化的形成和发展；④抑制去甲肾上腺素的释放；⑤排钠利尿，保护肾脏功能；⑥松弛支气管平滑肌。

【用途】　本类药物临床用于治疗各级高血压，可单用或与利尿药、β受体阻断药、肾素-血管紧张素-醛固酮系统（RAAS）抑制药联合使用，也可用于治疗心律失常、心绞痛等疾病。

【不良反应】　常见不良反应是血管扩张导致的头痛、颜面潮红、心悸、头晕、踝部水肿等。应嘱咐头痛、头晕的患者卧床并缓慢改变体位，以防跌倒摔伤。

【用药护理】

1. 因硝苯地平降压作用快而强，目前多推荐使用缓释剂或控释剂，以减轻迅速降压造成的反射性交感活性增加。

2. 降压药宜从小剂量开始逐渐增加剂量，防止血压急剧下降，出现低血压或不适。

3. 硝苯地平缓释片或控释片不能咀嚼或掰开服用，通常将整粒药片吞服，服药时间不受就餐时间的限制。

4. 对头痛、头晕的患者，让其卧床，并嘱其缓慢改变体位，以防跌倒摔伤。

5. 禁用于心源性休克及妊娠期、哺乳期妇女。

表 7-3 常用二氢吡啶类钙通道阻滞药

分类	药名	药物特点	注意事项
短效类	硝苯地平	降压作用迅速、强大，但伴有反射性心率加快和肾素活性升高；维持时间短，每日用药 3 ~ 4 次	推荐使用其长效制剂；与 β 受体阻断药合用以对抗反射性心率加快和肾素活性的升高；孕妇和哺乳期妇女禁用
中效类	尼群地平	降压作用比硝苯地平温和持久，对冠状动脉有较强的选择作用，能降低心肌耗氧量，对缺血性心肌细胞具有保护作用。每日用药 1 ~ 2 次	常见的不良反应有头痛、眩晕、水肿、乏力等。少数病例可能出现血碱性磷酸酶含量增高；严重主动脉瓣狭窄的患者禁用
长效类	氨氯地平	降压作用比硝苯地平缓慢、温和，对心脏兴奋性影响小，能减轻或逆转左心室肥厚；$t_{1/2}$ 长达 35 ~ 50 小时，每日用药 1 次已足。对窦房结和房室结传导无明显影响	可有头痛、头晕、水肿、面部潮红、恶心、腹痛等。严重肝功能不全患者慎用本品
	拉西地平	降压作用缓慢、温和、持久，不易影响心脏的兴奋性和心排血量，兼具抗动脉粥样硬化作用，每日用药 1 次	不良反应比硝苯地平少而轻；在每日早晨的同一时间服用；30℃ 以下避光储存，如只需服用半片，剩下的半片应储存在原来的铝箔包装内，并于 48 小时内服用

（三）血管紧张素 I 转化酶抑制药

肾素 - 血管紧张素系统（RAAS）是血压的重要体液调节系统，由肾小球旁细胞合成和分泌的肾素能使血管紧张素原转化为血管紧张素 I（Ang I），Ang I 在血管紧张素 I 转化酶（ACE）的作用下转变为血管紧张素 II（Ang II），循环中的 Ang II 通过激动 Ang II 受体（AT_1 受体），产生收缩血管、促进醛固酮释放等作用而升高血压。

血管紧张素 I 转化酶抑制药（ACEI）通过影响肾素 - 血管紧张素系统而发挥降压作用，常用药物有卡托普利、依那普利、贝那普利、赖诺普利、福辛普利、喹那普利、雷米普利、培哚普利和西拉普利等。

【作用】

1. 抑制血管紧张素 I 转化酶 ACEI 可使 Ang II 生成减少，扩张血管，减少醛固酮分泌，增加肾血流量，从而降低血压。

2. 抑制缓激肽（BK）的降解 ACEI 可使 BK 含量增加，BK 又可促进 PGI_2 合成，扩张血管，从而降低血压（图 7-2）。

降压特点：①降压而不伴反射性心率加快；②长期应用不引起电解质、脂代谢障碍；③可逆转血管壁增厚和心肌肥厚，保护靶器官；④能改善生活质量，降低病死率。

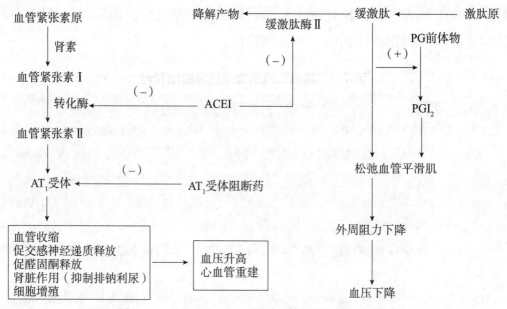

图 7-2　ACEI 和 AT₁ 受体阻断药的作用环节

【用途】

1. 高血压　可治疗各型高血压，尤其适用于合并心肌肥厚、心力衰竭、心肌缺血、肾功能不全及急性心肌梗死后的高血压患者。还可与利尿药、β受体阻断药合用治疗中度、重度或顽固性高血压。

2. 难治性心力衰竭　可扩张血管，降低心脏的前后负荷，改善心功能，可单独应用或与强心药、利尿药合用治疗难治性心力衰竭。

【不良反应】　长期小剂量应用，不良反应少而轻。

1. 干咳　可能与缓激肽分解代谢减弱有关，可出现刺激性干咳，停药后可消失。

2. 高血钾　因ACEI减少 Ang Ⅱ 生成，使醛固酮分泌减少，血钾升高。

3. 其他　可有青霉胺样反应，如皮疹、药物热、血管神经性水肿、嗜酸性粒细胞增多等。久用可致缺锌，引起脱发，味觉、嗅觉障碍等，长期用药者应适当补锌。偶见蛋白尿、粒细胞缺乏症、中性粒细胞减少等。

【用药护理】

1. 胃肠内容物可减少卡托普利的吸收，宜在餐前1小时口服。

2. 首剂时可出现低血压、头晕等，故应从小剂量开始逐渐加量。

3. 本类药物有轻度潴留钾的作用，故有高血钾倾向的患者尤应注意，肾功能不全者慎用；与螺内酯、氨苯蝶啶等保钾利尿药合用时应慎重。

4. 双侧肾动脉狭窄、过敏体质者、孕妇及哺乳期妇女禁用。

考点　ACEI 的降压机制、特点及不良反应

（四）血管紧张素Ⅱ受体阻断药

血管紧张素Ⅱ受体有两种亚型，即AT₁受体和AT₂受体，与心血管功能调节有关的受体为AT₁受体。临床常用的血管紧张素Ⅱ受体阻断药（AT₁受体阻断药，ARB）有氯沙

坦、缬沙坦、厄贝沙坦等。

【作用】 可阻断Ang II与AT_1受体结合，产生缓慢、强大而持久的舒张血管作用和逆转心血管重构作用（图7-2）。ARB可减少醛固酮的分泌，增加肾血流量和肾小球滤过率，增加尿液、尿钠和尿酸的排出，具有保护肾脏作用。

【用途】

1.高血压 适应证同ACEI，亦可用于不能耐受ACEI所致干咳的高血压患者。

2.心力衰竭 适用于血浆肾素活性高、Ang II增多所致血管壁和心肌肥厚以及纤维化的心力衰竭。

【不良反应】 副作用少，无干咳反应，常见头痛、眩晕。剂量过大可致低血压和心动过速。可致高血钾，不宜与保钾利尿药合用。孕妇、哺乳期妇女禁用。

考点 AT_1受体阻断药的作用与应用

（五）β受体阻断药

β受体阻断药（BBC）除有良好的降压作用外，尚能降低心脑血管并发症，如心肌梗死和脑卒中的发生率和病死率。常用β受体阻断类降压药见表7-4。

表7-4 常用β受体阻断类降压药

分类	药名	药物特点	使用注意
非选择性β受体阻断药	普萘洛尔	降压作用缓慢、温和、持久，服药1～2周内收缩压和舒张压逐渐下降；长期用药不容易产生耐受性	个体差异大，要注意用药剂量的个体化；对糖、脂代谢影响明显，容易诱发和加重支气管哮喘
选择性$β_1$受体阻断药	美托洛尔 比索洛尔	美托洛尔口服吸收完全，但首过消除多，生物利用度较低；起效快，维持时间短，每日用药2～3次，推荐使用其长效制剂 比索洛尔口服吸收完全，生物利用度高（90%）；血浆半衰期长，每日用药1次	从小剂量开始逐渐增加剂量；不良反应比普萘洛尔少。对糖、脂代谢影响小；诱发加重支气管哮喘的发生率低；对外周血管的影响小，肢体冷感轻

普 萘 洛 尔

【作用】 本药为非选择性β受体阻断药，降压机制（图7-3）：①阻断心脏上的$β_1$受体，使心肌收缩力减弱，心排血量减少；②阻断肾小球旁细胞上的$β_1$受体，使肾素分泌减少，从而抑制RAAS的活性；③阻断外周去甲肾上腺素能神经末梢突触前膜上的$β_2$受体，减少去甲肾上腺素释放；④阻断中枢部位$β_2$受体，抑制兴奋性神经元，从而降低外周交感神经功能。

【用途】 本药可单独应用于轻、中度高血压，也可与其他抗高血压药合用治疗重度高血压。适用于心排血量增加和肾素活性增高的高血压，对伴有心动过速、心绞痛、脑血管病的高血压有较好疗效。

【不良反应】

1.一般不良反应 可见恶心、呕吐、腹泻、乏力、噩梦、头晕、嗜睡等。

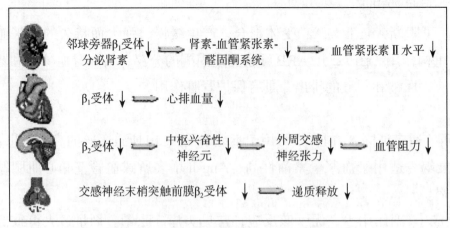

图 7-3　普萘洛尔的降压作用机制示意图

2.心脏抑制反应　可致心动过缓、房室传导阻滞等。

3.外周血管收缩　可致四肢发冷、皮肤苍白、间歇性跛行等症状，甚至引起脚趾溃疡和坏死。

4.诱发或加重支气管哮喘。

5.长期应用，突然停药，可出现反跳现象。

【用药护理】

1.本药用量个体差异大，应从小剂量开始，逐渐加大剂量。且长期用药，突然停药可产生反跳现象，诱发心绞痛，应逐渐减量停药。

2.老年人对本类药物反应强烈，可出现低血压、心动过缓、晕厥、诱发或加重心力衰竭及哮喘等，应予注意。

3.可增强降血糖药的作用并掩盖低血糖反应，故不宜与降血糖药合用。

4.支气管哮喘、窦性心动过缓、心源性休克、重度房室传导阻滞、严重心力衰竭、周围血管疾病禁用。

考点　β受体阻断药的禁忌证

美托洛尔和阿替洛尔

美托洛尔和阿替洛尔均为选择性β₁受体阻断药，对β₂受体影响小，降压作用优于普萘洛尔，对伴有阻塞性呼吸系统疾病患者相对安全，不良反应少。

拉 贝 洛 尔

拉贝洛尔对α、β受体均有阻断作用，其中对β受体阻断作用强，对α受体阻断作用弱。本品降压作用温和，适用于各型高血压，静脉注射或静脉滴注可治疗高血压危象、妊娠期高血压疾病。

（六）血管紧张素受体脑啡肽酶抑制药

血管紧张素受体脑啡肽酶抑制药（ARNI）是一类新型的高血压治疗药物，其代表药物是沙库巴曲缬沙坦。这种药物的作用机制与传统的降压药物不同，它在增强利尿钠肽系统（NPS）的同时抑制RAAS，从而在抑制升压的同时具备强化降压的作用。

沙库巴曲缬沙坦由脑啡肽酶（NEP）抑制剂沙库巴曲和血管紧张素Ⅱ受体阻断药（ARB）缬沙坦按摩尔比1:1组成，这种共晶结构使得沙库巴曲与缬沙坦的吸收与消除速率相近，保障两者药效发挥同步一致性。

沙库巴曲缬沙坦

沙库巴曲缬沙坦能增强利尿钠肽的降压作用，通过肾性机制、血管扩张机制和神经内分泌机制发挥作用。还能拮抗RAAS的作用，通过阻断AT_1受体，抑制醛固酮的释放，调节肾脏对钠的重吸收作用，同时对交感神经系统活性、加压素分泌和血管收缩也有一定的抑制作用。

本类药物在降压的同时，还能提供对心血管系统的保护作用，包括逆转心脏重构、降低心血管死亡风险、延缓肾功能下降等。此外，ARNI在部分特殊人群中有一定的降压优势，包括高血压合并心力衰竭、左心室肥厚、蛋白尿/微量蛋白尿、肾脏疾病、糖尿病患者、老年人、肥胖者及难治性高血压患者等。

三、其他抗高血压药

（一）中枢性抗高血压药

可　乐　定

【作用】　可乐定具有中等偏强的降压作用。其降压机制主要是激动中枢的咪唑啉受体（I_1受体）和$α_2$受体，降低外周交感神经活性而发挥降压作用；还可激动外周交感神经突触前膜$α_2$受体，增强负反馈作用而减少NA的释放来发挥降压作用。降压时伴有心率减慢及心排血量减少，对肾血流量和肾小球滤过率无明显影响。

【用途】　口服用于治疗中度高血压，肌内注射或静脉注射用于治疗重度高血压，尤其适用于伴有消化性溃疡的高血压患者。

【不良反应】　主要有口干、便秘、嗜睡等，用药几周后可消失；少数患者出现眩晕、头痛、精神抑郁、食欲减退等；久用可致水钠潴留，需同时应用利尿药；偶有阳痿现象；少数患者突然停药后可出现反跳现象，表现为心悸、出汗、血压突然升高等。

【用药护理】

1. 本药不宜用于高空作业或机动车辆的驾驶人员，以免因精力不集中引发事故。

2. 可乐定能加强其他中枢抑制药的作用，合用时应酌情减量。

3. 使用本药不宜突然停药，应在1～2周内逐渐减量，同时加以其他降压药。

莫　索　尼　定

莫索尼定为第二代中枢性抗高血压药，主要通过激动延髓咪唑啉I_1受体发挥作用。降压效能略低于可乐定，长期用药有良好的降压效果，并能逆转高血压患者的心肌肥厚。主要用于治疗轻、中度高血压。不良反应少，无显著的镇静作用和停药反跳现象。

（二）α₁受体阻断药

哌唑嗪

【作用】

1. 降压作用　本药能选择性阻断血管平滑肌上的α₁受体，使小动脉、小静脉均扩张而发挥中等偏强的降压作用，且不易引起反射性心率增快与血浆肾素活性增高。

2. 调节血脂　本药能够降低总胆固醇、甘油三酯和低密度脂蛋白浓度，增加高密度脂蛋白的浓度。

3. 其他作用　能松弛前列腺平滑肌，改善轻、中度前列腺增生引起的排尿困难症状。

【用途】

1. 主要用于轻、中度高血压，以及伴有肾功能不全、血脂代谢紊乱、前列腺肥大的高血压患者。与利尿药、β受体阻断药合用可提高疗效，用于治疗重度高血压。

2. 治疗难治性心力衰竭。

【不良反应】

1. 常见头痛、眩晕、心悸、口干、乏力等，在用药过程中可自行消失。

2. 最严重的不良反应为"首剂现象"，即首次用药后出现严重的直立性低血压、晕厥和心悸等。

【用药护理】

1. 将哌唑嗪首次用量减为0.5mg，并于临睡前服用，用药前一天避免使用利尿药，可避免首剂现象的发生。

2. 严重心脏病患者、有精神病史者慎用，活动性肝病患者及过敏者禁用。

本类药物还有特拉唑嗪和多沙唑嗪，半衰期长，每日仅需用药1次，可有效控制24小时血压，久用无耐受性，两药除可用于治疗高血压外，还可用于前列腺肥大。

（三）去甲肾上腺素能神经末梢阻滞药

利血平

利血平主要通过影响去甲肾上腺素能神经末梢内去甲肾上腺素的合成、储存、释放及再摄取，使递质耗竭产生降压作用。因副交感神经兴奋和中枢抑制，长期使用易发生消化性溃疡、精神抑郁等不良反应。降压作用弱，不良反应多，目前已不单独使用，仅用于一些传统的复方制剂中治疗轻、中度高血压。

同类药物还有降压灵、胍乙啶。降压灵作用较弱，不良反应较少，用于早期高血压的治疗。胍乙啶降压作用强而持久，但不良反应较多，仅与其他抗高血压药合用治疗重度高血压。

（四）血管扩张药

硝普钠

【作用】　硝普钠对全身小动脉和小静脉都有直接松弛作用，具有强效、速效、短效的降压特点。其扩张血管作用能降低心脏前、后负荷，有利于改善心功能。

【用途】　适用于高血压急症的治疗，如高血压脑病、恶性高血压，以及嗜铬细胞瘤手术前后阵发性高血压的紧急降压等。也可用于治疗难治性心力衰竭。

【不良反应】　可见恶心、呕吐、心悸、头痛等，停药后可消失。长期、大量应用或肾功能不全时可致血中氰化物蓄积，引起硫氰酸盐中毒，表现为视物模糊、头痛、眩晕、谵妄、意识模糊、耳鸣、气短等。

【用药护理】

1. 该药遇光易被破坏，故药液应新鲜配制并避光使用，配制时间超过4小时的溶液不宜使用，药液内不宜加入其他药品。

2. 该药一般静脉滴注，静脉滴注1～2分钟即可出现明显的降压作用。选择合适的血管穿刺后尽量用留置针，尽量用泵给药，以便精确调节速度。

3. 静脉滴注时应严格控制用量和滴速，减压过快可导致休克，用药过量或肾功能不全时可引起硫氰酸盐中毒，故应严密监测血压和血浆氰化物浓度。滴注时间一般不应超过4小时，正常稀释液为淡棕色，如变色则不可使用。

4. 肝功能不全、甲状腺功能减退、肾功能不全、严重贫血患者禁用。

考点　硝普钠的临床用途及用药护理

肼　屈　嗪

肼屈嗪能直接扩张小动脉而降压，对小静脉无扩张作用。口服有效，极少单独使用，常与其他降压药合用治疗中度高血压。有头痛、心悸、恶心等不良反应，长期大剂量应用，少数患者出现类风湿关节炎和全身性红斑狼疮综合征。

四、抗高血压药的合理应用原则

（一）降压治疗的根本目标
高血压治疗的根本目标是降低心、脑、肾与心血管并发症和死亡总危险。

（二）启动降压药物的时机
1. 血压水平≥160/100mmHg的高血压患者，应立即启动降压药物治疗。

2. 血压水平140～159/90～99mmHg的高血压患者，心血管风险为中危及以上者应立即启动降压药物治疗。低危者可改善生活方式4～12周，如血压仍不达标，应尽早启动降压药物治疗。

3. 血压水平130～139/85～89mmHg的正常高值人群，心血管风险为高危和很高危者应立即启动降压药物治疗。

（三）高血压的药物治疗
1. 常用的降压药均可作为初始治疗用药，建议根据特殊人群的类型、合并症选择针对性的药物，进行个体化治疗。

2. 应根据血压水平和心血管风险选择初始单药或联合治疗。

3. 一般患者采用常规剂量；体质衰弱和高龄老年人初始治疗时通常应采用较小的有

效治疗剂量。根据需要，可考虑逐渐增加至足剂量。

4. 优先使用长效降压药，以有效控制24小时血压，更有效预防心脑血管并发症。

5. 血压≥160/100mmHg，高于目标血压20/10mmHg的高危/很高危患者，或单药治疗未达标的高血压患者应进行联合降压治疗，包括自由联合或单片复方制剂。

6. 对血压≥140/90mmHg的患者，也可起始小剂量联合治疗。

（四）降压药应用基本原则

1. **长效降压药**　首选每日服药1次可有效控制24小时血压的长效药物，具有减少血压波动、维持血压节律的优势，更有利于预防心脑血管并发症。

2. **联合治疗**　血压≥160/100mmHg，高于目标血压20/10mmHg的心血管高危/很高危患者，或单药治疗未达标的高血压患者，应进行联合降压治疗。1级高血压患者，也可考虑起始小剂量联合治疗。联合治疗包括自由联合或单片复方制剂（SPC）。SPC有利于提高依从性，可优先推荐。

3. **起始剂量**　一般患者采用常规剂量：高龄老年人，有心、脑、肾疾病的很高危者，初始治疗时通常应采用较小的有效治疗剂量。根据需要，可考虑逐渐增加至足剂量。

4. **服药时间**　一般高血压患者通常应在早晨服用降压药。除非明确需要控制夜间血压升高，不应常规推荐睡前服用降压药。

5. **个体化治疗**　根据患者合并症的不同和药物疗效及耐受性，以及患者个人意愿或长期承受能力，选择适合患者个体的降压药。

（五）降压药的联合应用

1. **联合用药的适应证**　2级以上高血压（≥160/100mmHg）、高于目标血压20/10mmHg的心血管风险高危/很高危的患者，初始治疗即可应用2种降压药。1级高血压患者，也可考虑初始小剂量联合降压药治疗。如不能达到目标血压，可在原有小剂量药物治疗基础上加量，也可加用第3种甚至第4种降压药。

2. **联合用药的方法**　两药联合时，降压作用机制应具有互补性，具有相加的降压作用，互相抵消或减轻不良反应。例如，在应用ACEI或ARB基础上加用小剂量噻嗪类利尿药，降压效果可以达到甚至超过原有的ACEI或ARB剂量倍增后的降压幅度。ACEI或ARB加用二氢吡啶类CCB也有相似效果。

3. 两种药物的联合方案

（1）ACEI或ARB+噻嗪类利尿药　ACEI和ARB可使血钾水平略有上升，能拮抗噻嗪类利尿药长期应用所致的低血钾等不良反应。ACEI或ARB+噻嗪类利尿药合用有协同作用，有利于增强降压效果。

（2）二氢吡啶类CCB+ACEI或ARB　CCB具有直接扩张动脉血管的作用，ACEI或ARB既可扩张小动脉，又可扩张小静脉，故两药合用有协同降压作用。二氢吡啶类CCB常见的不良反应为踝部水肿，可被ACEI或ARB减轻或抵消。

（3）二氢吡啶类CCB+噻嗪类利尿药　二氢吡啶类CCB+噻嗪类利尿药治疗，可降低高血压患者脑卒中发生的风险。

（4）二氢吡啶类CCB+β受体阻断药　二氢吡啶类CCB具有扩张血管和轻度增加心率的作用，可抵消β受体阻断药收缩血管和减慢心率的作用。两药联合可使不良反应减轻。

4. 多种药物的联合方案　①三药联合方案：在上述两种联合方案中加上另一种降压药构成三药联合方案，其中二氢吡啶类CCB+ACEI（或ARB）+噻嗪类利尿药组成的联合方案最为常用。②四种药联合的方案：主要适用于难治性高血压患者，可以在上述三药联合和基础上加用第四种药物，如β受体阻断药、醛固酮受体拮抗药、氨苯蝶啶、可乐定或α受体阻断药等。

（六）单片复方制剂

单片复方制剂（SPC）是联合降压治疗有效的实现方式。通常由不同作用机制的两种或两种以上的降压药组成。与随机组方的联合降压治疗相比，其优点是使用方便，可改善治疗依从性与降压疗效。应用时注意其相应组分的禁忌证和可能的不良反应。

新型的SPC一般由不同作用机制的2种或3种降压药组成，多数每天口服1次，使用方便，可改善依从性。目前，我国上市的新型的单片复方制剂主要包括：ACEI+噻嗪类利尿药，ARB+噻嗪类利尿药；二氢吡啶类CCB+ARB，二氢吡啶类CCB+ACEI，二氢吡啶类CCB+β受体阻断药，噻嗪类利尿药+保钾利尿药等。

我国传统的SPC包括复方利血平（复方降压片）、复方利血平氨苯蝶啶片、珍菊降压片等，以当时常用的利血平、氢氯噻嗪、盐酸双肼屈嗪或可乐定等为主要成分。此类复方制剂目前仍较广泛使用，尤其是长效的复方利血平氨苯蝶啶片。

任务 2　抗心绞痛药

案例 7-2

患者，男，55岁。患有心绞痛1年余。今日散步时，患者突感胸骨后压榨性疼痛，患者自我判断是心绞痛发作，随即在路边就地休息，并立即从随身携带的保健盒中拿出1片硝酸甘油含在舌下，数分钟后，效果不佳，又舌下含化1片，随后胸痛缓解，遂起身走路，突然感觉头痛、头晕。

问题： 1. 患者出现头痛、头晕是否与含服硝酸甘油有关？

2. 硝酸甘油有哪些不良反应？应该做好哪些用药护理？

心绞痛是在冠状动脉狭窄的基础上，由于心肌负荷的增加引起的心肌急剧的、短暂的缺血缺氧所致的临床综合征。心绞痛是冠心病最常见的类型，也是严重危害人们健康的常见病。发作时，表现为阵发性胸骨后压榨性疼痛，常放射至左上肢，疼痛一般持续数分钟，休息或服用抗心绞痛药后可缓解。心绞痛持续发作得不到及时缓解则可能发展为急性心肌梗死，故应采取有效的治疗措施及时缓解心绞痛。

针对心绞痛的发病机制，抗心绞痛药通过扩张全身动、静脉血管和冠状血管，降低心肌耗氧量，增加心肌供氧，调整心肌对氧的供需平衡，从而减轻症状，缓解患者痛苦，防止发展为心肌梗死。常用药物分为三类：硝酸酯类、β受体阻断药及钙通道阻滞药。

一、硝 酸 酯 类

常用药物有硝酸甘油、硝酸异山梨酯、单硝酸异山梨酯等，以硝酸甘油最常用。

硝 酸 甘 油

硝酸甘油首过效应明显，故临床不宜口服用药。舌下含服后1～2分钟即可起效，疗效持续20～30分钟。硝酸甘油具有起效快、疗效肯定、使用方便和价格低廉的特点，一直是防治心绞痛最常用的药物。

【作用】 硝酸甘油的基本作用是松弛平滑肌，对血管平滑肌的作用最显著，可扩张静脉、动脉和冠状血管，降低心肌耗氧量并增加心肌供氧量。

1. 降低心肌耗氧量 硝酸甘油能明显扩张静脉血管，减少回心血量，降低心脏前负荷并使心室容积缩小，进而使心室壁肌张力下降；较大剂量时，也能扩张动脉血管，减轻心脏后负荷，使心脏的射血阻力降低，从而降低心肌耗氧量。

2. 增加心肌供血 硝酸甘油扩张冠状血管的特点是能扩张心外膜较大的输送血管和侧支，也能扩张病变狭窄的血管，而对阻力小的动脉几乎没有作用。这种作用特点带来以下三方面意义。

（1）增加整个心脏的供血。

（2）增加缺血区供血 缺血心肌部位的血管由于无氧代谢的原因被动扩张，与非缺血区形成阻力差，使得增加的供血更多地通过扩张了的侧支血管流向阻力较低的缺血区（图7-4）。

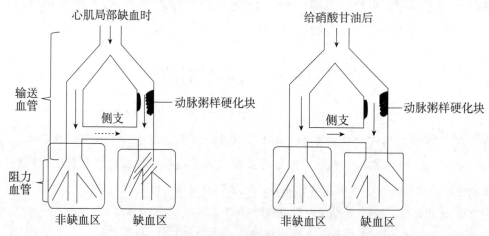

图 7-4 硝酸甘油对冠状动脉血流分布的影响

（3）增加心内膜下供血 心外膜血管的分支穿过心肌壁，供应心内膜下层，因而心内膜下层为最常见的缺血区域。硝酸甘油可减少回心血量，减小心室容积及心室内压，有利于血液从心外膜流向心内膜下层。

3. 抗血小板聚集 硝酸甘油本身及其释放的一氧化氮（NO），能抑制血小板聚集和黏附，具有抗血栓形成作用。

【用途】

1. 心绞痛 舌下含服硝酸甘油能迅速缓解各型心绞痛发作，是预防和治疗各型心绞痛的首选药物，特别是对稳定型心绞痛疗效最为显著；对于不稳定型心绞痛，宜采用静脉给药的方式，并辅以阿司匹林等其他治疗药物；与β受体阻断药合用可提高疗效；局部外用硝酸甘油油膏或缓释贴膜等可预防心绞痛发作。

2. 急性心肌梗死　早期应用硝酸甘油不仅能降低心肌耗氧量，增加缺血区血流量，还有抑制血小板聚集和黏附作用，缩小梗死面积，降低梗死的病死率。

3. 心力衰竭　硝酸甘油能扩张静脉和动脉血管，减轻心脏的前、后负荷，缓解心力衰竭症状，用于重度及难治性心力衰竭的治疗。

【不良反应】

1. 血管扩张反应　可出现搏动性头痛，面部、颈部、胸部皮肤潮红，心慌、心悸等，严重时可引起直立性低血压和晕厥。眼内血管扩张可升高眼内压，一般连服数日即可消失。也可因血压下降、反射性心率加快，使心肌耗氧量增加而诱发或加重心绞痛。

2. 高铁血红蛋白血症　剂量过大可引起高铁血红蛋白症，表现为呼吸困难、发绀、呕吐，重者可危及生命，可静脉注射亚甲蓝对抗。

3. 耐受性　一般连续使用2～3周即可出现，与同类药物有交叉耐受性，但停药1～2周后可恢复其敏感性。

【用药护理】

1. 应用硝酸甘油时，要求患者采取坐位舌下含服。

2. 硝酸甘油性质不稳定，有挥发性，需要密封、阴凉处避光保存。注意检查药物是否在有效期内，含服后舌有灼热麻刺感方为有效。

3. 大剂量时血压过度降低，可反射性引起交感神经兴奋，心率加快，心肌耗氧量增加而对心绞痛患者不利，与β受体阻断药合用可以防止。

4. 本药不宜长期连续应用，宜采用小剂量、间歇给药法，且无论采用何种途径给药，每天的停药时间必须在8小时以上，以免产生耐受性。

5. 建议患者低盐、低脂饮食。低血压、青光眼及颅内压增高的患者禁用。

考点 硝酸甘油的作用、不良反应及用药护理

硝酸异山梨酯

硝酸异山梨酯作用较弱，起效较慢，维持时间较长。舌下含服10～30分钟起效，作用维持2～6小时。口服给药生物利用度低，个体差异大，40～60分钟起效，作用持续时间3～6小时。主要口服用于心绞痛的预防和心肌梗死后心力衰竭的长期治疗。

单硝酸异山梨酯

单硝酸异山梨酯口服生物利用度高，作用持续时间长达8小时，主要用于预防心绞痛，效果较硝酸异山梨酯好。

二、β受体阻断药

常用药物有普萘洛尔、阿替洛尔、美托洛尔等。

普萘洛尔

【作用】

1. 降低心肌耗氧量　通过阻断心脏β_1受体，使心率减慢，心肌收缩力降低，心肌耗氧量下降，缓解心绞痛。

2. 改善心肌缺血区的供血供氧　通过阻断心脏β_1受体，使心率减慢，舒张期延长，冠状动脉灌注时间延长，这样有利于血液从心外膜流向心内膜缺血区；同时也有利于血液通过侧支流向低阻力的缺血区，增加缺血区的供血供氧。

此外，普萘洛尔还能促进氧合血红蛋白中的氧解离，增加全身组织包括心肌的供氧，改善心肌代谢。

【用途】　用于稳定型心绞痛，尤其适用于伴有高血压或心律失常的心绞痛患者。

β受体阻断药与硝酸酯类合用，可相互取长补短。即两药通过不同的作用机制降低心肌耗氧量，增加心肌缺血区供血供氧；同时β受体阻断药能对抗硝酸酯类引起的反射性心率加快，而硝酸酯类可缩小β受体阻断药引起的心室容积增大和心室射血时间延长。故两药合用可使疗效增强，副作用相互抵消。但需注意两药合用时应酌情减小各药的用量，以防血压显著下降，冠状动脉血流量减少，反而对心绞痛不利。

【用药护理】

1. 本药有效剂量个体差异大，宜从小剂量开始逐渐增量。久用若停药应逐渐减量，以防反跳现象加剧心绞痛发作。

2. 因普萘洛尔阻断β_2受体后，可使α受体作用相对占优势，易致冠状动脉收缩，减少心肌供血，故对变异型心绞痛患者不宜使用。

3. 能诱发或加重支气管哮喘，故支气管哮喘患者禁用；长期用药可使血脂升高，血脂异常患者禁用；可引起心动过缓、传导阻滞，窦性心动过缓的患者禁用。

考点　普萘洛尔的作用、应用及用药护理

三、钙通道阻滞药

本类药物中用于抗心绞痛的常用药有硝苯地平、维拉帕米、地尔硫䓬。

【作用】

1. 降低心肌耗氧量　本类药物通过阻滞心肌和血管平滑肌细胞膜上的钙通道，抑制Ca^{2+}内流，减慢心率，减弱心肌收缩力；同时舒张外周血管，降低心脏负荷，从而降低心肌耗氧量。

2. 增加心肌缺血区供血供氧　本类药物能扩张冠状动脉，解除血管痉挛，同时还可增加侧支循环，从而增加缺血区血流量，改善缺血区心肌的供血供氧。

3. 保护心肌作用　心肌缺血时，可增加心肌细胞膜对Ca^{2+}的通透性或干扰其外流，使细胞内Ca^{2+}积聚，导致细胞内Ca^{2+}超负荷，使线粒体肿胀而失去氧化磷酸化的功能，导致心肌细胞死亡。本类药物可阻止Ca^{2+}内流，避免缺血心肌发生"钙超载"，从而保护

心肌。

【用途】　可用于各种类型心绞痛。硝苯地平扩张冠状动脉作用强，抑制血管痉挛效果显著，对变异型心绞痛最有效，对伴高血压者尤为适用。维拉帕米对稳定型心绞痛有效，对变异型心绞痛，因扩张冠状动脉作用较弱，不宜单独应用。

【不良反应】

1. 副作用　常见的有颜面潮红、头痛、眩晕、恶心、便秘、踝部水肿，主要见于硝苯地平。

2. 诱发血压下降　可能会出现一过性低血压及轻度低血压反应，个别患者可能出现严重的低血压症状，尤其是在剂量调整期及合用 β 受体阻断药时。

3. 其他　维拉帕米用量过大时，心脏抑制作用明显，可有心动过缓、房室传导阻滞等。伴有房室传导阻滞、心力衰竭的患者禁用。

【用药护理】

1. 严格掌握和控制药物剂量和给药速度，提倡使用缓释剂型。

2. 在用药期间，要监测心率与血压，避免血压降低过快。

3. 患者采取坐位舌下含化或口服，变换体位时要缓慢，注意防止因直立性低血压而出现的晕厥。

任务 3　抗心力衰竭药

案例 7-3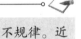

　　患者，男，60 岁。患有高血压 10 余年，平日服用抗高血压药物治疗，但用药一直不规律。近半年来劳力时感心慌、气短，近日感冒后症状加重而入院，被诊断为：原发性高血压（Ⅱ级）；慢性心力衰竭。医嘱给予强心、利尿、扩血管等药物治疗。

问题： 1. 利尿药、扩血管药为什么可治疗心力衰竭？

　　　　2. 治疗心力衰竭的药物有哪些？应注意哪些问题？

一、概　　述

心力衰竭（简称心衰）是多种原因导致心脏结构和（或）功能的异常改变，使心室收缩和（或）舒张功能发生障碍，从而引起的一组复杂临床综合征，主要表现为呼吸困难、疲乏和液体潴留（如肺淤血、体循环淤血及外周水肿）等。心衰是各种心脏疾病的严重表现或晚期阶段，死亡率高。

根据心衰发生的时间、速度，分为慢性心衰和急性心衰。而为了强调心衰重在预防，根据《中国心力衰竭诊断和治疗指南 2024》，按心衰发生发展过程，可将心衰分为 4 个阶段（表 7-5）。纽约心脏病协会（NYHA）的心功能分级评估方法，常用于评价患者的症状随病程或治疗而发生的变化（表 7-6）。

表 7-5　心力衰竭的 4 个阶段

阶段	定义	患病人群	NYHA 心功能分级
阶段 A（心衰风险）	患者为心衰的高危人群，无心脏结构或功能异常，无心衰症状和（或）体征	高血压、冠心病、糖尿病、肥胖、代谢综合征患者及具有使用心脏毒性药物史、酗酒史、风湿热史、心肌病家族史的患者等	无
阶段 B（心衰前期）	已发展成器质性心脏病，但并无心衰症状和（或）体征	左心室肥厚、陈旧性心肌梗死、无症状的心脏瓣膜病患者等	I
阶段 C（症状性心衰）	有器质性心脏病，既往或目前有心衰症状和（或）体征	器质性心脏病患者伴运动耐量下降（呼吸困难、疲乏）和液体潴留	I～IV
阶段 D（终末期心衰）	器质性心脏病不断进展，虽经积极的内科治疗，休息时仍有症状，且需要特殊干预	因心衰反复住院，且不能安全出院者；需要长期静脉用药者；等待心脏移植者；使用心脏机械辅助装置者	IV

表 7-6　纽约心脏病协会（NYHA）心功能分级

心功能分级	定义
I	活动不受限。日常体力活动不引起明显的气促、疲乏或心悸
II	活动轻度受限。休息时无症状，日常活动可引起明显的气促、疲乏或心悸
III	活动明显受限。休息时可无症状，轻度日常活动即引起明显的气促、疲乏、心悸
IV	休息时也有症状，任何体力活动均会引起不适。如无须静脉给药，可在室内或床边活动者为 IV a 级；不能下床并需静脉给药支持者为 IV b 级

　　药物治疗仍是目前治疗心衰的主要手段，临床针对不同环节使用不同类型的抗心衰药，可缓解症状、防止并逆转心室肥厚，提高患者生存质量，延长生存期，降低病死率，改善预后。抗心衰药是一类能增强心肌收缩力和（或）减轻心脏负荷，增加心排血量的药物。目前治疗心衰的药物可分为正性肌力药、减轻心脏负荷药、肾素-血管紧张素系统抑制剂、交感神经抑制药四类，分别通过不同的作用机制作用于心衰不同的环节发挥作用（图 7-5）。

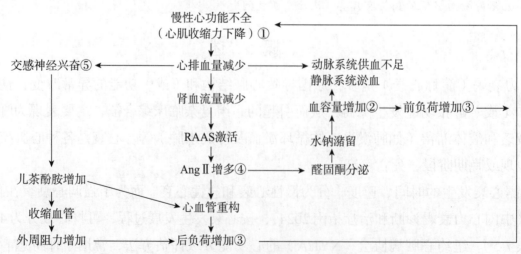

图 7-5　心衰发病原因、病理生理变化及药物作用环节示意图

RAAS：肾素-血管紧张素-醛固酮系统；Ang II：血管紧张素 II

①正性肌力药；②利尿药；③血管扩张药；④肾素-血管紧张素系统抑制剂；⑤β 受体阻断药

二、正性肌力药

（一）强心苷类

强心苷是一类能选择性地作用于心脏，以增强心肌收缩力为主的药物。主要从洋地黄类植物中提取，故又称洋地黄类药物。常用药物有地高辛、去乙酰毛花苷（西地兰）、洋地黄毒苷、毒毛花苷K等。本类药物作用、不良反应相似，但药动学方面有明显差异（表7-7）。

表7-7　各类强心苷制剂的药动学特点

项目	洋地黄毒苷	地高辛	去乙酰毛花苷	毒毛花苷K
分类	慢效	中效	速效	速效
口服吸收率（%）	90～100	60～85	20～30	2～5
$t_{1/2}$	5～7天	36小时	23小时	12～19小时
给药途径	口服	口服	静脉注射	静脉注射
起效时间	2小时	1～2小时	10～30分钟	5～10分钟
药峰时间	8～12小时	3～6小时	1～2小时	0.5～2小时
主要消除方式	肝代谢	肾排泄	肾排泄	肾排泄
作用消失时间	2～3周	5～7天	4～5天	1～3天

【作用】

1. 正性肌力　治疗量的强心苷能选择性地作用于心脏，使心肌收缩力增强，对衰竭心脏作用尤其显著，并且具有以下三个特点，这是该药治疗心衰的药理学基础。

（1）增加心肌供氧量　强心苷可加快心肌收缩速度，使收缩期缩短，舒张期相对延长，有利于衰竭心脏充分休息和静脉血的回流，有利于冠状动脉的血液灌流，增加心肌供氧量，改善心脏功能。

（2）降低衰竭心脏的耗氧量　心肌耗氧量取决于室壁肌张力、心率和心肌收缩力，其中室壁肌张力是最主要因素。衰竭心脏因室壁肌张力高、心率快和外周阻力大，使心肌耗氧量增加。用强心苷后增强心肌收缩力虽可使心肌耗氧量增加，但同时心排血量增加，使心室舒张末期容积减小，从而室壁肌张力降低；还可反射性兴奋迷走神经，减慢心率，降低外周阻力，故总耗氧量降低。

（3）增加衰竭心脏的心排血量　心衰患者心室内残余血量较多，强心苷通过加强心肌收缩力，使心排血量增加，心室残留血量减小；同时反射性兴奋迷走神经，降低交感神经活性，外周血管扩张，阻力下降，心脏前后负荷降低，心排血量显著增加。但并不增加正常心脏心排血量。

2. 负性频率　治疗量强心苷对正常心率影响小。心衰时由于交感神经活动增强，使心率加快。应用强心苷后，通过增加心排血量，反射性兴奋迷走神经，使心率减慢。

3. 负性传导　治疗量强心苷通过兴奋迷走神经，减慢房室传导速度；较大剂量可直接抑制房室传导；中毒剂量可导致不同程度的房室传导阻滞，甚至心搏骤停。

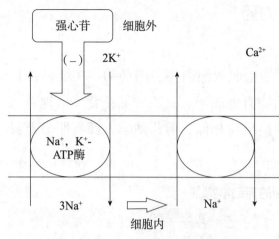

图7-6　强心苷作用机制示意图

4.其他　强心苷对心衰患者具有利尿和扩血管作用。其利尿作用能减少血容量，减轻心脏负担。

【作用机制】　强心苷增强心肌收缩力是通过增加细胞内 Ca^{2+} 浓度而实现的。强心苷选择性地与心肌细胞膜上 Na^+，K^+-ATP 酶结合并抑制其活性，使 Na^+-K^+ 交换减少，细胞内 Na^+ 量增多，促使 Na^+-Ca^{2+} 交换增强，使 Na^+ 外流增加，Ca^{2+} 内流增加，最终使心肌细胞内 Ca^{2+} 浓度升高，心肌收缩力增强（图7-6）。

【用途】

1.治疗心衰　强心苷适用于已应用利尿药、肾素-血管紧张素系统抑制剂（RASI）、β受体阻断药、钠-葡萄糖共转运蛋白2抑制剂（SGLT2i），仍持续有心衰症状的患者。其对心衰的疗效随病因和病情而异。

（1）对心衰伴有心房颤动和心室率快的患者疗效最好。

（2）对心瓣膜病、先天性心脏病、动脉硬化及高血压所致的低心排血量的心衰疗效良好；但对继发于甲状腺功能亢进、严重贫血及维生素 B_1 缺乏等高心排血量心衰疗效较差。

（3）对肺源性心脏病、严重的心肌损伤或活动性心肌炎等因心肌缺血缺氧所致的心衰疗效差且易致中毒。

（4）对伴有心肌外机械因素，如心包积液、缩窄性心包炎、严重二尖瓣狭窄等引起的心衰无效。

2.治疗某些心律失常

（1）心房颤动（房颤）　是快慢不等、强弱不均的心房纤维颤动，每分钟可达350～600次。主要危害在于心房过多冲动传至心室，引起心室率过快，导致严重的循环衰竭。强心苷通过兴奋迷走神经，减慢房室传导，减慢心室率。

（2）心房扑动（房扑）　是快速而规则的心房异位节律，每分钟可达240～350次，与房颤相比更易传入心室，使心室率过快而影响心脏泵血功能。强心苷通过不均一缩短心房不应期，使房扑转为房颤，并进而减慢心室率。部分患者在转变为房颤后停止应用强心苷可转变为窦性节律。

（3）阵发性室上性心动过速　强心苷主要通过兴奋迷走神经，减慢房室传导而终止阵发性室上性心动过速发作。

【不良反应】　强心苷类药物安全范围小，治疗量已达中毒量的60%，且个体差异大，故易发生毒性反应。

1.胃肠道反应　为常见的早期中毒症状，主要表现为食欲不振、恶心、呕吐、腹泻等，应与强心苷用量不足和心衰本身的胃肠道症状相鉴别。

2. 神经精神症状 表现为表情淡漠、眩晕、疲倦、头痛、失眠、谵妄等。还可出现黄视症、绿视症及视物模糊等视觉异常。视觉异常通常是强心苷中毒的先兆，可作为停药的指征。

3. 心脏毒性 是强心苷最严重的毒性反应，可出现各种心律失常。最常见室性期前收缩，也可出现室性心动过速、房室传导阻滞、窦性心动过缓等。其中快速性房性心律失常伴有传导阻滞是洋地黄中毒的特征性表现。

【给药方法】 原则上应采用个体化给药方案。这样既可发挥药物最佳疗效，又能避免药物过量中毒。

1. 传统给药法 先在短时间内给予足量强心苷以充分发挥疗效，称为全效量或洋地黄化量；然后逐日给予一定剂量补充每日消除量，以维持疗效，称为维持量。全效量给药方法分为两种：①缓给法，适用于慢性轻症患者，于3~4天内给予全效量，常选用地高辛；②速给法，适用于重症且2周内未用过强心苷的患者，于24小时内给足全效量，常选用毛花苷C或毒毛花苷K。

2. 每日维持量给药法 每日给予维持量，经4~5个 $t_{1/2}$，能使血药浓度达到稳态而发挥疗效。按此疗法给药能明显降低强心苷中毒的发生率，用于慢性、病情较轻的患者，为目前临床常用的给药方法，常选用地高辛。

【用药护理】

1. 避免诱发中毒的各种因素 低血钾、高血钙、低血镁，肺源性心脏病、严重心肌损害导致的心肌缺氧，以及老年人、肝肾功能低下是强心苷中毒的诱发因素。与高效能利尿药合用时，应注意同时补钾。

2. 地高辛口服的生物利用度个体差异大，主要与制剂的制备过程有关。因此，用药时应注意选择同一来源的制剂。

3. 地高辛主要以原型药从尿中排出，故老年人及肾功能不全患者易发生蓄积中毒，其用量应根据肌酐清除率计算。

4. 警惕中毒先兆，一旦发生频发室性期前收缩、心率低于60次/分（婴幼儿80次/分）、色视障碍，即为中毒先兆，要及时停药。

5. 强心苷轻度中毒者，停药后中毒症状自行消失。中毒严重者，根据心脏反应的不同，采取相应的治疗措施。

（1）及时停用强心苷和排钾利尿药。

（2）对于快速型心律失常，轻者口服氯化钾，重者静脉滴注或选择苯妥英钠、利多卡因等抗心律失常药；对于心动过缓或Ⅱ、Ⅲ度房室传导阻滞可用阿托品。

（3）对危及生命的强心苷中毒，可用地高辛抗体Fab片段做静脉注射，解除地高辛对心肌 Na^+，K^+-ATP酶的抑制作用。

（4）禁忌证包括病态窦房结综合征、心肌梗死急性期（<24小时）、预激综合征伴房颤或心房扑动、梗阻性肥厚型心肌病等。

（二）非苷类正性肌力药

非苷类正性肌力药包括β受体激动药和磷酸二酯酶抑制药等。由于这类药物可能增加心衰患者的病死率，故不宜作常规治疗药物。

1. β受体激动药　本类药有多巴酚丁胺，为多巴胺的衍生物。能选择性激动β_1受体，使心肌收缩力增强，心排血量增加，改善心衰症状。治疗量对心率影响小，很少引起心律失常。此外，多巴酚丁胺对β_2受体有一定激动作用，使外周血管扩张、阻力下降，降低心脏后负荷，提高心泵功能。主要用于难治性心衰的短期治疗。

2. 磷酸二酯酶抑制药　本类药有氨力农、米力农和维司力农等。它们通过抑制磷酸二酯酶Ⅲ的活性，减少cAMP的降解，使心肌和血管平滑肌细胞内cAMP含量增加，发挥增强心肌收缩力、扩张血管、降低心脏前后负荷、改善心功能的作用。主要用于强心苷、利尿药无效的难治性心衰的短期治疗。

三、减轻心脏负荷药

（一）利尿药

在心衰时，体内的水钠潴留可加重心衰，两者形成恶性循环。利尿药是心衰治疗中改善症状的基石，是心衰治疗中唯一能够控制体液潴留的药物。一方面通过排钠利尿，减少血容量和回心血量，消除水钠潴留，减轻心脏的前负荷；另一方面通过增加排钠，使血管内Na^+含量下降，Na^+-Ca^{2+}交换减少，血管平滑肌细胞内的Ca^{2+}浓度降低，从而舒张血管，减轻心脏后负荷，缓解心衰症状。

轻度心衰可选用中效能利尿药噻嗪类，中度心衰可口服呋塞米，对严重心衰、急性左心衰竭合并肺水肿，可选用呋塞米静脉注射。用药期间要注意补钾或合用保钾利尿药（如螺内酯），避免在治疗心衰的过程中因低血钾诱发强心苷的毒性反应。

考点 利尿药治疗心衰的机制

（二）血管扩张药

血管扩张药通过扩张静脉和动脉血管，降低心脏前、后负荷，缓解心衰症状。治疗心衰的血管扩张药的选择应根据病因、病情而定。

以舒张小动脉为主的肼屈嗪用于心排血量明显减少、外周阻力高的患者；以舒张小静脉为主的硝酸酯类用于肺静脉压明显升高、肺淤血症状明显的患者；均衡性舒张小动脉、小静脉的硝普钠用于心排血量低及肺静脉压高的患者。

血管扩张药治疗心衰的主要不良反应是低血压，用药期间要密切观察血压变化，随时调整剂量，从小剂量开始逐渐增至满意疗效剂量。为了不影响冠状动脉的灌注，应使收缩压不低于100mmHg，舒张压不低于60mmHg。不可突然停药，以免产生反跳现象。

四、肾素 - 血管紧张素系统抑制药

肾素-血管紧张素系统抑制药用于心衰的治疗是心衰治疗的最重要进展之一，不仅能

缓解心衰的症状、提高生活质量，而且能显著降低心衰患者的病死率、改善预后。自从20世纪80年代末ACEI应用于治疗心衰以来，已基本上取代了血管扩张药。

1. 血管紧张素Ⅰ转化酶抑制药（ACEI） 临床用于治疗心衰的ACEI有卡托普利、依那普利、培哚普利、雷米普利等。除具有扩血管作用外，还可抑制心肌肥厚、血管增生及心室重构。ACEI广泛用于各种原因引起的心衰，常与利尿药、地高辛合用提高疗效。

2. AT₁受体阻断药（ARB） 本类药阻断AngⅡ受体，抗心衰作用与ACEI相似，但AT₁受体阻断药的选择性更强，对AngⅡ效应的拮抗更完全。并且对缓激肽途径无影响，故使用后不引起干咳、血管神经性水肿等不良反应。长期应用对心率无明显影响，无耐受性。常用药物有氯沙坦、厄贝沙坦等。

3. 醛固酮拮抗药 心衰时血中醛固酮的浓度可明显增高达20倍以上，因此，在对心衰常规治疗的基础上，加用醛固酮拮抗药螺内酯、依普利酮，阻断醛固酮受体，对抗醛固酮造成的心脏功能障碍和心衰的恶化，可明显降低心衰病死率。

考点 ACEI、ARB和螺内酯在治疗心衰中的作用

五、交感神经抑制药

1. β受体阻断药 通过阻滞心脏β受体，能降低交感神经对心脏的作用，使心率减慢、心肌耗氧量减少，可改善心衰的症状，如在心肌状况严重恶化之前早期应用，可降低死亡率，提高生活质量。

临床常用的β受体阻断药有卡维地洛、美托洛尔、比索洛尔、拉贝洛尔等。卡维地洛还有阻断α受体、抗氧化作用，可保护心肌细胞。主要用于高血压心脏病、缺血性心脏病、扩张型心肌病导致的心衰。必须在利尿药、ACEI和强心苷作为基础治疗药之上时谨慎使用。应从小剂量开始，在严密观察下逐渐增加至患者能够耐受的剂量。起效缓慢，一般心功能明显改善平均需要3个月的时间。严重心动过缓（＜50次/分）、严重低血压（收缩压＜85 mmHg）和休克患者应停用。重度心衰、急性肺水肿、严重心动过缓、重度房室传导阻滞、支气管哮喘及肝肾功能不全者慎用或禁用。

2. α₁受体阻断药 哌唑嗪通过选择性阻断血管平滑肌上的α₁受体，使小动脉、小静脉均扩张而降低心脏前后负荷，用于难治性心衰的治疗。

任务4 抗心律失常药

案例 7-4

患者，男，50岁。1个月前感冒后一直感觉乏力、心悸不适。既往体健，无高血压、冠心病及脑血管疾病病史。到医院就诊，心电图显示：频发室性早搏，医嘱给予胺碘酮治疗。

问题：1. 治疗心律失常的药物有哪些？

2. 案例中提到的胺碘酮属于哪类抗心律失常药？适合于哪类心律失常？

一、概　述

（一）心律失常的概念及分类

心律失常指心动节律或心动频率的异常，是心血管系统常见的临床病症。心律失常可导致心脏泵血功能障碍，影响全身供血。

临床上将心律失常分为缓慢型和快速型两类。缓慢型心律失常包括窦性心动过缓、房室传导阻滞等；快速型心律失常形成的机制复杂，表现多样，常见的有房性期前收缩、房性心动过速、阵发性室上性心动过速、心房颤动、心房扑动，以及室性期前收缩、室性心动过速和心室颤动等。

（二）心律失常发生的机制

心律失常的产生有冲动起源异常和冲动传导异常或二者兼而有之。

1. 冲动起源异常　引起冲动起源异常的原因有自律细胞的自律性异常、非自律细胞产生异常自律性，以及后除极与触发活动。

2. 冲动传导异常　包括单纯性传导异常和折返激动两大类。

链 接

心率与心律（图 7-7）

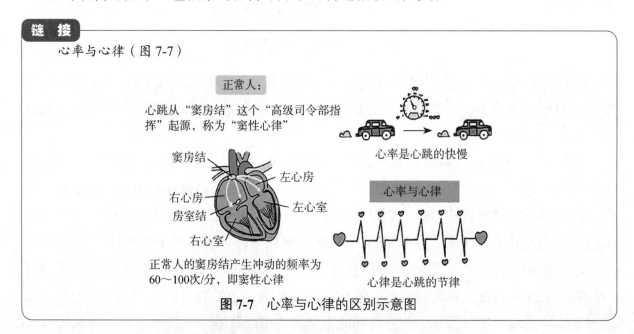

图 7-7　心率与心律的区别示意图

（三）抗心律失常药的作用和分类

根据缓慢型和快速型两个不同的心律失常类型，分别采用对应的治疗药物。抗心律失常药是一类治疗心脏节律紊乱的药物。抗心律失常药物是治疗心律失常的基本手段。缓慢型心律失常可应用阿托品和异丙肾上腺素治疗；快速型心律失常治疗药物类型较多而复杂。本节介绍的是治疗快速型心律失常的药物。

1. 抗心律失常药的作用　抗心律失常药主要通过影响心肌细胞膜上的离子通道，干扰Na^+、K^+、Ca^{2+}等离子的转运，纠正心律失常时的电生理紊乱，发挥抗心律失常作用。

（1）降低自律性　自律性的高低取决于4期自动除极的速率和最大舒张电位。药物可通过抑制快反应细胞4期Na^+内流或慢反应细胞4期Ca^{2+}内流和阻断心脏的$β_1$受体而降低4期自动除极的速率；可通过促进K^+外流而增加最大舒张电位，从而降低自律性，使心率减慢。

（2）减少后除极　后除极是在一个动作电位中0相除极后发生的频率较快、振幅较小的除极，是引起心律失常的一个重要因素，分早后除极和迟后除极。①早后除极常发生于复极过程的2、3相，在动作电位时程（APD）过度延长时易发生，缩短APD的药物可减少早后除极的发生。②迟后除极常发生于复极过程的4相，因细胞内Ca^{2+}超负荷而诱发Na^+短暂内流所致，因此钙通道阻滞药和钠通道阻滞药可减少迟后除极的发生。

（3）消除折返激动　可通过影响传导性和有效不应期来实现。①通过增强膜反应性来改善传导，消除单向传导阻滞而消除折返；通过降低膜反应性来减慢传导，使单向传导阻滞变为双向传导阻滞而消除折返。②钠通道阻滞药能绝对延长快反应细胞的有效不应期、钙通道阻滞药能绝对延长慢反应细胞的有效不应期、促进3相K^+外流的药物可相对延长有效不应期而消除折返。

2. 抗心律失常药的分类　根据药物对心肌细胞电生理作用的影响，将抗心律失常药物分为四类（表7-8）。

表7-8　抗心律失常药物的分类

分类		特点	常用药
I 类	I a	适度阻滞钠通道	奎尼丁、普鲁卡因胺
	I b	轻度阻滞钠通道	利多卡因、苯妥英钠
	I c	重度阻滞钠通道	普罗帕酮、氟卡尼
II 类		β受体阻断药	普萘洛尔
III 类		钾通道阻滞药（延长动作电位时程药）	胺碘酮
IV 类		钙通道阻滞药	维拉帕米

二、常用的抗心律失常药

抗心律失常药应用广泛，但药物安全范围较窄，不良反应多且有的药物易致新的心律失常，甚至致死。抗心律失常药的治疗目的主要是缓解症状或减少心律失常对心功能和心肌缺血等的影响，不应都以消灭或减少心律失常为主要目标，且应重视药物的安全性。对危及生命的心律失常，治疗的主要目的是控制心律失常。应用抗心律失常药治疗时，应认真权衡利弊，做好用药护理。用药期间应密切注意血压、心率和心律的变化，特别是静脉给药宜缓慢，用药过程中进行心电监护，严密观察心电图的变化。常用抗心律失常药的临床用途、不良反应及注意事项见表7-9。

表 7-9　常用抗心律失常药的临床用途、不良反应及注意事项

分类		药物	临床用途	不良反应及注意事项
I 类	I a	奎尼丁	为广谱抗心律失常药，对多种类型的心律失常有效	①胃肠道反应：食欲缺乏、恶心、呕吐、腹痛、腹泻等；②金鸡纳反应：胃肠道不适、耳鸣、听力减退、视力障碍和眩晕等，用药期间避免驾驶、高空作业或机械操作；③心血管系统反应：如低血压、传导阻滞等；④与地高辛合用时，应减少地高辛用量；与药酶诱导剂合用时可加速代谢，使血药浓度降低；与普萘洛尔、维拉帕米、西咪替丁合用时应减少剂量
	I b	利多卡因	主要用于室性心律失常，对房性心律失常无效	①有神经系统反应，过量可致惊厥；②心血管反应，大量致心脏抑制、血压下降、心脏停搏；③维持时间短，用药后应注意观察不良反应征兆，一旦出现及时调整用药剂量或停药，并采取相应的处理措施；④不宜口服
		苯妥英钠	强心苷中毒所致室性心律失常的常用药	①静脉注射速度太快可致心律失常，如窦性心动过缓、窦性停搏、心室颤动及低血压、呼吸抑制等；②静脉给药宜缓慢，用药过程中进行心电监护，严密观察心电图的变化；③有致畸作用，孕妇禁用
	I c	普罗帕酮	治疗多种类型的房性和室性心律失常	①心血管反应严重，可加重心衰、引起房室传导阻滞；②静脉用药过程应进行心电监护；③年老体弱者给药后应卧床休息 1～2 小时，起床时应扶持，以免坠床；④用药期间应定期查血常规、肝功能
II 类		普萘洛尔 美多洛尔	主要用于治疗窦性心动过速和室上性心律失常	①可致窦性心动过缓、房室传导阻滞、低血压、心衰等心血管反应；②长期用药后如需停药则应缓慢减量停药，骤然停用会出现撤药综合征；③对有病态窦房结综合征、房室传导阻滞、支气管哮喘或慢性肺部疾患者禁用
III 类		胺碘酮	广谱抗心律失常药，用于终止或预防室上性和室性心律失常	①静脉注射致低血压和心动过缓；②长期用药致角膜微粒沉淀，面部色素沉着，停药后可自行恢复；③可致肺间质纤维化，应定期做胸片检查；④对碘过敏者禁用
IV 类		维拉帕米	用于房颤或房扑的心室率控制及室上性心动过速	①静脉注射过快可引起心动过缓、传导阻滞、血压下降等，宜缓慢静脉注射，嘱患者给药期间应注意血压和心率变化；②避免驾驶、高空作业或机械操作

考点　抗心律失常药的用途

链接

合理选择抗心律失常药

　　抗心律失常药不主张预防性用药，除特殊需要外（如急性心肌梗死患者可能出现的室性心律失常等）。多数抗心律失常药的安全范围较窄，易发生不良反应，严重者可致死。因此，只有当心律失常较为明显，或患者症状较明显时，方可根据心律失常的类型合理选药（表 7-10）。

表 7-10　快速型心律失常的药物选用

类型	常用药物
窦性心动过速	β 受体阻断药或维拉帕米
室上性心动过速	腺苷、维拉帕米
心房颤动或扑动	房颤节律控制用胺碘酮；心室率控制用 β 受体阻断药；房扑用直流电复律及胺碘酮
室性期前收缩	β 受体阻断药、胺碘酮、普罗帕酮、美西律等
室性心动过速	利多卡因、苯妥英钠、胺碘酮、美西律等
强心苷中毒所致室性心动过速	苯妥英钠、利多卡因

三、抗心律失常药用药护理

1. 使用抗心律失常药前须测血压和心率，用药期间也应经常监测血压、心率和心电图，如果血压明显下降、心率减慢或过快，心电图出现Q-T间期延长，或心律突然改变，应暂停给药，并立即向医师报告，以便及时处理。

2. 遵照医嘱，正确使用抗心律失常药。静脉注射抗心律失常药时，注射速度要慢，剂量要准确。

3. 使用普鲁卡因胺前应询问患者对本药或普鲁卡因有无过敏史，如有过敏史应报告医师。

4. 告知患者，奎尼丁、普罗帕酮应在餐中或餐后服用；服用奎尼丁期间应缓慢改变体位，以免发生直立性低血压；服用胺碘酮期间避免在日光下暴晒，如出现便秘应及时告诉医师。

5. 指导患者改变不良生活习惯，不吃刺激性食物，不饮用咖啡、浓茶，保持大便通畅。

任务5 调血脂药

案例 7-5

患者，男，45岁。体胖，无明显症状、体征。健康体检时血脂结果显示：高脂蛋白血症（Ⅳ型）。医嘱给予氟伐他汀进行调节血脂治疗。服药3天后，患者晨起走路时感觉下肢肌肉疼痛。

问题：1. 氟伐他汀主要治疗哪种类型的血脂异常？

2. 患者出现的下肢肌肉疼痛是否和用药有关？

血脂是血浆中所含脂类的总称，包括胆固醇酯（CE）、游离胆固醇（FC）、甘油三酯（TG）、磷脂（PL）和游离脂肪酸（FFA）等，CE、FC相加为总胆固醇（TC）。血脂与载脂蛋白（Apo）结合成各种颗粒大小及密度不同的脂蛋白（LP），LP能溶于血浆转运和代谢。血脂异常，尤其是低密度脂蛋白胆固醇（LDL-C）是动脉粥样硬化性心血管系统疾病（ASCVD）的致病危险因素。ASCVD一级预防低危人群（非糖尿病患者）的主要血脂指标参考标准见表7-11。

表 7-11 中国 ASCVD 一级预防低危人群（非糖尿病患者）的主要血脂指标参考标准（mmol/L）

分类	TC	LDL-C	HDL-C	TG	非 HDL-C
理想水平	—	< 2.6	—	—	< 3.4
合适水平	< 5.2	< 3.4	—	< 1.7	< 4.1
边缘升高	≥ 5.2 且 < 6.2	≥ 3.4 且 < 4.1		≥ 1.7 且 < 2.3	≥ 4.1 且 < 4.9
升高	≥ 6.2	≥ 4.1		≥ 2.3	≥ 4.9
降低	—	—	< 1.0	—	—

注：ASCVD 为动脉粥样硬化性心血管系统疾病，TC 为总胆固醇，LDL-C 为低密度脂蛋白胆固醇，HDL-C 为高密度脂蛋白胆固醇，TG 为甘油三酯；表中所列数值是干预空腹12小时测定的血脂水平；一为无。

根据《中国血脂管理指南（基层版2024年）》，血脂异常分为高胆固醇血症、高甘油三酯血症、混合型高脂血症和低高密度脂蛋白胆固醇血症，血脂水平是否达标要依据ASCVD风险的不同来判断（表7-12）。

表 7-12　血脂异常临床分型

分型	TC	TG	HDL-C	相当于 WHO 表型
高 TC 血症	增高	—	—	Ⅱa
高 TG 血症	—	增高	—	Ⅳ、Ⅰ
混合型高脂血症	增高	增高	—	Ⅱb、Ⅲ、Ⅳ、Ⅴ
低 HDL-C 血症	—	—	降低	—

注：TC. 总胆固醇，TG. 甘油三酯，HDL-C. 高密度脂蛋白胆固醇，—. 无。

血脂异常可促进动脉粥样硬化病变的形成和发展，直接危害人们的健康。治疗措施主要是通过合理膳食，食用低盐、低热量、低脂肪、低胆固醇类食物，加强体育锻炼，戒烟戒酒等措施，使病情得到缓解，无效或较重者应采用药物治疗。根据其作用，降血脂药物分为主要降低胆固醇的药物和主要降低TG的药物，以减少ASCVD发生，降低致残率和死亡率。常用的调血脂药物有他汀类、树脂类、贝特类、烟酸类、抗氧化剂等。

一、他 汀 类

羟甲基戊二酸单酰辅酶A（HMG-CoA）还原酶抑制药，又称他汀类调血脂药，是目前治疗高胆固醇血症的主要药物。常用药物有洛伐他汀、普伐他汀、氟伐他汀、辛伐他汀等。

【作用】

1. 调节血脂　HMG-CoA还原酶是体内胆固醇合成的限速酶。本类药物在肝脏竞争性抑制HMG-CoA还原酶活性，使胆固醇合成显著减少，进而降低血脂，使血浆TC、低密度脂蛋白（LDL）和极低密度脂蛋白（VLDL）水平降低，高密度脂蛋白（HDL）水平轻度升高。洛伐他汀降低胆固醇作用最强，普伐他汀最弱。本类药物降TG作用较弱。

2. 其他　本类药物具有抑制血小板聚集和提高纤溶活性、降低血浆C反应蛋白水平、减轻动脉粥样硬化的炎症反应、改善血管内皮功能、抑制血管平滑肌增殖和迁移等作用。对肾功能有一定的保护和改善作用。

【用途】

1. 高胆固醇血症　本类药物可用于各种高胆固醇血症和混合型高脂血症及ASCVD的防治，对病情较严重者可与胆汁酸结合树脂合用。

2. 其他　本类药物能抑制肾小球膜细胞的增殖、延缓肾动脉硬化，从而保护和改善肾功能，可用于肾病综合征；能增加粥样斑块的稳定性和使斑块缩小，故可减少缺血性脑卒中、稳定型和不稳定型心绞痛发作、致死性和非致死性心肌梗死发生，用于预防心脑血管急性事件。

【不良反应】 轻度的胃肠道反应及头痛、头晕、皮疹、肌痛等，少数患者有血清氨基转移酶等肝功能检测指标异常、碱性磷酸酶升高，停药后可恢复正常。偶有肌痛、肌炎、横纹肌溶解症，多呈剂量依赖性。西立伐他汀和辛伐他汀引起的肌病发病率高。

【用药护理】

1. 洛伐他汀晚餐时一次顿服，吸收好；普伐他汀口服吸收不完全，受食物影响；氟伐他汀口服吸收迅速而完全，不受食物影响。

2. 用药期间需定期检查肝功能，有肌痛时监测肌酸激酶。与免疫抑制药（如环孢素A等）、抗真菌药、大环内酯类、胺碘酮、吉非罗齐等联用时，可能增加肌病及肌溶解的发生风险。

3. 对本药过敏、活动性肝病、孕妇、哺乳期妇女禁用。

链接

拜斯亭事件

1997年，拜耳的拜斯亭（西立伐他汀）上市。1998年，德国首次报道1名患者服用拜斯亭后出现肌肉疼痛、萎缩和神经麻木等症状，并最终死亡。至2001年8月，拜斯亭退出市场。分析原因为患者同时服用拜斯亭和降脂药吉非罗齐，导致横纹肌溶解，出现生命危险。横纹肌溶解十分罕见，但所有常用降血脂药物均可能产生。故选药时，要注意药物间的相互作用。

二、树 脂 类

胆汁酸结合树脂为碱性阴离子交换树脂，口服不吸收，在肠腔内与胆汁酸结合形成络合物随粪便排出，故能阻断胆汁酸的肝肠循环和反复利用，从而大量消耗胆固醇（Ch），使血浆中的TC和LDL水平降低。临床常用药物有考来烯胺、考来替泊。

考 来 烯 胺

【作用】

1. 口服后能与肠道内的胆汁酸结合，使胆汁酸失去活性，从而减少了肠道内胆固醇等脂类的吸收；同时，由于阻断了胆汁酸的肝肠循环，促进了肝内胆固醇转化为胆汁酸；肝内胆固醇水平降低可使肝细胞表面LDL受体数量增多，血浆LDL向肝内转移。通过上述作用，能显著降低血浆TC和LDL-C水平，并能轻度升高HDL-C水平。

2. 血浆胆固醇水平的降低可继发性提高HMG-CoA还原酶活性，使肝脏胆固醇合成增多，故与HMG-CoA还原酶抑制药合用，可产生协同降血脂作用。

【用途】 适用于Ⅱa型高脂血症（原发性高胆固醇血症）、以TC和LDL-C升高为主的家族性高胆固醇血症的治疗。

【不良反应】 常见恶心、食欲减退、腹胀、便秘等胃肠道症状；剂量过大时可引起脂肪泻；偶可出现短时的氨基转移酶升高、高氯性酸中毒。

【用药护理】

1. 不要将药粉直接服用，以免呛入气管。本药有特殊难闻的气味，可溶解在饮料、牛奶等调味剂中服用。

2. 本药可妨碍香豆素类、强心苷类药物等的吸收，应避免同时服用。

3. 不可加大剂量，以免引起胃肠道不适、腹泻等。

4. 长期服用应适当补充维生素A、维生素D、维生素K等脂溶性维生素及钙盐。

三、贝特类

贝特类又称苯氧酸衍生物，最早应用的是氯贝丁酯，降血脂作用明显，但不良反应多而严重。新研发的苯氧酸类药效强、毒性低，有吉非罗齐、苯扎贝特、非诺贝特等。

【作用】

1. 调节血脂作用　主要通过激活脂蛋白脂肪酶，降低血浆TG、VLDL、LDL和TC，轻度升高HDL；其次是抑制肝内合成和分泌VLDL。

2. 其他作用　具有抗血小板黏附和聚集、抗凝血及抗炎等作用。

【用途】　用于原发性高TG血症，对Ⅲ型高脂血症和混合型高脂血症有较好的疗效，亦可用于伴2型糖尿病的高脂血症。

【不良反应】　较轻，可有胃肠道反应，如轻度腹痛、腹泻、恶心等；偶有皮疹、脱发、视物模糊、血常规及肝功能异常等。

【用药护理】

1. 肝胆疾病患者、孕妇、儿童及肾功能不全者禁用。

2. 与他汀类合用，可能增加肌病的发生。

四、烟酸类

烟　酸

烟酸属B族维生素，大剂量有调节血脂作用，能使TG、VLDL浓度降低，还可升高HDL，阻滞动脉粥样硬化病变的发展。此外，烟酸还具有扩张血管和抑制血小板聚集的作用。临床用于高脂血症，与他汀类或苯氧酸类联用，可提高疗效。

由于用量较大，可致皮肤潮红及瘙痒，与阿司匹林合用可缓解。烟酸可刺激胃黏膜，诱发或加重消化性溃疡，偶有肝功能异常、血尿酸增多、糖耐量降低，停药后可以恢复。溃疡病、痛风、糖尿病及肝功能异常者禁用。

阿昔莫司

阿昔莫司为烟酸的衍生物，有广谱调血脂作用，作用强而持久。本药通过抑制脂肪酸的分解，减少游离脂肪酸的释出，从而抑制TG在肝中合成；也能抑制VLDL、LDL的合成，并加速LDL的分解；还可改善糖尿病患者的空腹血糖和糖耐量，不引起尿酸升高。

阿昔莫司适用于Ⅱ、Ⅲ、Ⅳ、Ⅴ型高脂血症。尤其适用于伴有2型糖尿病或痛风的高脂血症患者。

不良反应可见胃肠道反应，偶有面部潮红、热感、瘙痒及皮疹等血管扩张反应。溃疡病患者禁用，肾功能不全者应减量。

五、抗氧化剂

普罗布考

普罗布考为强效抗氧化剂，能降低血清TC水平，并同时降低LDL-C和HDL-C水平，但对VLDL、TG影响较小。HDL的改变，有利于胆固醇自外周向肝的逆转运，促进黄色瘤消退。

本药常与其他降血脂药合用治疗高胆固醇血症及预防动脉粥样硬化的形成。

常见不良反应有腹泻、腹胀、腹痛、恶心等胃肠道反应；偶见嗜酸性粒细胞增多、感觉异常、血管神经性水肿；饭后立即口服药物能增加药物的吸收；不宜用于有心肌损害的患者，用药期间注意监测心电图；孕妇和小儿禁用。

多烯脂肪酸类

多烯脂肪酸类又称为多不饱和脂肪酸类（PUFAs）。多烯脂肪酸指有2个或2个以上不饱和键结构的脂肪酸。根据第一个不饱和键的位置不同分为两类：n-6PUFAs和n-3PUFAs。n-6PUFAs主要含于植物油中，降脂作用弱，临床应用疗效可疑；n-3PUFAs主要含于海洋生物藻、鱼及贝壳类中，已有含n-3PUFAs的浓缩鱼油制剂。

n-3PUFAs的主要作用有降低TG、轻度升高HDL，大多出现在用药几天或几周内，对TC和LDL-C影响小。长期服用，能预防动脉粥样硬化斑块形成并使斑块消退。

此外，该类药物还有抑制血小板聚集、扩张血管及稳定粥样硬化斑块的作用，能减少心血管事件的发生。

鱼肝油禁用于Ⅱa型高脂蛋白血症，因其可能增加LDL-C水平。

自 测 题

A1/A2 型题

1. 通过阻断肾上腺素β受体产生降压作用的药物是（　　）

　A. 哌唑嗪　　　　　　B. 普萘洛尔

　C. 卡托普利　　　　　D. 利血平

　E. 硝苯地平

2. 高血压伴有糖尿病的患者不宜使用（　　）

　A. 氢氯噻嗪　　　　　B. 哌唑嗪

　C. 卡托普利　　　　　D. 氯沙坦

　E. 可乐定

3. 患者，男，60岁。高血压病史10余年。测血压160/100mmHg，X线检查示左心室肥厚，患者最好选用哪种药物降压（　　）

　A. 硝苯地平　　　　　B. 普萘洛尔

　C. 肼屈嗪　　　　　　D. 氢氯噻嗪

　E. 卡托普利

4. 高血压危象宜选用（　　）

　A. 普萘洛尔　　　　　B. 硝普钠

C. 氢氯噻嗪　　　　　D. 可乐定

E. 利血平

5. 通过抑制血管紧张素Ⅰ转化酶而产生降压作用的药物是（　　　）

　　A. 可乐定　　　　　　B. 美加明

　　C. 利血平　　　　　　D. 卡托普利

　　E. 氢氯噻嗪

6. 长期使用血管紧张素Ⅰ转化酶抑制药最常见的副作用是（　　　）

　　A. 水钠潴留　　　　　B. 心动过速

　　C. 干咳　　　　　　　D. 头痛

　　E. 脱发

7. 某高血压患者，同时患有支气管哮喘，该患者不宜使用下列哪种降压药物（　　　）

　　A. 呋塞米　　　　　　B. 普萘洛尔

　　C. 硝苯地平　　　　　D. 卡托普利

　　E. 哌唑嗪

8. 患者因心衰入院治疗，服用地高辛治疗过程中出现食欲下降、视物模糊。查心率 50 次 / 分，余未见异常。针对该患者的情况可选的治疗药物是（　　　）

　　A. 20% 甘露醇　　　　B. 青霉素

　　C. 阿托品　　　　　　D. 氯化钾

　　E. 利多卡因

9. 患者，男，70 岁，高血压 15 年。昨日受凉后出现剧烈头痛，头晕，呕吐。测量血压 200/130mmHg，遵医嘱给予硝普钠降压。用药护理正确的是（　　　）

　　A. 提前配制　　　　　B. 肌内注射

　　C. 静脉推注　　　　　D. 快速滴注

　　E. 避光滴注

10. 洋地黄中毒较严重的反应是（　　　）

　　A. 胃肠道反应　　　　B. 心律失常

　　C. 视物模糊　　　　　D. 黄视、绿视

　　E. 头晕、头痛

11. 患者，男，65 岁，因心衰长期服用氢氯噻嗪治疗，护士最应该关注的不良反应是（　　　）

　　A. 低血压　　　　　　B. 低血钾

C. 低血钠　　　　　　D. 脱水

E. 发热

12. 应用洋地黄类药物治疗心衰时，护士给药前应检查心律和心率，应暂停给药的心率界值是（　　　）

　　A. 低于 80 次 / 分　　B. 低于 70 次 / 分

　　C. 低于 60 次 / 分　　D. 低于 50 次 / 分

　　E. 低于 40 次 / 分

13. 下列药物静脉滴注过程中需严密监测血压的是（　　　）

　　A. 利多卡因　　　　　B. 氨茶碱

　　C. 胺碘酮　　　　　　D. 硝普钠

　　E. 呋塞米

14. 患者，男，55 岁，因心衰收住入院，采取地高辛治疗。护士查房时患者主诉食欲明显减退，视物模糊，测心率 50 次 / 分。上述症状最可能的原因是（　　　）

　　A. 心衰加重　　　　　B. 颅内压增高

　　C. 心源性休克　　　　D. 低血钾

　　E. 洋地黄中毒

15. 患者，男，55 岁。因心衰使用洋地黄进行治疗。治疗期间的下列医嘱中，护士应对哪项提出质疑和核对（　　　）

　　A. 氯化钾溶液静脉滴注

　　B. 生理盐水静脉滴注

　　C. 5% 葡萄糖溶液静脉滴注

　　D. 葡萄糖酸钙溶液静脉滴注

　　E. 乳酸钠溶液静脉滴注

16. 患者，女，68 岁。入院诊断：慢性心衰，遵医嘱服用地高辛，每日 0.125 mg。某日患者将白墙看成黄墙，提示患者出现（　　　）

　　A. 心衰好转征象　　　B. 心律恢复正常

　　C. 洋地黄药物中毒　　D. 血钾过低

　　E. 血钠过高

17. 患者，女，85 岁。风湿性心脏病、心衰，用地高辛、氢氯噻嗪治疗过程中出现气促加重，心电图示：室性期前收缩，二联律。下列治疗错误的是（　　　）

A. 停用地高辛　　　B. 补钾

C. 加用利多卡因　　D. 加用呋塞米

E. 停用氢氯噻嗪

18. 患者，男，60 岁。因急性前壁心肌梗死入院。治疗期间心电监护显示室性心动过速，频率 168 次 / 分。应迅速给予（　　）

A. 利多卡因静脉推注

B. 普罗帕酮静脉推注

C. 普鲁卡因胺口服

D. 美西律口服

E. 维拉帕米口服

19. 治疗高胆固醇血症宜选用（　　）

A. 氯贝丁酯　　　B. 洛伐他汀

C. 考来烯胺　　　D. 烟酸

E. 苯扎贝特

20. 患者，男，68 岁。高血压病史 21 年，近日有时夜间出现胸闷，并频发阵发性室上性心动过速。此时宜选用（　　）

A. 硝苯地平　　　B. 普萘洛尔

C. 利多卡因　　　D. 维拉帕米

E. 卡托普利

21. 治疗窦性心动过缓的常用药是（　　）

A. 利多卡因　　　B. 维拉帕米

C. 普萘洛尔　　　D. 肾上腺素

E. 阿托品

22. 患者，女，55 岁。感冒后出现心慌、胸闷，心电图显示窦性心动过速。为纠正该患者的心率，最好应用（　　）

A. 阿托品　　　　B. 利多卡因

C. 普萘洛尔　　　D. 地高辛

E. 维拉帕米

23. 患者，女，34 岁。患有甲状腺功能亢进 7 年，服用抗甲状腺药物治疗。近日因工作问题与领导发生矛盾，情绪激动，今日早上起心慌、胸闷，不安。体检心率 162 次 / 分，心电图显示窦性心动过速。宜选用何药治疗（　　）

A. 普萘洛尔　　　B. 奎尼丁

C. 利多卡因　　　D. 胺碘酮

E. 普鲁卡因胺

24. 某患者被诊断为慢性心衰，用地高辛长期治疗，病情好转。治疗过程中再次出现乏力、腹胀、心慌等症状，测心率 130 次 / 分，正确的处理措施是（　　）

A. 加大洋地黄用量

B. 立即肌内注射硫酸镁

C. 补充氯化钾

D. 立即静脉注射呋塞米

E. 静脉注射碳酸氢钠

25. 给患者服用洋地黄类药物前，护士尤其应测量（　　）

A. 体温　　　　　B. 脉搏

C. 呼吸　　　　　D. 体重

E. 血压

A3/A4 型题

（26、27 题共用题干）

患者，男，62 岁，高血压病史 8 年。今日突然感到头晕、头痛、恶心、呕吐等。查体：血压 200/125mmHg。诊断：高血压脑病。

26. 对该患者应选用下列哪种药物治疗（　　）

A. 硝苯地平　　　B. 哌唑嗪

C. 拉贝洛尔　　　D. 硝普钠

E. 普萘洛尔

27. 对患者的用药护理注意事项的叙述错误的是（　　）

A. 注意监测血压

B. 药液应提前配制

C. 控制静脉滴注速度

D. 静脉滴注时应注意避光

E. 静脉滴注时间一般不超过 4 小时

（28～30 题共用题干）

患者，男，72 岁。患有风湿性心脏病史。日常咳嗽、咳白色泡沫痰，易疲乏，下肢水肿。今日活动后突然出现严重憋喘、呼吸急促、不能平卧，诊断为慢性心衰急性发作。

28. 对于该患者应给予下列哪种药物治疗（　　）

A. 强心苷　　　　B. 普萘洛尔

C. 利多卡因　　　D. 肾上腺素

E. 维拉帕米

29. 用药后症状一度好转，近日来出现室性早搏，应采取的措施是（　　）

A. 停用强心苷，改用氢氯噻嗪

B. 继续服用强心苷，加用氢氯噻嗪

C. 减少强心苷剂量

D. 减少强心苷剂量，加服奎尼丁

E. 停用强心苷，加服利多卡因

30. 如患者心率50次/分，应采取的措施是（　　）

A. 停药，补钾

B. 停药，静脉注射利多卡因

C. 停药，给予阿托品

D. 减量使用强心苷

E. 加用氢氯噻嗪

（张柱海　符　萌）

血液与造血系统药物

任务1 抗贫血药

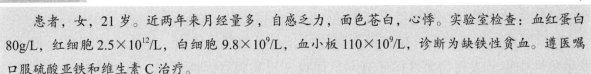

案例8-1

患者，女，21岁。近两年来月经量多，自感乏力，面色苍白，心悸。实验室检查：血红蛋白80g/L，红细胞$2.5×10^{12}$/L，白细胞$9.8×10^{9}$/L，血小板$110×10^{9}$/L，诊断为缺铁性贫血。遵医嘱口服硫酸亚铁和维生素C治疗。

问题：1. 患者在服用铁剂时，应告知注意哪些问题？

2. 应用铁剂治疗缺铁性贫血时如何观察疗效？

贫血是指外周血中单位容积内血红蛋白（Hb）的浓度、红细胞（RBC）计数及血细胞比容（HCT）低于相同年龄、性别和地区正常标准的现象。贫血的种类很多，按机制不同可分为缺铁性贫血、巨幼细胞贫血和再生障碍性贫血。其中由于叶酸缺乏引起的巨幼细胞贫血又称营养性巨幼细胞贫血，缺乏维生素B_{12}引起的巨幼细胞贫血又称恶性贫血。根据血红蛋白含量及临床表现又分为轻度、中度、重度和极重度贫血。用药前必须明确贫血类型，缺铁性贫血用铁剂治疗；巨幼细胞贫血用叶酸和维生素B_{12}治疗，再生障碍性贫血采用糖皮质激素、雄激素和中草药等综合治疗。

一、铁 制 剂

铁是合成血红蛋白不可缺少的原料，正常情况下成人每日生理需要量为1～1.5mg，日常饮食中含铁丰富，且红细胞破坏后释放的铁可以反复利用，一般可满足机体需要。但对婴儿、儿童、青少年和孕妇，铁的需求量相对或绝对地增加，以及各种原因造成机体铁缺乏而致血红蛋白的合成障碍可引起贫血。

常用的口服铁剂有硫酸亚铁、枸橼酸铁铵、富马酸亚铁。注射铁剂有右旋糖酐铁和山梨醇铁。临床以硫酸亚铁制剂常用。

【作用与用途】 铁主要在十二指肠和空肠上段以Fe^{2+}的形式被吸收。食物中的铁剂均为高价铁（Fe^{3+}）或有机铁，胃酸、食物中的果糖、半胱氨酸和维生素C等可将其还原为Fe^{2+}而促进吸收。胃酸缺乏，服用抗酸药，高钙、高磷酸盐、高鞣酸的食物及四环素类药物等均可妨碍铁的吸收。

铁制剂主要用于治疗缺铁性贫血。尤其对慢性失血（如月经过多、子宫肌瘤、痔疮出血、消化性溃疡、钩虫病等）、机体需要量增多而补充不足（儿童生长发育期、妊娠）、胃肠吸收减少（如萎缩性胃炎、胃癌等）和红细胞大量破坏（如疟疾、溶血）等引起的缺铁性贫血疗效较好，用药后一般症状迅速改善，血红蛋白4～8周接近正常。

【不良反应】

1. 口服铁剂可刺激胃肠道引起恶心、呕吐、上腹部不适、腹泻、便秘及黑便等。

2. 注射用铁剂可引起局部刺激及皮肤潮红、发热、荨麻疹等过敏反应。严重者可发生心悸、血压下降等。

【用药护理】

1. 口服铁剂应饭后服用，减少胃肠道刺激，勿用茶水送服，液体制剂最好用吸管吸入，服药后立即漱口，避免牙齿变黑。

2. 口服或注射铁剂应严格按照医嘱用药，不可超剂量使用。小儿误服铁剂1g以上可发生急性中毒，表现为急性循环衰竭、休克、胃黏膜凝固性坏死。可用磷酸盐或碳酸盐溶液洗胃，并用特殊解毒剂去铁胺进行急救。

3. 服用铁剂必须坚持足够疗程，为使体内储存铁恢复正常，待血红蛋白恢复正常后尚需减半量继续服用2～3个月。多食含铁丰富的食物及有利于铁吸收的食物如含维生素C的食物。

考点 影响铁吸收的因素及铁制剂的不良反应

二、叶　酸

叶酸存在于动物肝、肾、酵母及绿叶蔬菜中，叶酸缺乏可引起巨幼细胞贫血。

【作用与用途】 叶酸吸收后经叶酸还原酶和二氢叶酸还原酶的作用，生成四氢叶酸，后者作为一碳基团的传递体，参与体内核酸和氨基酸的合成。叶酸缺乏时增殖旺盛的组织细胞受损，可使红细胞中的DNA合成受阻，红细胞发育和成熟停滞，红细胞数量减少，停留在幼稚阶段，细胞内血红蛋白量增多，体积较正常细胞大，形成巨幼细胞贫血。

临床主要用于治疗：①各种原因引起的叶酸缺乏导致的巨幼细胞贫血，如妊娠、婴儿期、营养不良、胃和小肠切除、胃肠功能紊乱等。②叶酸对抗药甲氨蝶呤、乙胺嘧啶等引起的巨幼细胞贫血，因二氢叶酸还原酶被抑制，四氢叶酸生成障碍，应选用亚叶酸钙（甲酰四氢叶酸钙）治疗。③恶性贫血，此类贫血叶酸仅能纠正异常的血常规，而不能改善神经损害症状。故治疗时以注射维生素B_{12}为主，应用叶酸为辅。孕期补充叶酸可预防胎儿先天性神经管缺陷。

【不良反应与用药护理】 不良反应较少，罕见过敏反应。告诉患者大量服用叶酸时，可使尿呈黄色。可多食含叶酸高的绿叶蔬菜及动物性蛋白质。

考点 叶酸的临床应用

三、维生素 B₁₂

维生素 B_{12} 是一类含钴的水溶性 B 族维生素。主要来源于动物性食品如肝、肾、心脏及乳类、蛋类。

【作用】

1. 促进叶酸的循环再利用　维生素 B_{12} 出现缺乏时，可引起与叶酸缺乏相似的巨幼细胞贫血。

2. 参与神经髓鞘脂蛋白的合成　当维生素 B_{12} 缺乏时，会影响神经髓鞘脂蛋白的合成，出现神经损害症状。

【用途】　主要用于治疗恶性贫血和其他巨幼细胞贫血，也可用于神经系统疾病（如神经炎、神经萎缩等）、再生障碍性贫血等的辅助治疗。

【不良反应】　本身无毒，但少数患者可见过敏反应，甚至过敏性休克，故不应滥用。

【用药护理】

1. 叶酸和维生素 B_{12} 可互相纠正血常规的异常，但出现神经症状时必须用维生素 B_{12} 治疗。

2. 维生素 B_{12} 的吸收有赖于胃壁细胞分泌的内因子，当某些疾病如胃癌、萎缩性胃炎使内因子分泌减少时，应肌内注射给药。

3. 指导患者合理调整饮食结构，养成正确的饮食习惯。

四、促红细胞生长素

【作用与用途】　促红细胞生长素是肾脏产生的糖蛋白激素，临床用药为基因重组技术合成品，能刺激红系干细胞生成，促进红细胞成熟，使网织红细胞从骨髓中释放出来及提高红细胞抗氧化功能，从而增加红细胞数量并提高血红蛋白含量。

促红细胞生长素对多种贫血有效，特别是对造血功能低下者疗效更佳。临床主要用于肾衰竭需进行血液透析的贫血患者，也可用于慢性肾病引起的贫血、肿瘤化疗和艾滋病药物治疗所致的贫血等。

【不良反应】　主要有流感样症状，慢性肾功能不全者可致血压上升和癫痫发作，某些患者可有血栓形成等。

任务 2　促凝血药、抗凝血药和溶栓药

一、促凝血药

出血是机体凝血功能障碍的一种临床表现。止血是个复杂的过程，受血管壁功能、凝血因子和血小板等多种因素的影响（图 8-1）。促凝血药是用于治疗因凝血因子缺乏、血小板减少或纤溶功能亢进等所致凝血功能障碍的一类药物。

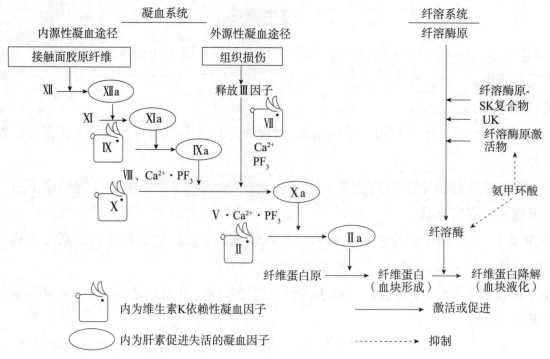

图 8-1　凝血机制示意图

（一）促进凝血因子生成药

维生素K

维生素K包括脂溶性的维生素K_1、维生素K_2和水溶性的维生素K_3、维生素K_4。维生素K_1来源于植物，维生素K_2由肠道细菌产生，维生素K_3、维生素K_4由人工合成。

【作用与用途】　维生素K的主要生理功能是作为辅酶在肝内参与凝血因子Ⅱ、Ⅶ、Ⅸ、Ⅹ合成。当维生素K缺乏时，上述凝血因子合成减少，引起凝血障碍，凝血酶原时间延长而导致出血。

主要用于：①阻塞性黄疸、胆瘘、慢性腹泻患者出血；②早产儿及新生儿出血；③香豆素类和水杨酸类药物或其他原因导致凝血酶原过低而引起的出血；④可用于预防长期应用广谱抗菌药物继发性维生素K缺乏症。维生素K_1作用快，持续时间长，常采用肌内注射，严重出血者可静脉注射。一般患者口服维生素K_3、维生素K_4，吸收不良者可肌内注射维生素K_3。

【不良反应与用药护理】　维生素K_1静脉注射速度过快时，可产生面部潮红、呼吸困难、血压下降，甚至发生虚脱，故一般以肌内注射为宜。维生素K_3、维生素K_4刺激性强，口服后引起恶心、呕吐等。较大剂量维生素K_3可致新生儿、早产儿溶血性贫血、高胆红素血症及黄疸。对红细胞缺乏葡萄糖-6-磷酸脱氢酶（G6PD）的患者也可诱发急性溶血性贫血。肝功能不良者应慎用。

考点　维生素K的临床用途

（二）抗纤维蛋白溶解药

氨甲苯酸（止血芳酸）、氨甲环酸（止血环酸）

【作用与用途】　能竞争性抑制纤溶酶原激活因子，导致纤溶酶原不能转变为纤溶酶，从而抑制纤维蛋白的溶解，产生止血效果。临床主要用于治疗各种纤溶过程亢进引起的出血，如肺、肝、胰、前列腺、甲状腺、肾上腺等手术所致的出血，产后出血、前列腺增生出血、上消化道出血等，可用于链激酶、尿激酶过量导致的出血。但对癌症出血、创伤出血及非纤维蛋白溶解引起的出血无效。氨甲环酸比氨甲苯酸作用强7～10倍。

【不良反应】　应用过量可致血栓，并可能诱发心肌梗死。禁用于有血栓形成倾向或有血栓病史者。

（三）促进血小板生成药

酚 磺 乙 胺

酚磺乙胺（止血敏）能促进血小板生成并增强其聚集性和黏附性，还可降低毛细血管通透性，收缩血管，起到止血作用。作用迅速，维持时间长。用于防治外科手术出血过多和血管因素引起的出血，如血小板减少性紫癜、胃肠道出血、牙龈出血、鼻黏膜出血等，不良反应轻，偶可出现暂时性血压下降。

（四）血管收缩药

垂体后叶激素

垂体后叶激素是垂体后叶分泌的含氮激素，包括缩宫素和加压素。加压素（抗利尿激素）可通过收缩血管而产生止血作用，对内脏血管作用明显，尤其对肺血管及肠系膜血管作用更明显。临床主要用于肺咯血、门静脉高压引起的上消化道出血和产后出血。口服易被破坏，常静脉给药。静脉注射过快可引起面色苍白、胸闷、心悸、恶心和过敏反应等，应缓慢静脉注射。用药前应详细询问病史，高血压、冠心病、动脉硬化患者等禁用。用药期间随时为患者测量血压，发现血压有升高的趋势立即停药。

二、抗凝血药

抗凝血药是一类通过影响凝血过程中的不同环节而阻止血液凝固的药物，临床主要用于血栓栓塞性疾病的预防与治疗。

（一）体内、体外抗凝血药

肝　　素

肝素因其从肝脏发现而得名，药用肝素主要从牛肺或猪小肠黏膜提取。呈强酸性并带有大量负电荷而具有抗凝作用。肝素分为普通肝素和低分子量肝素。低分子量肝素是从普通肝素中分离或由普通肝素降解后得到的短链制剂，如依诺肝素钠、洛吉肝素等。低分子量肝素与普通肝素比较，其半衰期较长，抗血栓效果好而出血风险低。肝素是高极性大分子化合物，不易通过生物膜，口服无效。肌内注射可致局部血肿，应避免使用，一般采用静脉注射。

【药物作用】

1. 抗凝作用　在体内、体外均有迅速且强大的抗凝血作用。其主要作用机制是明显增强了抗凝血酶Ⅲ（AT-Ⅲ）的作用。AT-Ⅲ是血浆中的一种生理性抗凝剂，能灭活多种活化的凝血因子。此外，肝素具有促进纤溶系统激活，抑制血小板聚集等作用，也有助于其抗凝作用的发挥。

2. 其他作用　还有一定的抗炎、调血脂作用。

【临床应用】

1. 血栓栓塞性疾病　主要用于防治血栓的形成和扩大，如深静脉血栓、肺栓塞和周围动脉血栓等，也可用于防治脑梗死及心肌梗死、心血管手术术后血栓形成。

2. 弥散性血管内凝血（DIC）　肝素可用于各种原因引起的DIC，但注意应早期应用，可防止因纤维蛋白原及其他凝血因子的消耗而引起的继发性出血，但低凝期禁用，防止出血加重。

3. 体外抗凝　如心导管检查、体外循环、血液透析等。

【不良反应】

1. 自发性出血　肝素用药过量所致，表现为各种黏膜出血、关节腔积血和伤口出血等，另外皮肤可出现瘀斑、紫癜，严重者可有呕血、便血、血尿等。一旦发生立即停药。

2. 血小板减少症　发生率5%左右，多发生在给药后的7～10天，为肝素引起的一过性血小板聚集作用所致，停药后可恢复。

3. 过敏反应　偶可引起皮疹、发热、哮喘等，发现后停药并抗过敏治疗。

4. 其他　连续用药3～6个月可引起骨质疏松甚至自发性骨折；孕妇应用可引起早产及胎儿死亡。

【用药护理】

1. 用药前询问患者用药史及过敏史。用药期间注意观察患者有无过敏反应，如出现皮肤瘙痒、寒战、发热等症状，应立即停药并通知医生。

2. 嘱咐患者用软毛牙刷刷牙，不可随便剔牙；女性月经量可能增多，时间可能延长，不必紧张。

3. 肝素一般不宜肌内注射，因刺激性较大，易发生血肿。皮下注射时，应选择距脐4.5～5.0cm外的皮下脂肪，要注意经常更换注射部位。

4. 用药期间应仔细观察患者，一旦出血应立即停药。严重出血者，应缓慢静脉注射鱼精蛋白解救，每1.0～1.5mg鱼精蛋白可中和100U肝素，但每次剂量不超过50mg。控制剂量及监测凝血时间或部分凝血活酶时间，可减少出血风险。

5. 对肝素过敏、有出血倾向、血友病、血小板减少、紫癜、严重高血压、肝肾功能不全、颅内出血、孕妇、产后、外伤及手术后等禁用肝素。

> **链接**
>
> ### 低分子量肝素
>
> 低分子量肝素与肝素相比，其生物利用度高，可选择性拮抗凝血因子 X 的活性，对其他凝血因子影响较小，导致出血的危险性较低，目前已在动脉和静脉血栓性疾病的预防和治疗中逐渐取代肝素，同时低分子量肝素给药相对容易且不会通过胎盘，为妊娠期抗凝药首选。

考点 肝素的不良反应及防治措施

（二）体内抗凝药

华 法 林

华法林（苄丙酮香豆素）是香豆素类抗凝血药，同类药还有双香豆素、醋硝香豆素（新抗凝）等，口服有效，又称口服抗凝血药。

【作用与应用】 华法林的化学结构与维生素 K 相似，在肝脏中可竞争性拮抗维生素 K，抑制维生素 K 参与凝血因子 II、VII、IX、X 的生物合成，从而阻碍血液凝固，使凝血时间延长。但对血浆中已形成的凝血因子无作用，故无体外抗凝作用。在体内必须在血浆中原有的凝血因子耗竭后才能显效，故起效缓慢（口服后 12～24 小时才出现作用），作用维持时间长。

主要用于防治血栓性疾病，防止血栓形成和发展。可作为心肌梗死的辅助治疗及预防术后血栓形成。因起效缓慢，对急性血栓常采用先用肝素，然后再用香豆素类维持治疗的序贯疗法。

【不良反应及用药护理】 过量易发生自发性出血，常见鼻黏膜出血、牙龈出血、皮肤瘀斑及内脏出血等症状。最严重者为颅内出血，应密切观察，使用药物期间必须测定凝血酶原时间。大量出血时应立即停药，并注射大剂量维生素 K 对抗，必要时输新鲜血浆或全血以补充凝血因子。可通过胎盘屏障，有致畸作用，妊娠期及孕妇禁用。

考点 香豆素类的作用和使用过量的解救药物

（三）体外抗凝血药

枸 橼 酸 钠

枸橼酸钠的酸根离子，能与血浆中的 Ca^{2+} 形成难以解离的可溶性络合物，降低血液中的 Ca^{2+} 浓度，从而抑制血液凝固过程。本药仅用于体外抗凝，如输血抗凝、体外血液的保存、体外循环抗凝等。因枸橼酸根离子在体内很快被氧化，失去络合 Ca^{2+} 的作用，故无体内抗凝作用。

大量输血（＞1000ml）或输血速度过快，机体不能及时氧化枸橼酸根离子，可引起血液 Ca^{2+} 降低，导致手足抽搐、血压降低、心功能不全等，应立即静脉注射钙剂解救。

三、溶 栓 药

（一）纤维蛋白溶解药

纤维蛋白溶解药是一类能使纤溶酶原转变为纤溶酶，加速纤维蛋白溶解，对已形成的血栓有溶解作用的药物，故称为血栓溶解药，简称溶栓药。包括链激酶（SK）、尿激酶（UK）、组织型纤溶酶原激活物（t-PA）、阿尼普酶等。

链 激 酶

【作用与应用】　链激酶是第一代溶栓药，是由乙型溶血性链球菌产生的一种蛋白质。药物能间接激活纤溶酶原转变为纤溶酶，水解已经形成的纤维蛋白，溶解血栓，但对形成已久并机化的血栓无效。

临床主要用于血栓栓塞性疾病。静脉注射治疗动静脉内新鲜血栓形成和栓塞，如急性肺栓塞和深部静脉血栓，也可用于心肌梗死早期治疗。在血栓形成的6小时内用药疗效最佳。

【不良反应及用药护理】

1. 自发性出血　一般为注射部位出现血肿，不需停药，可继续治疗；严重出血需停药，可给予氨甲苯酸对抗。在使用本品过程中，应尽量避免肌内注射及动脉穿刺，因为可能引起血肿。

2. 过敏反应　可引起皮疹、畏寒、发热，甚至过敏性休克；在用药前先用H_2受体阻断药异丙嗪或地塞米松可减少过敏反应发生。

3. 禁忌证　出血性疾病、新近创伤、消化道溃疡、伤口愈合中及严重高血压患者禁用。

4. 其他　药物配制溶解时，不可剧烈振荡，以免使活力降低。溶液在5℃左右可保持12小时，室温下要即时应用，放置稍久即可能减失活力。

尿 激 酶

尿激酶是从人尿中分离提取的蛋白水解酶，可直接激活血栓表面的纤溶酶原，使其转变为纤溶酶而发挥溶栓作用。尿激酶的适应证、不良反应及禁忌证基本和链激酶相同。尿激酶无抗原性，不引起过敏反应。可用于对链激酶过敏者。

（二）抗血小板药

抗血小板药又称血小板抑制剂，是指通过抑制血小板的黏附、聚集及释放等功能阻止血栓形成的药物。用于防治冠心病或脑缺血性疾病，以及外周血栓栓塞性疾病。主要药物有阿司匹林、双嘧达莫、噻氯匹定等。

阿 司 匹 林

阿司匹林抗血栓的机制为不可逆地抑制前列腺素合成酶的活性，使血栓素A_2（TXA_2）合成减少，从而抑制血小板的聚集和血栓形成。是临床应用最广泛的抗血小板药，主要用于心绞痛、心肌梗死等疾病的预防和治疗。

双 嘧 达 莫

双嘧达莫又称潘生丁，通过抑制磷酸二酯酶活性，减少cAMP的降解，提高血小板内cAMP含量。一般与口服抗凝药香豆素类合用，治疗血栓栓塞性疾病及人工瓣膜置换术后，防止血小板血栓形成。

噻 氯 匹 定

噻氯匹定能选择性、特异性干扰腺苷二磷酸（ADP）介导的血小板活化，不可逆地抑制血小板的聚集和黏附。作用缓慢，口服给药2～5天见效，主要用于预防脑卒中、心肌梗死及外周动脉血栓性疾病的复发，疗效优于阿司匹林。

任务3 血容量扩充药

大量失血或大面积烧伤（失血浆）可使血容量降低，导致休克。临床上除了输血或血浆外，使用血容量扩充药维持血容量和重要器官的血液灌注是非常重要的治疗措施。常用药物有右旋糖酐、羟乙基淀粉等。

右 旋 糖 酐

右旋糖酐为葡萄糖的聚合物，临床上常用的有右旋糖酐70（中分子右旋糖酐）、右旋糖酐40（低分子右旋糖酐）及右旋糖酐10（小分子右旋糖酐）。

【作用与用途】

1. 扩充血容量 静脉滴注后提高血浆胶体渗透压而扩充血容量。中分子右旋糖酐分子量大，不宜透过血管壁，故作用持久，可达12小时。低分子右旋糖酐和小分子右旋糖酐作用弱，维持时间短。主要用于大量失血或失血浆（如严重烧伤）等引起的低血容量性休克。

2. 改善微循环 右旋糖酐分子可覆盖在红细胞表面，阻止红细胞聚集，从而使血液稀释，改善微循环，用于治疗休克（如感染性休克）。低分子和小分子右旋糖酐疗效比较明显。

3. 抗凝血 右旋糖酐可覆盖在血小板的表面和损伤的血管内膜上，抑制血小板和纤维蛋白聚集，阻止血栓形成，同时血液稀释、微循环改善都有助于阻止血栓形成，可防治休克后期弥散性血管内凝血。也可用于防治心肌梗死和脑血栓形成，以及外科手术后防止血栓形成。低分子和小分子右旋糖酐抗凝效果较好。

4. 渗透性利尿 低分子和小分子右旋糖酐因分子量较小，易自肾小球滤过，且不被肾小管重吸收而产生渗透性利尿作用。用于防治急性肾衰竭。

【不良反应与用药护理】

1. 过敏反应 偶见，如发热、荨麻疹等，呼吸困难，严重时可致过敏性休克，用药前取0.1ml做皮内注射，观察15分钟，静脉滴注要缓慢。

2. 凝血障碍 用量超过1000ml时，少数患者出现凝血障碍而出血，可用抗纤维蛋白溶解药对抗。

3. 禁忌证 禁用于血小板减少症、出血性疾病、血浆中纤维蛋白原低下等。心功能不全、肺水肿及肾功能不佳者慎用。

自 测 题

A1/A2 型题

1. 缺铁性贫血的患者可服用哪个药物进行治疗
（　　）
   A. 硫酸亚铁　　　　　B. 维生素 B_{12}
   C. 叶酸　　　　　　　D. 维生素 K
   E. 右旋糖酐

2. 口服下列哪种物质有利于铁剂的吸收（　　）
   A. 茶　　　　　　　　B. 牛奶
   C. 维生素 C　　　　　D. 咖啡
   E. 四环素

3. 口服铁剂的主要不良反应是（　　）
   A. 血栓形成　　　　　B. 胃肠道刺激
   C. 血压下降　　　　　D. 过敏反应
   E. 出血

4. 叶酸可用于治疗下列哪种疾病（　　）
   A. 缺铁性贫血　　　　B. 巨幼细胞贫血
   C. 再生障碍性贫血　　D. 白血病
   E. 自发性出血

5. 甲氨蝶呤引起的巨幼细胞贫血的治疗药物是
（　　）
   A. 叶酸　　　　　　　B. 维生素 B_{12}
   C. 亚叶酸钙　　　　　D. 硫酸亚铁
   E. 维生素 K

6. 恶性贫血患者宜用（　　）
   A. 维生素 A　　　　　B. 维生素 B
   C. 维生素 B_{12}　　　　D. 叶酸
   E. 维生素 B_{12}+ 叶酸

7. 维生素 K 的作用机制是（　　）
   A. 抑制抗凝血酶Ⅲ
   B. 竞争性对抗纤溶酶原激活因子
   C. 抑制纤溶酶
   D. 作为羧化酶的辅酶参与凝血因子的合成
   E. 促进血小板聚集

8. 肝素过量引起的自发性出血可选用的药物是
（　　）

A. 酚磺乙胺　　　　　B. 维生素 K
C. 鱼精蛋白　　　　　D. 垂体后叶激素
E. 链激酶

9. 体内、体外均有抗凝作用的药物是（　　）
   A. 尿激酶　　　　　　B. 华法林
   C. 肝素　　　　　　　D. 枸橼酸钠
   E. 链激酶

10. 华法林过量引起的自发性出血的治疗药物是
（　　）
   A. 肝素　　　　　　　B. 枸橼酸钠
   C. 维生素 K　　　　　D. 尿激酶
   E. 维生素 B_{12}

11. 下列哪项不是右旋糖酐的作用（　　）
   A. 扩充血容量　　　　B. 阻止血小板聚集
   C. 渗透性利尿　　　　D. 改善微循环
   E. 扩张血管，降低血压

12. 患者，男，35 岁。1 个月前因反复发作性上
腹部餐后痛而就医，胃镜确诊为胃溃疡，近 2
周以来上腹痛加剧，间断有柏油样大便，现
感头晕、心慌、乏力。体检：面色苍白，心
率加快。血液检查：血红蛋白 80g/L，宜选择
的治疗药物是（　　）
   A. 叶酸　　　　　　　B. 维生素 B_{12}
   C. 硫酸亚铁　　　　　D. 维生素 B_6
   E. 亚叶酸钙

13. 患者，男，60 岁。高血压病史 18 年，因右侧
肢体麻木，肌肉无力就诊，检查确诊为脑血
栓形成，宜选择的溶栓药是（　　）
   A. 肝素　　　　　　　B. 华法林
   C. 尿激酶　　　　　　D. 枸橼酸钠
   E. 右旋糖酐

14. 患者，女，26 岁。因外伤失血过多，血容量
过低出现休克而入院急诊，紧急补液宜选用
的是（　　）
   A. 中分子右旋糖酐

B. 低分子右旋糖酐

C. 0.9% 氯化钠溶液

D. 小分子右旋糖酐

E. 5% 葡萄糖溶液

15. 患者，女，40岁。近1个月来自觉疲乏，无力，

头晕，医嘱硫酸亚铁溶液口服，为减少不良

反应，正确的给药方法是（　　　）

A. 饭前服用　　　　B. 直接喝

C. 茶水送服　　　　D. 服药后及时漱口

E. 牛奶送服

（于素玲）

项目九

内分泌系统药物

任务1　肾上腺皮质激素类药

　　肾上腺皮质激素，简称皮质激素，由肾上腺皮质合成并分泌，属于甾体激素，因其共同的甾核化学结构而得名。肾上腺皮质自外向内分为三个层次：球状带、束状带和网状带。肾上腺皮质分泌的激素：①球状带主要分泌盐皮质激素，如醛固酮和脱氧皮质酮，主要调控水盐代谢，但临床应用相对较少；②束状带分泌糖皮质激素，如氢化可的松和可的松，这类激素在糖、脂肪和蛋白质代谢中发挥着重要作用，且因作用广泛而广泛应用于临床；③网状带分泌性激素，包括雄激素及少量的雌激素。临床中常用的肾上腺皮质激素类药物，主要指的是糖皮质激素类药物。

一、糖皮质激素类药物

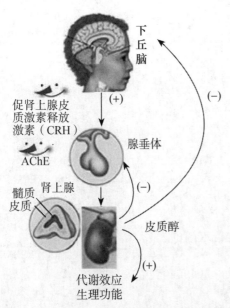

图 9-1　肾上腺皮质激素分泌的调节示意图

（＋）表示促进；（－）表示反馈性抑制

　　人体内正常分泌的糖皮质激素主要有皮质醇，也称为氢化可的松。这是一种由肾上腺皮质分泌的重要激素，具有调节糖、脂肪和蛋白质的生物合成和代谢等广泛而复杂的生理作用，同时还具有抗炎、抗过敏和抗休克等多种药理效应。糖皮质激素由肾上腺皮质合成并分泌，并受下丘脑-垂体前叶-肾上腺皮质轴调节（图9-1）。

　　临床常用的糖皮质激素类药物除氢化可的松、可的松外，大多是半合成品，种类较多，按其半衰期及临床应用分为短效（可的松、氢化可的松）、中效（泼尼松、泼尼松龙、甲泼尼龙）、长效（地塞米松、倍他米松）和外用类

（氟氢可的松、氟轻松）。本类药作用相似，只是在作用强弱、维持时间长短及对水盐代谢、糖代谢的影响方面存在差异（表9-1）。

可的松和泼尼松需在肝内转化为氢化可的松和泼尼松龙后才能发挥作用，故严重肝病时只宜用有活性的氢化可的松或泼尼松龙。

表9-1　常用糖皮质激素类药物比较

类别	药物	水盐代谢（比值）	糖代谢（比值）	抗炎作用（比值）	等效剂量（mg）	血浆半衰期（分钟）	持续时间（小时）
短效	氢化可的松	1.00	1.0	1.0	20.00	90	8～12
	可的松	0.01	0.8	0.8	25.00	30	8～12
中效	泼尼松	0.25	0.8	3.5	5.00	60	12～36
	泼尼松龙	2.20	0.8	4.0	5.00	200	12～36
	甲泼尼龙	11.90	0.5	5.0	4.00	180	12～36
	曲安西龙	1.90	0	5.0	4.00	＞200	12～36
长效	地塞米松	7.10	0	20.0～30.0	0.75	100～300	36～54
	倍他米松	5.40	0	20.0～30.0	0.60	100～300	36～54

注：表中水盐代谢、糖代谢、抗炎作用的比值均以氢化可的松为1计；等效剂量以氢化可的松为标准计

【作用】　糖皮质激素类药物作用广泛，其生理剂量时主要影响物质代谢过程，超生理剂量时，还会产生一系列药理作用。

1. 抗炎作用　具有强大的抗炎作用，对各种原因所致的炎症及炎症的各个阶段都具有抑制作用。在急性炎症初期，可抑制毛细血管扩张，降低血管通透性，减少渗出及水肿，抑制白细胞浸润和吞噬，减少各种炎性介质的释放，改善红、肿、热、痛等症状。在急性炎症后期和慢性炎症时，可抑制毛细血管和成纤维细胞的增生，延缓肉芽组织的生成，从而减轻瘢痕和粘连等炎症后遗症。但须注意，糖皮质激素在抑制炎症、减轻症状的同时，也降低了机体的防御功能，可致炎症扩散。

2. 抗免疫作用　对免疫过程的多个环节都具有抑制作用。小剂量时主要抑制细胞免疫，大剂量时可抑制体液免疫。

3. 抗内毒素作用　能提高机体对内毒素的耐受力，降低机体对内毒素刺激的反应，减轻细胞损伤。但不能中和、破坏内毒素，对外毒素无效。

4. 抗休克作用　除具有抗炎、抗毒、抗免疫作用外，还能稳定溶酶体膜，减少心肌抑制因子的形成，从而减轻心肌收缩无力和内脏血管收缩无力；也能降低血管对某些缩血管活性物质的敏感性，舒张痉挛血管，改善微循环；并能兴奋心脏，增强心肌收缩力，增加心排血量，从而发挥抗休克作用。

5. 对代谢过程的影响　在生理剂量下主要参与调节糖、蛋白质、脂肪代谢和水电解质平衡。①促进糖异生，抑制组织对糖的利用，升高血糖；②促进蛋白质分解，抑制其合成；③促进脂肪分解，抑制其合成；④保钠排钾，减少小肠对钙的吸收并能促进尿钙排出。长期大剂量应用可引起糖、蛋白质、脂肪及水盐代谢紊乱。

歌诀助记｜糖皮质激素生理作用

升糖、解蛋、分脂、保钠、排钙

6.其他作用

（1）血液和造血系统　可刺激骨髓造血功能，增加血液中红细胞、血红蛋白、血小板、中性粒细胞的数量，但能使血液中淋巴细胞和嗜酸性粒细胞数量减少。

（2）中枢神经系统　可提高中枢神经系统兴奋性，出现欣快、行动增多、激动、失眠甚至焦虑、抑郁、躁狂等症状，可诱发癫痫或精神失常。儿童大剂量应用可致惊厥。

（3）消化系统　可促进胃酸及胃蛋白酶分泌，增强食欲，促进消化。但大剂量长期使用可诱发或加重消化性溃疡。

【用途】

1.替代疗法　用于急、慢性肾上腺皮质功能不全、脑垂体前叶功能减退及肾上腺次全切除术后。

2.严重感染或炎症

（1）治疗严重感染　主要用于中毒性感染或伴有休克者，如中毒性菌痢、中毒性肺炎、猩红热、败血症、暴发型流行性脑膜炎、急性粟粒型肺结核等。糖皮质激素可迅速缓解症状，但因其不抗菌，而且还会降低机体免疫力，故须同时使用足量有效抗菌药物进行治疗。病毒性感染一般不用糖皮质激素，但对严重的传染性非典型肺炎、病毒性肝炎、流行性腮腺炎和流行性乙型脑炎，可酌情使用，以达到迅速控制症状，减轻或防止并发症和后遗症的目的。

（2）预防炎症后遗症　对某些重要脏器或部位的炎症，如结核性脑膜炎、脑炎、心包炎、风湿性心瓣膜炎、损伤性关节炎、睾丸炎、虹膜炎、角膜炎、视神经炎和视网膜炎等，早期应用糖皮质激素可减轻症状，防止粘连和瘢痕等后遗症的发生。

3.自身免疫性疾病、过敏性疾病和器官移植排斥反应

（1）自身免疫性疾病　用于治疗类风湿关节炎、系统性红斑狼疮等自身免疫性疾病，可迅速缓解症状，但单用不能根治，应采用综合疗法。

（2）过敏性疾病　治疗顽固性支气管哮喘、接触性皮炎、血管神经性水肿、荨麻疹等过敏性疾病，可在使用肾上腺素受体激动药和抗组胺药治疗无效或病情特别严重时加用糖皮质激素做辅助治疗。

（3）器官移植排斥反应　一般与环孢素A等免疫抑制剂合用治疗器官移植排斥反应。

4.休克　大剂量糖皮质激素可用于治疗各种休克，使患者度过危险期。对感染中毒性休克，须与足量有效的抗菌药物合用，并应早期、大剂量、短时间使用。对过敏性休克，首选肾上腺素，严重者可合用糖皮质激素。对心源性休克和低血容量性休克需结合病因治疗。

5.血液病　可用于治疗急性淋巴细胞性白血病、再生障碍性贫血、粒细胞缺乏症、血小板减少症、过敏性紫癜等，但停药后容易复发。

6.局部应用　外用制剂局部使用对接触性皮炎、湿疹、银屑病等皮肤病都有效。

考点　糖皮质激素的作用

【不良反应与用药护理】

1. 长期大剂量用药引起的不良反应（图9-2）

（1）类肾上腺皮质功能亢进综合征 长期大剂量应用糖皮质激素可出现满月脸、水牛背、向心性肥胖、水肿、皮肤变薄、多毛、痤疮、低血钾、高血糖、高血压、肌无力和肌肉萎缩等。

用药护理：①停药后可自行消退；②采用低盐、低糖、高蛋白、高纤维素饮食，多食含钾丰富的水果、蔬菜，摄入足够热量；③定期检查血糖、水电解质及血压等；④必要时可加用抗高血压药、降血糖药、氯化钾等治疗。

（2）诱发或加重感染 长期应用糖皮质激素可诱发或加重感染，使体内潜在的感染灶扩散、加重，特别是机体抵抗力低下的患者更易发生。

用药护理：①排除潜在感染，如潜在结核病灶；②密切观察有无感染体征；③必要时合用足量有效的抗菌药物。

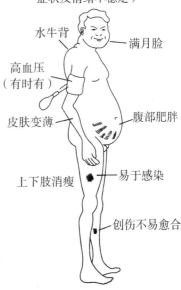

图 9-2 糖皮质激素不良反应示意图

（3）消化系统并发症 可诱发或加重消化性溃疡。须定期作大便隐血试验；可加服抗酸药及胃黏膜保护药。

（4）心血管系统并发症 可诱发高血压和动脉粥样硬化，还可引起脑卒中、高血压心脏病、血管脆性增加等。用药期间须定期监测血压；注意合理饮食；必要时加用抗高血压药。

（5）骨质疏松、肌肉萎缩、伤口愈合迟缓、影响儿童生长发育等 长期用药应适当补充维生素D和钙剂、高蛋白饮食。小儿定期监测生长和发育情况。

（6）诱发精神失常或癫痫 儿童大剂量使用易发生惊厥。儿童用药时要注意剂量。

（7）其他不良反应 白内障和青光眼，应定期到眼科检查，孕妇禁用。

2. 停药反应

（1）医源性肾上腺皮质功能减退症 长期应用超生理剂量糖皮质激素的患者，由于负反馈调节，抑制腺垂体促皮质激素的分泌，使肾上腺皮质萎缩，内源性肾上腺皮质激素释放减少，此时骤然停药或减量过快，可出现肾上腺皮质功能不全或危象，表现为恶心、呕吐、乏力、低血糖、低血压等，甚至休克，尤其机体存在感染、创伤、手术等严重应激情况时更易出现。长期应用糖皮质激素，不可骤然停药，需缓慢递减，直至停药。

（2）反跳现象 长期应用超生理剂量糖皮质激素的患者，骤然停药或减量过快，会使原有疾病复发，甚至加重。若出现反跳现象，需加大剂量再进行治疗，待症状缓解后再逐渐减量，缓慢停药。

考点 糖皮质激素的不良反应和用药护理

【**禁忌证**】 抗菌药不能控制的病毒或真菌感染，活动性肺结核、严重高血压、充血性心力衰竭、糖尿病、骨折、创伤修复期、新近胃肠吻合术、角膜溃疡、精神病史、癫痫病史、消化性溃疡、肾上腺皮质功能亢进等患者禁用，孕妇禁用。

当病情严重危及生命时，虽有禁忌证仍需使用，但须注意：同时针对禁忌证给予相应治疗，待度过危险期后，及时逐渐减量至停药。

【**给药方法**】

1. 大剂量突击疗法　适用于急性危重患者的抢救，如重度感染性疾病、各种休克等。常用氢化可的松静脉滴注，首剂 $200 \sim 300mg$，1 天量可达 1g 以上，之后逐渐减量，疗程不超过 3 天。同时配合抗感染、抗休克等治疗。

2. 一般剂量长期疗法　适用于结缔组织病、肾病综合征、顽固性支气管哮喘。常用泼尼松口服，开始每天 $10 \sim 20mg$，一天 3 次，产生疗效后逐渐减量至最小维持量，疗程可达数月甚至更长。

3. 小剂量替代疗法　用于治疗急、慢性肾上腺皮质功能不全、脑垂体前叶功能减退及肾上腺次全切除术后。常用氢化可的松每天 $10 \sim 20mg$ 维持治疗。

4. 隔日疗法　适用于需长期使用激素治疗的慢性疾病患者。常用泼尼松或泼尼松龙，将 2 日的总药量在隔日的清晨 $7 \sim 8$ 时一次给药。

5. 局部应用　适用于湿疹、接触性皮炎等。常用氟轻松等外用制剂局部涂抹。

二、盐皮质激素

盐皮质激素包括醛固酮和脱氧皮质酮，主要作用是促进肾远曲小管对 Na^+ 的重吸收，保钠排钾，维持机体正常的水、电解质代谢。临床上常与氢化可的松等合用，治疗慢性肾上腺皮质功能减退症。

任务 2　甲状腺激素和抗甲状腺药

一、甲状腺激素

甲状腺激素由甲状腺合成、贮存和分泌，包括三碘甲状腺原氨酸（T_3）和四碘甲状腺原氨酸（甲状腺素，T_4），其中 T_3 分泌量少却活性高，T_4 分泌量多却活性低，T_4 在外周会脱碘转变为 T_3 后发挥作用。甲状腺激素的合成和分泌由下丘脑-腺垂体调控（图 9-3）。

甲状腺激素类药物主要有动物甲状腺制得的甲状腺片，以及人工合成的左甲状腺素和碘塞罗宁。

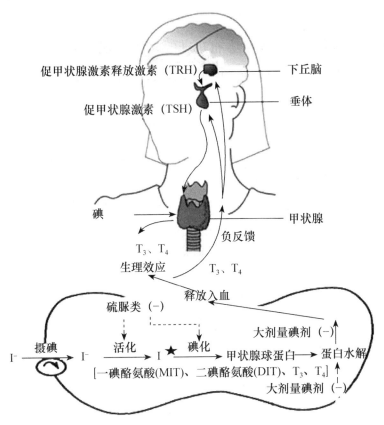

图 9-3 甲状腺激素的合成、分泌、调节与抗甲状腺药作用机制

【作用】

1. 维持正常生长发育 本药可促进蛋白质合成、骨骼生长及神经系统的发育，此作用在出生后最初的4个月内最为明显。甲状腺功能低下时，在婴幼儿可表现为智力低下、身材矮小的克汀病（呆小症）；在成年人可出现黏液性水肿，表现为中枢兴奋性降低、记忆力减退、畏寒等。

2. 促进代谢 本药可促进物质氧化，增加组织耗氧，提高基础代谢率，增加产热量。甲状腺功能亢进时，有怕热、多汗等症状。

3. 神经系统和心血管效应 本药可增强血管对儿茶酚胺的敏感性，维持中枢和交感神经系统兴奋性。甲状腺功能亢进时，可出现神经过敏、易激动、心率加快、血压升高等症状。

【用途】

1. 治疗克汀病 对婴幼儿的治疗越早越好。及早治疗，发育仍可恢复正常；若治疗过晚，身体发育虽可恢复正常，但智力仍然低下。

2. 治疗黏液性水肿 应从小剂量开始，逐渐增加至足量，2～3周后如果基础代谢率恢复正常，可逐渐减量至维持量。

3. 防治单纯性甲状腺肿 以含碘食盐、食物预防为主，也可给予适量甲状腺激素，以补充内源性激素的不足，并可通过负反馈抑制促甲状腺激素分泌，减轻甲状腺组织的代偿性增生。

【不良反应】 过量可引起甲状腺功能亢进的临床表现，如多汗、心悸、失眠、手震颤、体重减轻等，严重者可出现腹泻、呕吐、发热、脉搏增快而不规律、心绞痛和心力衰竭等。

【用药护理】

1. 严格执行医嘱。严密观察患者体温、脉搏、体重、消化功能等情况，重点监测心率和心律。发现异常及时报告医生做相应处理。

2. 一旦发生，立即停药，必要时可用β受体阻断药对抗。停药1周后再从小剂量开始应用。

3. 糖尿病、伴心血管严重疾病患者、肾上腺皮质功能低下者禁用，老年人、孕妇、哺乳期妇女慎用。

二、抗甲状腺药

案例 9-2

> 患者，男，31岁。甲状腺肿大伴怕热、多汗、多食、消瘦、心悸、手震颤、烦躁、易怒等症状10个月，查体甲状腺Ⅱ度肿大，根据血T_3、T_4检查，诊断为甲状腺功能亢进。医嘱给予丙硫氧嘧啶进行治疗。
>
> 问题：1. 为什么要给患者使用丙硫氧嘧啶进行治疗？
>
> 2. 作为护士，该患者入院后应做哪些护理工作？

甲状腺功能亢进简称甲亢，是由各种原因引起血液循环中甲状腺激素异常增多而出现的以全身代谢亢进为主要特征的一类疾病。目前治疗措施主要有药物治疗、放射性碘治疗和手术治疗。常用的抗甲状腺药有硫脲类、碘及碘化物、放射性碘和β受体阻断药四类。

（一）硫脲类

常用药物有甲硫氧嘧啶、丙硫氧嘧啶、甲巯咪唑（他巴唑）和卡比马唑（甲亢平）等。

【作用】

1. 抑制甲状腺激素的合成　通过抑制甲状腺过氧化物酶，进而抑制酪氨酸的碘化及偶联，减少甲状腺激素的生物合成。对已经合成的甲状腺激素无效。

2. 抑制T_4转化为T_3　丙硫氧嘧啶能抑制外周组织的T_4脱碘生成T_3，迅速降低血中活性较高的T_3水平，在甲状腺危象、重症甲状腺功能亢进时常被列为首选药。

3. 免疫抑制作用　抑制免疫球蛋白合成，使血液中甲状腺刺激性免疫球蛋白减少。

【用途】

1. 甲状腺功能亢进的内科治疗　适用于轻度、不宜手术和放射性碘治疗的患者，也可作为放射性碘治疗的辅助治疗。疗程一般1～2年，疗程过短易复发。

2. 甲状腺功能亢进的术前准备　对需要做甲状腺次全切除手术的患者，术前应服用硫脲类药物至甲状腺功能恢复正常，以减少麻醉和手术后的并发症及术后甲状腺危象的发生。

3. 甲状腺危象的综合治疗　甲状腺功能亢进患者在精神刺激、感染、手术、外伤等诱因下，甲状腺激素会突然大量释放入血，导致病情恶化，患者会出现高热、心力衰竭、肺水肿、水电解质紊乱等而危及生命，称甲状腺危象。治疗时应在使用大剂量碘剂阻止甲状腺激素释放的同时，辅以大剂量硫脲类阻止甲状腺激素的合成。

【不良反应与用药护理】

1. 粒细胞缺乏症　为最严重的不良反应，发生率为0.3%～0.6%，多于用药后2～3个月发生，老年人较容易发生。

用药护理：①注意观察患者有无出现咽痛、发热、肌痛、乏力等症状，注意观察有无感染征象；②必要时进行保护性隔离，预防交叉感染，并加用抗微生物药物；③定期检查血常规，低于3.0×10^9/L应立即停药。

2. 消化道反应　表现为厌食、呕吐、腹痛、腹泻等。进餐时服用可减轻。

3. 过敏反应　多为皮疹、发热、荨麻疹等轻度过敏反应，停药后可自行消失，必要时可给予抗组胺药或糖皮质激素类药物。

4. 甲状腺肿和甲状腺功能减退　剂量过大可通过负反馈引起腺体代偿性增生，腺体增大、充血。及时停药后可自愈，严重者产生压迫症状，可采取替代疗法。

5. 其他　硫脲类易通过胎盘和进入乳汁，妊娠期妇女慎用，哺乳期妇女禁用。甲状腺癌、结节性甲状腺肿合并甲状腺功能亢进等患者禁用。

考点 硫脲类药物的用途和不良反应

（二）碘及碘化物

常用药物有复方碘溶液（又称卢戈液，含碘5%、碘化钾10%）、碘化钾、碘化钠等。

【作用与用途】　不同剂量的碘化物对甲状腺功能产生的作用不同。

1. 防治单纯性甲状腺肿　碘是合成甲状腺激素的原料，小剂量碘和碘化物可以促进甲状腺激素的合成，主要用于防治缺碘引起的单纯性甲状腺肿。

2. 甲状腺功能亢进术前准备　大剂量碘能抑制促甲状腺激素的促进腺体增生作用。甲状腺功能亢进患者术前2周服用大剂量碘剂，可使腺体缩小、变韧，有利于手术进行，减少术中出血。

3. 甲状腺危象　大剂量碘能抑制甲状腺激素释放，迅速缓解症状。症状改善后，及时停药，需同时配合硫脲类药物治疗。

【不良反应与用药护理】

1. 过敏反应　包括发热、皮疹、血管神经性水肿等，严重时可发生喉头水肿，可致窒息。

用药护理：①询问过敏史；②注意观察并叮嘱患者家属注意事项；③轻度过敏一般停药后可消退，大量饮水可促进碘排泄，必要时给予抗过敏治疗。

2. 慢性碘中毒　长期或过量应用可出现口内铜腥味、口腔及咽喉烧灼感、唾液分泌增多、鼻炎和结膜刺激症状等，停药后可消退。

3. 诱发甲状腺功能紊乱　长期应用须监测甲状腺功能。

4. 口服碘及碘化物制剂　应于饭后服药，以减轻对胃肠道的刺激。可用果汁、牛奶等饮料稀释，以减轻口内的金属味。用吸管服用，可减轻对牙齿的侵蚀。

5. 其他　碘化物能通过胎盘和进入乳汁，引起新生儿甲状腺肿，严重者可压迫气管而致命。妊娠期妇女和哺乳期妇女应慎用。

（三）放射性碘

【作用】　放射性碘（^{131}I）可释放 β 射线（占 99%）和 γ 射线（占 1%）。口服后被甲状腺摄取，释放的 β 射线能破坏增生的腺体组织，但由于射程较短（< 2mm），所以对周围组织和器官影响很小。一般用药 1 个月后开始见效，3～4 个月可达最大疗效。

【用途】　适用于年龄在 20 岁以上中度甲状腺功能亢进患者、对抗甲状腺药物过敏者、长期药物治疗无效或治疗后复发者及不宜手术或术后复发患者的治疗。

【不良反应与用药护理】

1. 甲状腺功能低下于剂量过大时易出现。

用药护理：①严格按照 ^{131}I 适应证，用药剂量个体化；②一旦发生甲状腺功能低下需补充甲状腺激素。

2. 20 岁以下患者、孕妇、哺乳期妇女禁用。

3. 用药期间，应避免精神刺激、感染等诱发因素，否则易诱发甲状腺危象。

（四）β 受体阻断药

β 受体阻断药以普萘洛尔、阿替洛尔、美托洛尔等较为常用。主要通过阻断 β 受体，减轻甲状腺功能亢进患者交感神经系统的兴奋症状，还可抑制甲状腺激素分泌及外周组织的 T_4 向 T_3 转化。适用于不宜手术、不宜应用抗甲状腺药物及 ^{131}I 治疗的甲状腺功能亢进患者，可迅速减轻焦虑、震颤及窦性心动过速等症状；甲状腺功能亢进手术前应用大剂量本类药物还可避免甲状腺充血，有利于手术的进行。与硫脲类合用疗效迅速而显著。

任务 3　胰岛素和口服降血糖药

糖尿病是由遗传与环境因素相互作用引起的胰岛素绝对或相对减少，导致糖、脂肪、蛋白质、水和电解质等一系列的代谢紊乱临床综合征。持续的高血糖会引起心、脑、肾等重要器官的损害。其典型症状为多尿、多饮、多食、消瘦，即"三多一少"。

糖尿病可分为：1 型糖尿病（胰岛素依赖型糖尿病，IDDM）、2 型糖尿病（非胰岛素依赖型糖尿病，NIDDM）、特殊类型糖尿病和妊娠糖尿病，其中 2 型糖尿病最常见；目前尚无根治糖尿病的方法，应遵循综合管理的原则，包括控制高血糖、高血压、血脂异常、超重肥胖、高凝状态等心血管多重危险因素，在生活方式干预的基础上进行必要的药物治疗，以提高糖尿病患者的生存质量和延长预期寿命。合理用药可在一定程度上控制血糖水平，减轻症状，预防并发症，提高生活质量。药物治疗是糖尿病综合治疗的重要措施。常用药物有胰岛素和口服降血糖药两大类。

一、胰　岛　素

案例 9-3

　　患者，男，46 岁。有糖尿病史 1 年，常感口渴，多饮，多食，尿量增加，体重减轻。空腹血糖 17mmol/L，尿酮（++）。临床诊断：1 型糖尿病。医嘱给予胰岛素进行治疗。

问题： 1. 为什么要给患者使用胰岛素进行治疗？

　　　　2. 作为护士，应该提醒该患者在用药期间注意哪些问题？

　　胰岛素是由胰岛 β 细胞生成和分泌的一种酸性蛋白质，是控制高血糖的重要手段。药用胰岛素多从猪、牛等家畜的胰腺中提取。目前也可以通过 DNA 重组技术人工合成胰岛素。胰岛素作为一种蛋白质，口服易被消化酶破坏，口服无效，必须注射给药，常用胰岛素笔与泵。

　　根据来源和化学结构的不同，胰岛素可分为动物胰岛素、人胰岛素和胰岛素类似物。根据作用特点的差异，胰岛素又可分为超短胰岛素类似物、常规（短效）胰岛素（RI）、中效胰岛素（NPH）、长效胰岛素（PZI）、长效胰岛素类似物、预混胰岛素、预混胰岛素类似物和双胰岛素等（表9-2）。胰岛素类似物与人胰岛素相比，其控制血糖的效能相似，但在模拟生理性胰岛素分泌和减少低血糖发生的风险上优于人胰岛素。

表 9-2　常用胰岛素制剂分类及作用特点

类型	胰岛素制剂	起效时间	达峰时间	作用持续时间
餐时胰岛素	短效胰岛素（RI）	15～60 分钟	2～4 小时	5～8 小时
	速效胰岛素类似物（门冬胰岛素）	10～15 分钟	1～2 小时	4～6 小时
	速效胰岛素类似物（赖脯胰岛素）	10～15 分钟	1.0～1.5 小时	4～5 小时
	速效胰岛素类似物（谷赖胰岛素）	10～15 分钟	1～2 小时	4～6 小时
基础胰岛素	中效胰岛素（NPH）	2.5～3 小时	5～7 小时	13～16 小时
	长效胰岛素（PZI）	3～4 小时	8～10 小时	20 小时
	长效胰岛素类似物（甘精胰岛素）	2～3 小时	无峰	30 小时
	长效胰岛素类似物（地特胰岛素）	3～4 小时	3～14 小时	24 小时
	长效胰岛素类似物（德谷胰岛素）	1 小时	无峰	42 小时
预混胰岛素	预混胰岛素（30R）	0.5 小时	2～12 小时	14～24 小时
	预混胰岛素（50R）	0.5 小时	2～3 小时	10～24 小时
	预混胰岛素类似物（预混门冬胰岛素 30）	10～20 分钟	1～4 小时	14～24 小时
	预混胰岛素类似物（预混赖脯胰岛素 25）	15 分钟	30～70 分钟	16～24 小时
	预混胰岛素类似物（预混门冬胰岛素 50，预混赖脯胰岛素 50）	15 分钟	30～70 分钟	16～24 小时

胰岛素的发现

在20世纪20年代以前，糖尿病一直无药可医，被视为绝症。至1921年，加拿大外科医生班廷和贝斯特开始了对胰岛素的探索，他们在简陋的实验条件下，克服重重困难，用了不到2年的时间，成功提取出能够治疗糖尿病的牛胰岛素。试验期间，班廷和贝斯特二人不惜冒险，各自偷偷地给自己注射牛胰岛素，以验证其对人体的安全性。后来，班廷又以仅1美元的价格，将自己的专利出售，从此胰岛素得到了大规模的生产和销售。胰岛素发现至今100年来，拯救了亿万糖尿病患者。为奖励班廷在医学上的巨大贡献，1923年班廷被授予诺贝尔生理学或医学奖。而后，世界卫生组织和国际糖尿病联盟也将其生日11月14日定为"世界糖尿病日"，以奖励其为医学自我牺牲、不谋私利、博爱众人的精神。

【作用】

1. 降低血糖　能增加葡萄糖的转运，加速组织对葡萄糖的分解利用，促进糖原的合成及储存，同时抑制糖原分解及糖异生，使血糖的来源减少，去路增加，从而降低血糖（图9-4）。

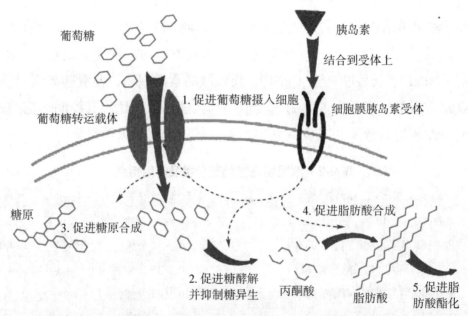

图9-4　胰岛素降血糖作用机制示意图

2. 影响脂肪代谢　能增加脂肪酸的转运，促进脂肪合成，抑制脂肪分解，减少游离脂肪酸和酮体的生成。

3. 影响蛋白质代谢　能增加氨基酸的转运，促进蛋白质合成，抑制蛋白质分解。对人体生长过程有促进作用。

4. 促进K^+进入细胞内　能激活细胞膜Na^+，K^+-ATP酶，促进K^+内流，升高细胞内K^+浓度。

【用途】

1. 糖尿病　对各型糖尿病均有效。主要用于：①1型糖尿病；②2型糖尿病经饮食控制或使用口服降血糖药无效者；③糖尿病伴有严重并发症，如酮症酸中毒、非酮症性高渗性昏迷等；④糖尿病合并严重感染、高热、消耗性疾病、妊娠、创伤、手术等。

2. 纠正细胞内缺钾 将葡萄糖、胰岛素、氯化钾组成极化液（GIK），可促进K^+内流，纠正细胞内缺钾，用于心肌梗死早期防止心律失常。

【不良反应】

1. 低血糖反应 最为常见，多为胰岛素用量过大或未按时进食所致。轻者主要出现交感神经兴奋症状，如心悸、焦虑、饥饿感、出汗、手抖、焦虑、震颤等，重者可出现中枢神经系统症状，如神志改变、认知障碍、抽搐、昏迷、休克，甚至死亡。轻者可口服糖水或摄食，重者应立即静脉注射50%葡萄糖注射液20～40ml进行抢救。糖尿病患者在用降糖药期间引起昏迷，必须注意鉴别低血糖昏迷和酮症酸中毒引起的昏迷，以及糖尿病非酮症高渗性昏迷。

处理措施如下。

（1）血糖≤3.9mmol/L即需要补充葡萄糖或食用含糖食物。意识清楚者给予口服15～20g糖类食品（葡萄糖为佳）；意识障碍者给予50%葡萄糖溶液20～40ml静脉注射。每15分钟监测血糖1次。

（2）血糖仍≤3.9mmol/L，再给予15～20g葡萄糖口服或50%葡萄糖溶液20～40ml静脉注射。血糖在3.9mmol/L以上，但距离下一次就餐时间在1小时以上，给予含淀粉或蛋白质食物。

（3）血糖≤3.0mmol/L，继续给予50%葡萄糖溶液20～40ml静脉注射。如低血糖仍未能纠正，给予静脉输注5%或10%葡萄糖溶液，并在监护下及时转诊。

考点 胰岛素最常见的不良反应及防治

2. 过敏反应 较多见，一般反应轻微，由制剂纯度较低或动物的胰岛素与人的胰岛素结构差异引起。表现为荨麻疹、血管神经性水肿，偶可发生过敏性休克。重者需用抗组胺药和糖皮质激素治疗，并换用高纯度胰岛素或人胰岛素。

3. 胰岛素抵抗（耐受性） 胰岛素抵抗可分为急性型和慢性型两种。急性型多为创伤、感染、手术、情绪波动等应激状态引起。处理方法是消除诱因，并加大胰岛素剂量。慢性型，临床指每日需用胰岛素200U以上，且无并发症者。与体内产生抗胰岛素抗体或靶细胞膜上胰岛素受体数量减少有关。处理方法是换用高纯度胰岛素或加用口服降血糖药。

4. 其他 皮下注射局部可出现红肿、硬结和皮下脂肪萎缩等。避免同一部位重复注射可减少该症状；老年糖尿病患者长期应用可引起腹部肥胖、体重增加；个别患者早期可出现颜面与四肢水肿的水钠潴留症状，一般能自行消失。

5. 低血糖、肝硬化、急性肝炎、溶血性黄疸、胰腺炎、肾炎患者禁用胰岛素。

【用药护理】

1. 开启的胰岛素应冷藏（2～8℃）保存，可保存2周。使用中的胰岛素笔芯在常温下（不超过20℃）保存不超过1个月。胰岛素应避免振荡、受热或阳光照射，冷冻（-18℃以下）后胰岛素不可再用。

2. 注射胰岛素前向患者解释胰岛素的剂型、注射目的和方法，嘱咐患者准备好食物并在注射后在适当时间进食。

3. 短效及其预混胰岛素于餐前30分钟注射；速效及其预混胰岛素于餐前10分钟注射；中效胰岛素一般睡前注射；长效胰岛素注射时间一般与进食时间无关，只需每日定时注射。

4. 配制精蛋白锌胰岛素和短效胰岛素混合液时，必须先抽吸短效胰岛素，避免短效胰岛素和多余的精蛋白结合为鱼精蛋白锌胰岛素，丧失短效胰岛素的速效特性。

5. 告诉患者注射胰岛素时可能导致低血糖的原因、表现及处理措施。如在注射胰岛素后出现饥饿感、乏力、恶心、头晕、冷汗等低血糖反应，可饮用糖水或进食，严重者应注射50%葡萄糖溶液。

6. 定期检查血糖、尿糖及尿酮体，根据血糖情况遵医嘱调整用药剂量。

考点　胰岛素的不良反应和引起低血糖的防治措施

> **链接**
>
> ### 开启中国胰岛素治疗"周制剂"新时代
>
> 2024年11月22日，中国糖尿病治疗领域迎来了一个历史性的时刻——全球首个且唯一获批的胰岛素周制剂依柯胰岛素，在中国正式商业化上市。这一里程碑式的进展，标志着中国胰岛素治疗正式步入"周制剂"时代，为广大2型糖尿病（T2DM）患者带来了全新的治疗选择和希望。该药每周仅需注射一次，大大减轻了患者的注射负担，不仅将改变患者的治疗体验和生活质量，更将推动中国糖尿病治疗领域的进步和发展。

二、口服降血糖药

目前临床上使用的口服降糖药主要有促胰岛素分泌药（磺酰脲类、非磺脲类）、双胍类、胰岛素增敏药（噻唑烷二酮类）、α-葡萄糖苷酶抑制药等。

（一）促胰岛素分泌药

本类药物通过刺激胰岛β细胞释放胰岛素降低血糖，包括磺酰脲类和非磺脲类。

1. **磺酰脲类**　第一代药物有甲苯磺丁脲（D860）、氯磺丙脲，第二代药物有格列本脲（优降糖）、格列吡嗪（美吡达）、格列波脲（克糖利）、格列齐特（达美康）等，第三代药物有格列美脲。

【作用与用途】

（1）对血糖正常者和胰岛功能尚存的2型糖尿病患者均有降血糖作用。主要用于单用饮食控制无效的轻、中度2型糖尿病患者。

（2）氯磺丙脲可促进抗利尿激素分泌并增强其作用，发挥抗利尿作用，用于治疗尿崩症。

【不良反应与用药护理】

（1）消化道反应　恶心、呕吐、厌食、腹胀和腹泻，减量后可减轻。

（2）低血糖　常因用药过量所致，轻者及时进食即可纠正，重者需给予葡萄糖治疗。定期监测血糖。

（3）偶见皮肤过敏、肝损害、嗜睡、眩晕等中枢神经系统反应，以及白细胞、血小板减少、溶血性贫血等血液系统反应。应定期检查肝功能和血常规。

（4）口服后约30分钟起效，故应在餐前30分钟口服。

2. 非磺脲类　为新型口服降血糖药，常用药物有那格列奈（唐力）和瑞格列奈（诺和龙）等。药物起效快，服药后进餐，能有效地控制餐后血糖，为餐时血糖调节药；作用维持时间短，餐后2小时基本无作用。临床上用于2型糖尿病餐后血糖的控制，也适用于老年糖尿病患者和糖尿病肾病患者。对磺酰脲类药物过敏者仍可使用。主要不良反应为低血糖，较磺酰脲类少见。

（二）双胍类

常用药物有苯乙双胍（苯乙福明、降糖灵）和二甲双胍（甲福明）等。

【作用与用途】　本类药物主要是通过促进组织摄取葡萄糖、抑制葡萄糖在肠的吸收及糖异生降低血糖。可降低2型糖尿病患者空腹及餐后血糖，对正常人无降血糖作用。主要用于经饮食控制无效的轻、中度2型糖尿病患者，尤其适用于肥胖患者。

【不良反应与用药护理】

1. 低血糖　应注意使用剂量，定期监测血糖。

2. 消化道反应　包括厌食、恶心、呕吐、腹痛、腹泻、口中有金属味，进餐或餐后服用可减轻，减量或停药后可消失。

3. 乳酸性酸中毒和酮血症。

4. 长期使用可使体内维生素B_{12}和叶酸缺乏，引起巨幼细胞贫血。

（三）胰岛素增敏药

常用药物有吡格列酮、罗格列酮，主要通过提高机体对胰岛素的敏感性，使胰岛素正常发挥作用。主要用于饮食控制和其他口服药物治疗效果不佳的2型糖尿病，尤其对胰岛素抵抗者。不良反应少，低血糖发生率低，主要表现为嗜睡、头痛、水肿、消化道刺激症状。

（四）α-葡萄糖苷酶抑制药

常用药物有阿卡波糖（拜糖平）、伏格列波糖（倍欣）等。主要通过竞争性抑制小肠的α-葡萄糖苷酶，使淀粉类分解为葡萄糖的速度减慢，延缓葡萄糖的吸收，降低餐后血糖。主要用于治疗轻、中度2型糖尿病患者，尤其适用于餐后高血糖患者。不良反应有腹胀、腹痛、腹泻或便秘等，不影响治疗。

考点　常用口服降糖药分类及用途

任务 4 性激素类药

性激素为性腺合成并分泌的激素，包括雌激素、孕激素和雄激素。临床应用的性激素类药物是人工合成品及其衍生物。

一、雌激素类药

天然雌激素主要是雌二醇，口服效价很低，需注射给药。人工合成的雌激素类药有己烯雌酚、炔雌醇、炔雌醚等，可口服。

【作用】

1. 促进、维持女性性征和性器官发育、成熟，促进阴道上皮增生、发育，促进子宫内膜增生，维持女性月经周期。

2. 大剂量时抑制促性腺激素分泌，抑制排卵，抑制催乳素分泌，减少泌乳。

3. 增加骨骼的钙盐沉积。

【用途】 用于治疗子宫发育不全、卵巢发育不全、闭经、绝经期综合征、功能性子宫出血、退乳、乳房胀痛、晚期乳腺癌、前列腺癌和痤疮等。

【不良反应】 常见恶心、呕吐、食欲减退，从小剂量开始，逐渐增加剂量。长期大量应用引起子宫内膜过度增生及子宫出血，有子宫出血倾向及子宫内膜炎者慎用。可致水肿、淤积性黄疸，肝功能减退者慎用。

二、孕激素类药

天然孕激素为黄体酮（孕酮），口服无效。临床常用的人工合成品及其衍生物有甲羟孕酮、甲地孕酮、炔诺酮、炔诺孕酮等。

【作用】

1. 促进子宫内膜继续增厚充血，使子宫由增殖期转为分泌期，维持正常月经周期。

2. 降低子宫对缩宫素的敏感性，抑制子宫收缩。

3. 抑制黄体生成素分泌，抑制排卵。

4. 促进乳腺腺泡发育，为哺乳做准备。

【用途】 用于治疗功能性子宫出血、痛经、先兆流产、习惯性流产和子宫内膜异位症等。

【不良反应】 偶见头晕、恶心及乳房胀痛等。长期应用可引起子宫内膜萎缩，月经量减少，并易诱发阴道真菌感染。

三、雄激素类药

天然雄激素主要是睾酮（睾丸素），临床常用的有甲睾酮、丙酸睾酮和苯乙酸睾酮等。

【作用】

1. 促进、维持男性性征和性器官发育、成熟，促进精子的生成。

2.大剂量抑制促性腺激素释放，对女性可减少雌激素的分泌，并有直接抗雌激素作用。

3.促进肾脏分泌促红细胞生成素，刺激骨髓造血，促进红细胞生成。

4.促进蛋白质合成，抑制其分解。

【用途】 男性性腺功能减退症、无睾症、隐睾症、功能性子宫出血、晚期乳腺癌和再生障碍性贫血等。

【不良反应】 女性患者长期应用可能引起痤疮、多毛、声音变粗、闭经、乳腺退化、性欲改变等男性化现象。可引起胆汁淤积性黄疸。孕妇、哺乳期妇女及前列腺癌患者禁用，肾炎、肾病综合征、肝功能不良、高血压及心力衰竭患者应慎用。

自 测 题

A1/A2 型题

1. 关于糖皮质激素的药理作用叙述错误的是
（　　　）

　A. 抗炎　　　　　　B. 抗菌

　C. 抗免疫　　　　　D. 抗休克

　E. 抗内毒素

2. 糖皮质激素的抗毒作用指的是（　　　）

　A. 提高机体对内毒素的耐受力

　B. 中和内毒素

　C. 破坏内毒素

　D. 中和外毒素

　E. 破坏外毒素

3. 糖皮质激素用于严重感染的重要原则是（　　　）

　A. 剂量不能超过生理剂量

　B. 与足量有效抗菌药合用

　C. 不需要使用抗菌药

　D. 先停用抗菌药

　E. 长期使用激素

4. 严重肝功能障碍患者不宜选用下列哪种药
（　　　）

　A. 可的松　　　　　B. 氢化可的松

　C. 泼尼松龙　　　　D. 地塞米松

　E. 倍他米松

5. 长期应用糖皮质激素的患者，饮食应采用
（　　　）

　A. 低盐，低糖，低蛋白

　B. 低盐，高糖，低蛋白

　C. 低盐，低糖，高蛋白

　D. 高盐，低糖，低蛋白

　E. 高盐，高糖，高蛋白

6. 患者，患结核性脑膜炎，伴有高热不退，呕吐，意识模糊，应用糖皮质激素治疗，以下哪一项不是其目的（　　　）

　A. 抑制结核杆菌的生长

　B. 减轻炎症渗出

　C. 退热

　D. 预防脑膜粘连和瘢痕形成

　E. 帮助患者度过危险期

7. 甲状腺激素不能治疗的疾病是（　　　）

　A. 单纯性甲状腺肿

　B. 甲状腺功能亢进

　C. 呆小症

　D. 黏液性水肿

　E. 甲状腺功能减退

8. 治疗单纯性甲状腺肿应选用（　　　）

　A. 大剂量碘剂　　　B. 小剂量碘剂

　C. 硫脲类　　　　　D. 放射性碘

　E. 普萘洛尔

9. 甲状腺危象时应采取下列哪种治疗措施（　　　）

　A. 单用大剂量碘剂

　B. 单用小剂量碘剂

　C. 单用硫脲类药物

D. 大剂量碘剂与硫脲类药物联合使用

E. 小剂量碘剂与硫脲类药物联合使用

10. 使用拜糖平治疗糖尿病时，正确的给药时间是（　　　）

　　A. 空腹服用　　　　　B. 饭前 1 小时服用

　　C. 饭后 1 小时服用　D. 餐时服用

　　E. 睡前服用

11. 患者，女，24 岁。因系统性红斑狼疮入院，使用糖皮质激素类药物治疗。用药期间，护士应特别注意观察和预防的是（　　　）

　　A. 继发感染　　　　　B. 高血糖

　　C. 骨质疏松　　　　　D. 高血压

　　E. 骨髓抑制

12. 下列哪项不需要选用胰岛素治疗（　　　）

　　A. 1 型糖尿病

　　B. 使用口服降糖药无效的 2 型糖尿病

　　C. 轻度 2 型糖尿病

　　D. 伴严重感染的糖尿病

　　E. 酮症酸中毒

13. 单用饮食控制无效的肥胖型糖尿病患者，可选用（　　　）

　　A. 胰岛素　　　　　　B. 格列苯脲

　　C. 二甲双胍　　　　　D. 阿卡波糖

　　E. 吡格列酮

A3/A4 型题

（14、15 题共用题干）

　　患者，女，35 岁。发热、咳嗽、咳痰，血压 80/50mmHg，被诊断为中毒性肺炎，使用足量有效的抗微生物药治疗。

14. 症状未见缓解，应该（　　　）

　　A. 尽早使用糖皮质激素类药物

　　B. 加大抗微生物药剂量

　　C. 补充维生素

　　D. 加用阿司匹林

　　E. 输血

15. 患者病情缓解后应该（　　　）

　　A. 立刻停用糖皮质激素类药物

B. 立刻停用抗微生物药

C. 尽早开始逐渐减量直至停用糖皮质激素类药

D. 尽早开始逐渐减量直至停用抗微生物药

E. 立刻停用所有药物

（16～18 题共用题干）

　　患者，男，27 岁。近半个月急躁易怒、怕热、多汗、多食、失眠，查体：甲状腺Ⅰ度肿大，眼球轻度突出，心率 95 次 / 分，实验室检查：T_3、T_4 均高于正常水平，被诊断为甲状腺功能亢进。

16. 该患者的最佳治疗方法是（　　　）

　　A. 甲巯咪唑治疗　　　B. 放射性碘治疗

　　C. 普萘洛尔治疗　　　D. 肾上腺素治疗

　　E. 手术治疗

17. 应用此治疗期间，应注意观察的不良反应是（　　　）

　　A. 红细胞减少　　　　B. 粒细胞减少

　　C. 血小板减少　　　　D. 骨质疏松

　　E. 声音嘶哑

18. 患者出现上述不良反应时，正确的护理措施是（　　　）

　　A. 给予含铁丰富的饮食

　　B. 预防感染

　　C. 给予含钙丰富的饮食

　　D. 补充甲状腺素

　　E. 给予清咽含片

（19、20 题共用题干）

　　患者，女，30 岁，被诊断为 1 型糖尿病。

19. 因注射胰岛素后未及时进餐，出现头晕、心悸、出冷汗，随即休克，该患者最可能是（　　　）

　　A. 低血糖休克　　　　B. 过敏性休克

　　C. 高血糖　　　　　　D. 酮症酸中毒

　　E. 低血压

20. 对此患者，应立即静脉注射（　　　）

　　A. 肾上腺素　　　　　B. 5% 葡萄糖

　　C. 50% 葡萄糖　　　　D. 氢化可的松

　　E. 胰岛素

（邵　怡）

抗微生物、抗寄生虫、抗肿瘤药物

任务 1　抗微生物药基本理论

抗微生物药是指能抑制或杀灭病原微生物，用于防治感染性疾病的药物，主要包括抗菌药、抗真菌药和抗病毒药等。在应用该类药物治疗疾病时，应综合分析机体、药物和病原微生物三者之间的关系（图10-1），充分发挥药物的防治作用，同时减少或避免不良反应和耐药性的产生，并重视机体的防御功能。

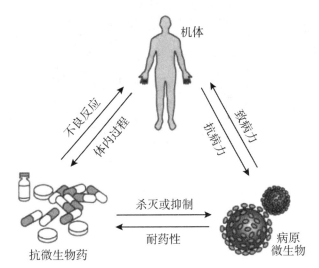

图 10-1　机体、药物和病原微生物三者关系示意图

一、常用术语

1. 抗菌药　指对细菌有抑制或杀灭作用的药物，包括抗生素和人工合成药物（磺胺类和喹诺酮类等）。

2. 抗生素　指由各种微生物（如细菌、真菌、放线菌属等）产生的，能抑制或杀灭其他微生物的物质，包括天然抗生素及人工半合成抗生素。

3. 抑菌药与杀菌药　抑菌药指仅能抑制细菌生长繁殖而无杀灭作用的药物，如四环素类、大环内酯类、磺胺类等。杀菌药指具有杀灭细菌作用的抗菌药物，如青霉素类、头孢菌素类、氨基糖苷类等。

4. 抗菌谱　指抗菌药的抗菌范围。抗菌谱是临床选择抗菌药的重要依据。仅对一种细菌或局限于某属细菌有抗菌作用的药物称窄谱抗菌药，如异烟肼仅对结核分枝杆菌有效。对多种不同的病原微生物均有效的抗菌药物称为广谱抗菌药，如四环素、氯霉素等。

5. 抗菌活性　指抗菌药抑制或杀灭病原微生物的能力。体外抗菌活性常用最低抑菌浓度（MIC）和最低杀菌浓度（MBC）表示。

6. 抗生素后效应（PAE）　指细菌与抗生素短暂接触，抗生素浓度下降，抗生素浓度低于MIC或消失后，细菌生长仍受到持续抑制的效应。使用PAE长的药物时，可适当延长给药间隔时间而疗效不减。

二、抗菌药的作用机制

抗菌药主要通过干扰病原微生物的生化代谢过程（图10-2），影响其结构与功能而产生抗菌作用。具体包括以下几方面。

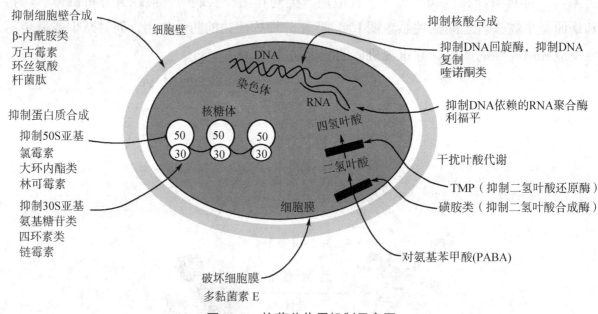

图10-2　抗菌药作用机制示意图

1. 抑制细菌细胞壁的合成　不同于人体细胞，细菌细胞有细胞壁，它是维持细菌正常形态和功能的重要结构。细胞壁的主要结构成分是肽聚糖，又称黏肽。其中β-内酰胺类抗生素通过阻碍肽聚糖的交叉联结，使细菌细胞壁缺损，导致菌体破裂死亡。

2. 影响细菌细胞膜的通透性　两性霉素B、多黏菌素E等可以选择性地与胞质膜中的磷脂或类固醇类物质结合，使细胞膜的完整性遭到破坏，菌体内重要物质外漏造成细菌死亡。

3. 抑制细菌蛋白质的合成　氨基糖苷类、四环素类、大环内酯类、氯霉素和林可霉素类等抗生素可结合到细菌核糖体70S的30S亚基或50S亚基上，作用于细菌蛋白质的合成环节，产生抗菌作用。

4. 影响细菌核酸的合成　磺胺类药和甲氧苄啶（TMP）通过干扰敏感细菌叶酸合成从而影响核酸的合成，抑制细菌生长繁殖。利福平特异性地抑制细菌DNA依赖的RNA聚合酶，阻碍mRNA的合成。喹诺酮类抑制细菌DNA回旋酶，妨碍细菌DNA的复制，从而达到杀灭细菌的目的。

三、抗菌药的合理应用

抗菌药是临床控制感染不可或缺的药物，正确合理应用抗菌药是提高疗效、降低不良反应发生率及减少或减缓细菌耐药性发生的关键。

（一）诊断为细菌性感染者，方有指征应用抗菌药

初步诊断为细菌性感染者及经病原检查确诊为细菌性感染者方有指征应用抗菌药；应尽早查明感染病原菌，根据病原菌种类及抗菌药物敏感试验结果选用抗菌药物。

（二）合理制订抗菌药物治疗方案

根据病原菌、感染部位、感染严重程度和患者的生理、病理情况及抗菌药物特性等制订抗菌药物治疗方案，包括抗菌药物的选用品种、剂量、给药途径、给药次数、疗程及联合用药等。在制订治疗方案时应遵循下列原则。

1. 品种选择　根据病原菌种类及药敏试验结果选用抗菌药物。

2. 给药剂量　按各种抗菌药物的治疗剂量范围给药。治疗重症感染和抗菌药物不易达到的部位的感染，抗菌药物剂量宜较大；而治疗单纯性下尿路感染时，由于多数药物尿药浓度远高于血药浓度，则可应用较小剂量。

3. 给药途径

（1）轻、中度感染可接受口服的大多数患者，应予口服治疗，并选用口服吸收良好的抗菌药。

（2）接受注射用药的感染患者经初始注射治疗病情好转并能口服时，应及早转为口服给药。

（3）治疗全身性感染或脏器感染时应避免局部应用抗菌药，抗菌药物的局部应用只限于少数情况。

（4）青霉素类、头孢菌素类等较易产生过敏反应的药物不可局部应用；氨基糖苷类等耳毒性药物不可局部滴耳。

4. 给药次数　应根据药动学和药效学相结合的原则给药。青霉素类、头孢菌素类等时间依赖性抗菌药，应一日多次给药；氟喹诺酮类和氨基糖苷类等浓度依赖性抗菌药可一日给药一次。

5. 疗程　抗菌药物疗程因感染不同而异，一般宜用至体温正常、症状消退后72～96小时，但败血症、感染性心内膜炎、化脓性脑膜炎、伤寒、结核病等需较长的疗程方能彻底治愈，并防止复发。

6. 科学合理的联合用药　单一药物可有效治疗的感染不需联合用药，但对于病原菌尚未查明的严重感染、单一抗菌药物不能控制的2种或2种以上病原菌感染、需长期治疗但病原菌易对某些抗菌药物产生耐药性或需要应用不同抗菌机制的药物联合使用的感染，如某些侵袭性真菌病、结核病等需要联合用药；联合用药时宜选用具有协同或相加抗菌

作用的药物联合，但必须注意联合用药后药物不良反应亦可能增多。

链接

超级细菌

抗生素的发明让人类有了抵抗多种感染性疾病的强大武器，但抗生素的不合理滥用导致了"超级细菌"出现。超级细菌不是特指某一种细菌，而是泛指那些对多种抗生素具有耐药性的细菌，它的准确称呼应该是"多重耐药性细菌"，这类细菌对抗生素有强大的抵抗作用，如耐甲氧西林金黄色葡萄球菌（MRSA）、耐多药肺炎链球菌（MDRSP）、万古霉素耐药肠球菌（VRE）、多重耐药性结核分枝杆菌（MDR-TB）、多重耐药鲍曼不动杆菌（MRAB），以及最新发现的携带有 NDM-1 基因的大肠杆菌和肺炎克雷伯菌等。由于大部分抗生素对其不起作用，超级细菌对人类健康已造成极大的危害。

任务2 抗 生 素

案例 10-1

患者，男，20 岁。平素体健，淋雨后出现高热，咳少量铁锈色痰，右侧胸痛，体温 39.8℃，X 线检查右下肺叶大片模糊阴影。血白细胞计数 $16 \times 10^9/L$，诊断为肺炎链球菌肺炎。

问题：该患者应该选择哪种抗生素治疗？

一、β- 内酰胺类抗生素

β- 内酰胺类抗生素系指化学结构中具有 β- 内酰胺环的一大类抗生素，包括青霉素类、头孢菌素类和其他 β- 内酰胺类。其作用机制主要是通过抑制细菌细胞壁合成而发挥抗菌作用，对已合成的细胞壁无影响，属于繁殖期杀菌剂。哺乳动物的细胞没有细胞壁，所以 β- 内酰胺类抗生素对人和动物的毒性小。

（一）青霉素类

1. 天然青霉素

青霉素 G

青霉素 G（又名苄青霉素、盘尼西林），是从青霉菌培养液中提取的一类有机酸。临床上常用其钠盐或钾盐，其干燥粉末在室温中保存数年仍有抗菌活性。但溶于水后极不稳定，易被酸、碱、醇、氧化剂、金属离子破坏，且不耐热，在室温中放置24小时大部分降解失效，静脉滴注时宜用0.9%的氯化钠注射液配制，应现配现用。

青霉素 G 不耐酸，不耐酶，不宜口服，肌内注射吸收快而完全，吸收后可广泛分布于各种组织中，但不易透过血脑屏障，脑膜炎时，青霉素 G 透入脑脊液的量增加，可达到有效浓度。青霉素几乎全部以原型药迅速经肾排泄。其半衰期为0.5～1小时，为短效制剂。为延长其作用时间，可采用难溶的混悬剂普鲁卡因青霉素或油剂苄星青霉素。

链接

青霉素的发现史

英国细菌学家亚历山大·弗莱明，1928年在英国伦敦圣玛丽医院供职时，偶然发现在培养葡萄球菌的平皿中，被青霉菌污染的区域无葡萄球菌菌落，由此想到青霉菌可能在生长繁殖过程中产生了抑制其他细菌生长的物质，并将其命名为青霉素，后将其发现发表于《英国实验病理学杂志》。弗莱明1930年曾用粗培养液治愈了几名眼睛感染患者。1940年澳大利亚的弗洛里和英国的钱恩成功地从粗培养液中提纯出青霉素，1943年青霉素正式用于临床，当时正值第二次世界大战，青霉素的应用挽救了成千上万人的生命，1945年，弗莱明、弗洛里和钱恩因"发现青霉素及其临床效用"共同荣获了诺贝尔生理学或医学奖。

【抗菌作用】　青霉素G是窄谱抗生素，其抗菌谱如下。

（1）大多数G^+球菌　如溶血性链球菌、草绿色链球菌、肺炎链球菌、敏感金黄色葡萄球菌和表皮葡萄球菌等。

（2）G^+杆菌　如白喉棒状杆菌、炭疽杆菌、破伤风梭菌、产气荚膜梭菌等。

（3）G^-球菌　如脑膜炎奈瑟菌和淋病奈瑟菌等。

（4）螺旋体、放线菌　如梅毒螺旋体、钩端螺旋体、回归热螺旋体、放线菌等。

青霉素G对大多数G^-杆菌作用弱或无效，对病毒、真菌、支原体、立克次体无效。

某些细菌如金黄色葡萄球菌与青霉素反复接触后可产生β-内酰胺酶，能裂解青霉素的β-内酰胺环，使其抗菌活性降低或消失，产生耐药性。

【用途】

（1）G^+球菌感染　如溶血性链球菌引起的蜂窝织炎、丹毒、猩红热、咽炎、扁桃体炎、产褥热等；肺炎链球菌引起的大叶性肺炎、脓胸、支气管肺炎等；与氨基糖苷类药物联合用于治疗草绿色链球菌心内膜炎；敏感的金黄色葡萄球菌引起的疖、痈、败血症等。

（2）G^-球菌感染　如脑膜炎奈瑟菌引起的流行性脑脊髓膜炎，淋病奈瑟菌所致的生殖道淋病等。

（3）G^+杆菌感染　如白喉、破伤风、气性坏疽等引起的感染性疾病，但因青霉素G对细菌产生的外毒素无效，故必须加用抗毒素血清。

（4）螺旋体感染　如梅毒、回归热、钩端螺旋体病等。

（5）放线菌感染　如局部肉芽肿样炎症、脓肿、多发性瘘管、肺部感染及脑脓肿等，需大剂量、长疗程用药。

考点　青霉素的抗菌谱及适应证

【不良反应及防治】

（1）过敏反应　是青霉素最常见的不良反应，包括荨麻疹等各类皮疹、药物热、间质性肾炎、哮喘发作和血清病型反应等，严重者可出现过敏性休克，临床表现为面色苍白、冷汗、胸闷、气促伴濒死感、发绀、脉细弱、血压下降、头晕眼花、意识丧失、抽搐、大小便失禁等，若抢救不及时，严重时可危及生命。

防治措施：①用药前详细询问患者用药史及过敏史，有青霉素过敏史者禁用。②凡初次用药或停药 3 日以上、用药过程中更换不同批号者，均需做皮肤过敏试验，皮肤过敏试验阳性者禁用。③避免局部用药和饥饿时用药，避免在不具备抢救条件下使用；注射后观察 30 分钟后方可离去。④一旦发生过敏性休克应当立即皮下注射或肌内注射肾上腺素抢救，必要时可稀释后缓慢静脉注射或静脉滴注，并根据需要添加糖皮质激素或抗组胺药物，并采取人工呼吸、给氧等措施，必要时可气管切开。

考点　青霉素过敏性休克的防治措施及注意事项

（2）赫氏反应　青霉素在治疗梅毒、钩端螺旋体等感染时，可出现症状加重的现象，表现为全身不适、发热、寒战、咽痛、心跳加快等症状，其机制可能与大量病原体被杀死后释放的物质有关。

（3）青霉素脑病　大剂量静脉滴注或鞘内注射可引起抽搐、肌肉阵挛、昏迷及严重精神症状，多见于婴儿、老年人及肾功能不全患者。

（4）其他　肌内注射时可出现局部红肿、疼痛、硬结，甚至周围神经炎，青霉素钾盐尤甚；青霉素钾盐不可快速静脉注射；与氨基糖苷类抗生素有协同抗菌作用，但不能混合静脉给药。

无私奉献——中国青霉素之父樊庆笙

在南京农业大学校史馆里保存着一支老式的玻璃管，里面装有盘尼西林（青霉素）菌种的沙土。它是我国著名的农业微生物学家樊庆笙教授历尽艰辛从美国带回来的。樊庆笙教授在美国攻读细菌学的时候，正逢我国的抗日战争时期。了解到我国对青霉素的巨大需求之后，他毅然放弃了在美国优渥的学习和生活条件，采购研制盘尼西林所需的仪器、设备和试剂，并设法搞到三支盘尼西林菌种，毅然回国参加抗日战争。1944 年，樊庆笙教授冒着生命危险历尽波折，甚至突破日军的层层封锁，飞越驼峰航线，耗时半年辗转多个国家，终于回到了祖国。归国后樊教授带领助手不分日夜进行研制，终于试制成功我国第一批 5 万单位的青霉素试剂，使中国成为世界上率先研发出盘尼西林的七个国家之一。

2.半合成青霉素　天然青霉素具有对敏感菌杀菌力强、毒性小、价格低廉等优点，但它有抗菌谱窄、不耐酸、不耐酶等缺点，通过在青霉素母核基础上连接不同侧链可获得耐酸、耐酶、广谱、抗铜绿假单胞菌及抗 G⁻ 杆菌等一系列不同品种的半合成青霉素（表10-1）。

表 10-1　部分半合成青霉素的分类及特点

分类	代表药物	作用特点及用途
耐酸青霉素类	青霉素 V	耐酸，可口服，抗菌作用较青霉素 G 弱，主要用于敏感 G⁺ 球菌引起的轻症感染
耐酶青霉素类	苯唑西林	耐酸，可口服，耐酶，对产生 β - 内酰胺酶的金黄色葡萄球菌有效；主要用于耐青霉素的金黄色葡萄球菌感染，如肺炎、心内膜炎、败血症等
	氯唑西林	
	双氯西林	
	氟氯西林	

分类	代表药物	作用特点及用途
抗铜绿假单胞菌广谱青霉素类	羧苄西林 哌拉西林 磺苄西林 呋布西林 美洛西林	不耐酸，需注射给药；不耐酶，对耐药金黄色葡萄球菌无效；抗菌谱广，对G⁻杆菌作用强，特别是对铜绿假单胞菌作用突出；主要用于铜绿假单胞菌及某些G⁻菌所致的感染
广谱青霉素类	氨苄西林 阿莫西林 匹氨西林	耐酸，可口服，但不耐酶，对耐药金黄色葡萄球菌无效；对G⁺菌、G⁻菌均有杀菌作用，但对铜绿假单胞菌无效；适用于敏感细菌所致的呼吸道感染、尿路感染、胆道感染、皮肤及软组织感染及伤寒治疗等
抗G⁻杆菌青霉素类	美西林 匹美西林 替莫西林	对G⁻杆菌作用强，对G⁺菌作用弱，对铜绿假单胞菌无效；主要用于敏感菌所致尿路感染和软组织感染等

半合成青霉素抗菌机制、不良反应、给药须知与天然青霉素相同，并与天然青霉素有交叉过敏反应，用药前须先做青霉素皮肤试验。

（二）头孢菌素类

头孢菌素类是母核7-氨基头孢烷酸（7-ACA）接上不同侧链而制成的一系列半合成抗生素，具有抗菌谱广、抗菌作用强、对β-内酰胺酶稳定性高、过敏反应较青霉素类少见等优点。根据其抗菌谱、抗菌活性、对β-内酰胺酶的稳定性及肾毒性的不同，分为五代，各代作用特点及用途见表10-2。

表 10-2　头孢菌素类药物的分类、作用特点及用途

分类	常用药物	作用特点及用途
第一代	头孢唑林 头孢氨苄 头孢羟氨苄 头孢拉定	①抗G⁺菌作用优于抗G⁻菌，对铜绿假单胞菌无效；②对金黄色葡萄球菌产生的β-内酰胺酶稳定；③肾毒性较其他三代大；④主要用于耐青霉素的金黄色葡萄球菌及G⁺菌引起的呼吸道、泌尿道、皮肤软组织等的感染
第二代	头孢孟多 头孢克洛 头孢呋辛 头孢丙烯	①对G⁺菌的作用较第一代稍差，对G⁻菌的作用较第一代强，对部分厌氧菌有一定作用，对铜绿假单胞菌无效；②对β-内酰胺酶较稳定，但不及第三、四代；③肾毒性较第一代小；④主要用于敏感菌所致的呼吸道、皮肤软组织、胆道、泌尿道及其他组织器官等的感染，用于腹腔感染和盆腔感染时需与抗厌氧菌药合用
第三代	头孢他啶 头孢曲松 头孢噻肟 头孢哌酮 头孢克肟 头孢地尼	①对G⁻菌（包括铜绿假单胞菌）、厌氧菌作用较强，对G⁺菌作用不及第一、二代；②对多种β-内酰胺酶有较高的稳定性；③基本无肾毒性；④主要用于敏感菌所致的严重感染及铜绿假单胞菌感染等
第四代	头孢吡肟 头孢匹罗	①广谱、高效，对G⁺菌、G⁻菌具有较强的抗菌作用；②对β-内酰胺酶高度稳定；③无肾毒性；④主要用于对第三代头孢菌素耐药而对其敏感的细菌所致感染

分类	常用药物	作用特点及用途
第五代	头孢洛林 头孢吡普	①超广谱，对 G⁺ 菌的作用强于前四代，尤其对 MRSA 等耐药菌有效，对一些厌氧菌也有很好的抗菌作用，对 G⁻ 菌的作用与第四代头孢菌素相似；②无肾毒性；③主要用于复杂性皮肤与软组织感染及社区获得性肺炎等

【不良反应】

1. 过敏反应　以皮疹、荨麻疹、药物热等最为常见，偶见过敏性休克，部分与青霉素类抗生素有交叉过敏现象。

2. 胃肠道反应　口服剂型常引起患者恶心、呕吐、食欲减退等。

3. 肾毒性　第一代肾毒性较大，第二代肾毒性较轻，第三代、四代几乎无肾毒性。应避免与氨基糖苷类、高效利尿药、多肽类等具有肾损害作用的药物合用，以免增强肾毒性。肾功能不全者禁用第一代头孢菌素。

4. 双硫仑样反应　部分头孢菌素服药期间喝酒或者服用含乙醇的物质，可引起体内乙醛蓄积出现中毒反应，主要表现为面部潮红、结膜充血、视物模糊、头晕、恶心、呕吐、胸痛、急性肝损伤，严重者可致急性心衰及死亡，用药期间及治疗结束后72小时内应戒酒或避免摄入含乙醇饮料（图10-3）。

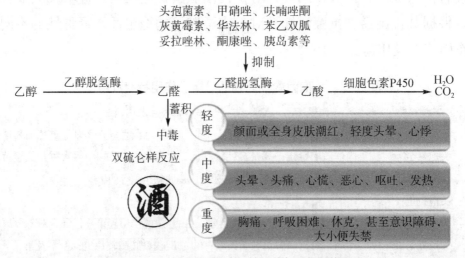

图 10-3　乙醇代谢及双硫仑样反应示意图

5. 二重感染　长期应用可引起菌群失调，导致二重感染。

6. 凝血功能障碍　由于头孢菌素能抑制肠道菌群产生维生素K，使凝血机制发生障碍，因此具有潜在的致出血作用。

考点 头孢类抗生素的不良反应及注意事项

（三）其他 β- 内酰胺类抗生素

碳青霉烯类

碳青霉烯类常用的有亚胺培南与脱氢肽酶抑制剂西司他丁按1∶1组成的复方注射

剂，称为泰能，具有广谱、强效、耐酶等特点，主要用于需氧和厌氧的 G^+ 菌、G^- 菌引起的重症感染。同类药物还有美罗培南，对肾脱氢肽酶稳定，不需配伍脱氢肽酶抑制剂。

头 霉 素 类

头霉素类抗菌谱和抗菌活性与第二代头孢菌素相近，对脆弱拟杆菌等厌氧菌的抗菌作用较头孢菌素类强，适用于盆腔感染、妇科感染及腹腔等需氧菌与厌氧菌混合感染。常用药物有头孢西丁、头孢美唑、头孢米诺等。

氧头孢烯类

氧头孢烯类主要包括拉氧头孢和氟氧头孢。抗菌谱广，抗菌活性与第三代头孢菌素相似，但对铜绿假单胞菌活性较弱，对 β- 内酰胺酶极稳定，血药浓度维持较久。可用于呼吸道、泌尿道、妇科、胆管感染及脑膜炎、败血症等的治疗。

单环 β- 内酰胺类

氨曲南是第一个成功用于临床的单环 β- 内酰胺类抗生素，对 G^- 菌（包括铜绿假单胞菌）具有强大杀菌作用，对需氧 G^+ 菌和厌氧菌无抗菌活性，具有耐酶、低毒、对青霉素等无交叉过敏等优点，主要用于敏感菌所致下呼吸道、泌尿道、软组织感染及脑膜炎、败血症等。

β- 内酰胺酶抑制剂

β- 内酰胺酶抑制剂包括克拉维酸（棒酸）、舒巴坦、他唑巴坦等。本类药物本身没有或只有很弱的抗菌活性，但可抑制 β- 内酰胺酶，能保护 β- 内酰胺类抗生素的活性。临床上常与 β- 内酰胺类抗生素联合应用或组成复方制剂，增强后者的抗菌作用。常用的复方制剂有阿莫西林- 克拉维酸、氨苄西林- 舒巴坦、哌拉西林- 他唑巴坦等。

二、大环内酯类抗生素

大环内酯类抗生素是一类具有 14、15 和 16 元大内酯环结构的弱碱性抗生素，主要通过作用于细菌核糖体 50S 亚基来抑制细菌蛋白质合成，属于速效抑菌剂。1952 年问世的红霉素是第一代大环内酯类抗生素的代表，还包括麦迪霉素、螺旋霉素、乙酰螺旋霉素、交沙霉素等；第二代包括阿奇霉素、罗红霉素、克拉霉素、地红霉素等；第三代为酮基内酯类抗生素，如泰利霉素等，其中以第二代最常用。

红 霉 素

红霉素是由链霉菌培养液中提取获得，为十四元大环内酯类抗生素，在碱性条件下抗菌作用增强。不耐酸，口服为肠溶片制剂或酯化物，如红霉素肠溶片、琥乙红霉素、依托红霉素等；供静脉滴注的制剂为乳糖酸红霉素，此外还有眼膏制剂和外用制剂。

【作用与用途】　抗菌谱与青霉素相似且略广，为窄谱抗生素。对 G^+ 菌，如耐药金黄色葡萄球菌、表皮葡萄球菌、链球菌、白喉杆菌、炭疽杆菌等有较强的抑制作用；对部分 G^- 菌，如淋球菌、军团菌、空肠弯曲菌、百日咳鲍特菌等敏感。此外，对衣原体、放线菌、肺炎支原体、螺旋体、少数分枝杆菌和阿米巴原虫等有抑制作用。

临床上常用于治疗对青霉素过敏或耐药的G⁺菌感染；也是治疗军团菌肺炎和支原体肺炎的首选药。亦可用于治疗百日咳、沙眼衣原体所致新生儿结膜炎等。红霉素还可应用于流感杆菌引起的上呼吸道感染、金黄色葡萄球菌皮肤及软组织感染、梅毒、肠道阿米巴病等。红霉素软膏则主要用于脓疱疮等化脓性皮肤病、小面积烧伤、溃疡面的感染和寻常痤疮。

考点 红霉素用途

【不良反应】

1. 局部刺激　口服用药可出现腹泻、恶心、呕吐等胃肠道症状；肌内注射疼痛剧烈，不宜使用；静脉滴注过快或浓度过高可出现静脉炎。口服常采用肠溶片，应空腹整片吞服，不宜与碳酸饮料同服；注射用乳糖酸红霉素使用时不能用0.9%氯化钠注射液直接溶解，否则会产生沉淀，须首先以灭菌注射用水完全溶解，再加入生理盐水或5%葡萄糖溶液中，缓慢静脉滴注。

2. 肝毒性　大剂量或长期应用，尤其是在应用酯化红霉素时，可致氨基转移酶水平升高、胆汁淤积等。孕妇及肝脏疾病患者容易发生，不宜应用；婴幼儿慎用。

3. 耳毒性　大剂量（每天≥4g）给药或肝肾疾病患者、老年患者用药后可能引起耳毒性。主要表现为听力减退，甚至耳聋。用药期间应注意观察有无眩晕、耳鸣等症状，一旦出现，应立即停药并通知医生。

4. 过敏反应　偶见药物热、皮疹、嗜酸性粒细胞增多等过敏反应。

罗 红 霉 素

罗红霉素的抗菌谱与红霉素相似，抗菌作用比红霉素强。口服吸收良好，血药浓度明显高于红霉素。主要用于敏感菌及支原体、衣原体所致的呼吸道、泌尿生殖系统、皮肤软组织、耳鼻喉等部位感染。也可用于治疗军团菌引起的感染。胃肠道反应是最常见的不良反应，但较红霉素少，偶见皮疹、皮肤瘙痒、头痛、头晕等。服药期间应尽量避免驾驶或高空作业。

阿 奇 霉 素

阿奇霉素抗菌谱广，对多种细菌具有杀灭作用，包括G⁺菌、G⁻菌、肺炎支原体、衣原体等。抗菌作用比红霉素强。可用于治疗敏感菌及支原体引起的呼吸道感染、皮肤和软组织感染，也可用于治疗因衣原体、支原体、淋病奈瑟菌引起的尿道炎、宫颈炎及盆腔炎。阿奇霉素的疗程为3~5天，具体疗程需根据病情而定。对于某些特殊感染或重症感染，可能需要延长疗程或调整用药剂量。不良反应轻，偶见肝功能异常及白细胞减少，肝功能不全者慎用。

克 拉 霉 素

克拉霉素对酸稳定，口服吸收好，分布迅速，抗菌谱类似红霉素，对葡萄球菌、链球菌、卡他莫拉菌、流感嗜血杆菌、某些分枝杆菌等的活性比红霉素更强。主要用于敏感菌引起的呼吸道、泌尿生殖系统及皮肤软组织等的感染，与其他药物联合，可用于治疗幽门螺杆菌感染。不良反应发生率比红霉素低，主要有口腔异味、胃肠道反应、头痛、过敏反应，偶见肝毒性。

三、林可霉素类抗生素

本类药物由链丝菌产生，包括林可霉素（洁霉素）、克林霉素（氯洁霉素），能抵制细菌蛋白质合成，对大多数 G^+ 菌和某些厌氧菌有抗菌作用。主要用于敏感菌所致的呼吸道感染、骨及皮肤软组织感染、女性生殖道感染、盆腔感染及腹腔感染等。易渗透进入骨组织和关节腔，是治疗金黄色葡萄球菌引起的急、慢性骨髓炎的常用药物。

不良反应主要表现为恶心、呕吐、腹痛、腹泻等胃肠道反应，严重者可出现假膜性肠炎，除对症治疗外，可用万古霉素或甲硝唑口服；偶见皮疹、瘙痒等过敏反应；静脉给药可引起静脉炎，应缓慢滴注，不可静脉推注。

四、万古霉素、去甲万古霉素

该类抗生素通过阻断细菌细胞壁的合成，发挥快速杀菌作用。对 G^+ 菌作用强大，尤其是 MRSA 和耐甲氧西林表皮葡萄球菌（MRSE），对厌氧的艰难梭菌等也有较好的抗菌作用，临床用于耐药或对青霉素类过敏的 G^+ 菌所致的严重感染，如败血症、心内膜炎、骨髓炎、呼吸道感染等，是治疗 MRSA 感染的首选药物。口服给药治疗假膜性肠炎和消化道感染。

不良反应多且重，有严重耳毒性及肾毒性，故只宜短期用于抢救；肌内注射可致剧烈疼痛，故不可肌内注射；快速给药可使组胺释放出现"红人综合征"、低血压等副作用；静脉滴注时间不得少于1小时，浓度过高可致血栓性静脉炎。

替考拉宁是新一代糖肽类抗生素，其不良反应比万古霉素、去甲万古霉素轻。

五、氨基糖苷类抗生素

氨基糖苷类抗生素包括两类：①天然类，如庆大霉素、链霉素、卡那霉素、妥布霉素、新霉素、大观霉素等；②半合成类，如阿米卡星（丁胺卡那霉素）、奈替米星等。庆大霉素、妥布霉素和阿米卡星是目前应用最广泛的氨基糖苷类抗生素。临床常用剂型有片剂、粉针剂和注射剂。

（一）氨基糖苷类药物的共性

1. 体内过程　药物口服难吸收，不易透过血脑屏障，大部分以原型药由肾排泄。口服用于胃肠道感染。全身感染须注射给药。

2. 抗菌谱　抗菌谱较广，对各种 G^- 杆菌有强大的抗菌作用；部分品种对分枝杆菌等也具有一定的抗菌作用；对 G^- 球菌作用较差；对 G^+ 球菌作用较弱，对厌氧菌不敏感。

3. 抗菌机制　主要是抑制细菌蛋白质合成过程，属于静止期杀菌药。本类药物之间有部分或完全交叉耐药性。

4. 不良反应　氨基糖苷类的主要不良反应与服药剂量和疗程有关。

（1）耳毒性　包括前庭神经和蜗神经损伤。①前庭神经功能损害：表现为头晕、恶心、呕吐、视力减退、眼球震颤和平衡障碍；②蜗神经损害：表现为听力减退或耳聋。该毒性还能影响子宫内的胎儿。用药过程中严密观察有无眩晕、耳鸣等早期症状，一旦发现，应立即停药。注意剂量与疗程。须避免与高效利尿药、万古霉素、甘露醇或顺铂等其他有耳毒性的药物合用。

（2）肾毒性　表现为蛋白尿、管形尿、血尿等，严重者可致无尿、氮质血症和肾衰竭等。老年人、剂量过大时尤易发生。停药后一般可恢复。长期用药须注意监测肾功能。老年人及幼儿、哺乳期妇女慎用，孕妇禁用。

（3）过敏反应　常见皮疹、发热、口周发麻、血管神经性水肿等症状，甚至可致过敏性休克，以链霉素多见。其引起的过敏性休克防治措施同青霉素，除用肾上腺素外，还须用钙剂配合抢救。本类药物有交叉过敏反应。

（4）神经肌肉阻断　常见于大剂量腹膜内或胸膜内给药，以及静脉滴注速度过快，偶见于肌内注射后。表现为四肢无力、呼吸困难甚至呼吸停止。须立即静脉注射新斯的明和钙剂，并配合其他抢救措施。重症肌无力患者禁用。

（二）常用氨基糖苷类抗生素

临床常用的氨基糖苷类抗生素见表10-3。

表 10-3　临床常用氨基糖苷类抗生素

药物	作用特点及用途
链霉素	①与其他抗结核药联合用于治疗结核病；②治疗兔热病与鼠疫的常用药；③与青霉素联合用于溶血性链球菌、草绿色链球菌及肠球菌引起的心内膜炎的治疗；④不良反应多且重，以耳毒性最常见，现已少用
庆大霉素	①对 G^- 杆菌包括铜绿假单胞菌作用强，对耐药金黄色葡萄球菌有效，对结核分枝杆菌无效；②临床主要用于 G^- 杆菌感染，如败血症、骨髓炎、肺炎、腹腔感染、腹膜炎等，与羧苄西林等合用用于铜绿假单胞菌感染；③用于耐青霉素的金黄色葡萄球菌感染；④口服用于肠道感染或用于结肠术前、术后预防感染；⑤本药肾损害多见，也有耳毒性等不良反应
妥布霉素	①抗菌作用与庆大霉素相似，抗铜绿假单胞菌活性比庆大霉素强；②适合治疗铜绿假单胞菌所致的各种感染，通常应与抗铜绿假单胞菌的半合成青霉素类或头孢菌素类药物合用
大观霉素	①仅对淋病奈瑟菌有较强抗菌活性，容易耐药；②用于青霉素、四环素耐药或青霉素过敏的淋病患者
阿米卡星（丁胺卡那霉素）	①抗菌谱广，对铜绿假单胞菌、结核分枝杆菌均有效；②对多种氨基糖苷类灭活酶稳定，故常用来治疗耐药 G^- 杆菌感染
奈替米星	①抗菌谱与庆大霉素相似；②用于敏感菌引起的严重感染性疾病的短期治疗；③耳、肾毒性的发生率在氨基糖苷类中较低，但仍需注意

六、多黏菌素 B、多黏菌素 E

多黏菌素是由多黏芽孢杆菌产生的一组多肽类抗生素。供药用的有多黏菌素 B 和多黏菌素 E。本类药物属于窄谱抗生素，主要用于铜绿假单胞菌及其他假单胞菌引起的感染。因毒性较大，很少全身用药，主要供局部应用。主要不良反应为肾毒性和神经系统毒性，应避免和其他有肾毒性及神经系统毒性的药物合用，快速给药时可因神经肌肉阻滞而导致呼吸抑制。因此不宜静脉注射，也不宜快速静脉滴注。

七、四环素类与氯霉素

（一）四环素类

四环素类根据来源不同，可分为天然品和部分合成品两大类。天然品包括四环素、土霉素、金霉素等；部分合成品有多西环素、美他环素和米诺环素等。

本类药物抗菌机制主要是与细菌核糖体 30S 亚基结合，抑制细菌蛋白质的合成，属于广谱抑菌剂。

四　环　素

【作用与用途】　对 G^+ 菌的抑制作用强于 G^- 菌，但是对 G^+ 菌的作用不如青霉素类和头孢菌素类，对 G^- 菌的作用不如氨基糖苷类及氯霉素，对支原体、立克次体、衣原体、螺旋体、放线菌及阿米巴原虫等也有抑制作用，但对伤寒杆菌、副伤寒杆菌、铜绿假单胞菌、结核分枝杆菌、真菌和病毒无效。由于致病菌对该药耐药现象严重及不良反应等原因，目前主要用于立克次体病（斑疹伤寒、恙虫病和Q热等）、支原体属感染、衣原体属感染（包括鹦鹉热、性病、沙眼等）、回归热、霍乱、兔热病、鼠疫等。治疗布鲁氏菌病和鼠疫时需与氨基糖苷类联合应用。

【不良反应及用药护理】

1. 局部刺激　口服常见恶心、呕吐、厌食、腹胀等症状，饭后服用可减轻，但影响药物吸收；遇到含钙及二价以上金属离子的药物、食物均可形成络合物而阻碍其利用；不宜肌内注射，应充分稀释后缓慢静脉滴注。

2. 二重感染　较常见的二重感染有两种。①真菌感染：白念珠菌引起的鹅口疮、肠炎等，应立即停药并用抗真菌药治疗；②难辨梭状芽孢杆菌所致的假膜性肠炎，表现为剧烈的腹泻、发热、肠壁坏死、体液渗出，休克甚至死亡，应立即停药并口服万古霉素或甲硝唑。

3. 影响骨骼、牙齿生长　四环素可与牙本质和牙釉质中的磷酸盐结合，因此服用四环素可致牙齿黄染、牙釉质发育不良及龋齿，并可导致骨发育不良。8岁以下儿童、孕妇、哺乳期妇女禁用。

4. 其他　长期大剂量使用可致肝损害或加重原有的肾损伤。

考点　四环素的不良反应与用药护理

多　西　环　素

抗菌谱和四环素相似，抗菌活性较四环素强。具有长效、速效、高效的特点，目前临床上较为常用，尤其适合肾外感染伴肾衰竭者及胆道系统感染，也可用于酒渣鼻、痤疮、前列腺炎和呼吸道感染。

用药后可引起恶心、呕吐、腹泻、口腔炎、肛门炎，应饭后服药，并以大量水送服，服药后保持直立体位30分钟以上，以免引起食管炎；静脉注射时，可出现舌麻木及口腔异味感；易致光敏反应，应嘱患者用药后注意皮肤暴露部位避光。

米 诺 环 素

米诺环素在四环素类中抗菌活性最强，抗菌谱与四环素相似。主要用于治疗痤疮和其他皮肤感染，对表皮葡萄球菌感染和金黄色葡萄球菌引起的软组织感染效果较好，还可用于治疗淋病、非淋菌性尿道炎、沙眼衣原体宫颈炎等性传播疾病。

不良反应与其他四环素类相似，还可见眩晕、耳鸣、共济失调伴恶心、呕吐等前庭功能紊乱症状（女性比男性多见），常发生于首剂量时，一般停药后可恢复。

替 加 环 素

本药是第三代四环素类抗生素，口服难吸收，需静脉给药，临床用于敏感菌所致的复杂性腹腔内感染、复杂性皮肤和皮肤软组织感染、社区获得性肺炎。18岁以下者不推荐使用，有增加感染患者死亡的风险，不推荐作为首选药，在尿液中浓度很低，泌尿系统感染不推荐使用。

（二）氯霉素

氯 霉 素

【作用与用途】 氯霉素对G^+菌和G^-菌均有抑制作用，对G^-菌作用强，对伤寒、副伤寒杆菌作用最强；对流感嗜血杆菌、脑膜炎奈瑟菌、肺炎链球菌和百日咳杆菌作用也较强；对衣原体、支原体和立克次体感染也有较好疗效。通过抑制菌体蛋白质的合成而产生抑菌作用，属广谱快效抑菌药，高浓度时也有杀菌作用。

本品临床可用于敏感的伤寒、副伤寒、立克次体病及敏感菌所致的严重感染；立克次体重度感染（斑疹伤寒、Q热和恙虫病）、四环素类药物过敏者可选用。氯霉素在脑脊液中浓度较高，也可用于治疗其他药物疗效较差的脑膜炎；局部用药可用于治疗各种敏感菌所致的眼、耳等部位感染及沙眼。

【不良反应】

1. 抑制骨髓造血功能　为氯霉素最严重的不良反应。表现为白细胞与血小板减少，严重者可导致再生障碍性贫血，发生率低，但病死率高。女性发生率较男性高2～3倍，多在停药数周或数月后发生。幸存者日后发展为白血病的概率很高。

2. 灰婴综合征　早产儿和新生儿大剂量应用氯霉素可引起恶心、呕吐、腹胀、皮肤苍白、呼吸困难等进行性循环衰竭症状，称为灰婴综合征。也可见于成人。一般用药2～3天内病死率高达40%。较大儿童和成人在用药剂量过大或肝功能不全时也可发生。

3. 其他　口服用药时出现恶心、呕吐、腹泻等胃肠道反应症状。少数患者有视神经炎、视力障碍、皮疹、药物热等。还可见溶血性贫血、二重感染等。

【用药护理】

1. 氯霉素是药酶抑制药，与口服抗凝药及口服降糖药等合用时应监测凝血酶原时间、血糖，注意调整药物剂量。

2. 用药前、后及用药过程中，系统监测血常规，发现异常及时停药。用药时间不宜过长。

3. 氯霉素不宜与大环内酯类、克林霉素合用，以免产生药效学方面的拮抗。

4. 新生儿及2岁以内的早产儿禁用。

考点 氯霉素的主要不良反应

任务3 人工合成的抗菌药

案例 10-2

患者，女，20岁，寒战、高热、腹泻。大便初为稀水样便，继之便中带有黏液和脓血，伴下腹疼痛。粪便细菌培养可见大量痢疾杆菌。诊断：急性细菌性痢疾。医嘱给予环丙沙星治疗。

问题： 1. 该类药物的不良反应有哪些？

2. 如何做好用药护理？

一、喹诺酮类

喹诺酮类药物是临床上应用最为广泛的一类人工合成抗菌药，根据其问世先后分为四代（表10-4）。

表 10-4 各代喹诺酮类药物的代表药物、作用与用途

时间	代表药物	作用	用途
第一代 （1962年）	萘啶酸 吡咯酸	口服吸收差，仅对大多数 G⁻ 杆菌有效	已被淘汰
第二代 （1973年）	吡哌酸 西诺沙星	由 G⁻ 菌扩大到部分 G⁺ 菌，且对铜绿假单胞菌有效，抗菌活性有所提高	仅限治疗泌尿道和肠道感染，现较少使用
第三代 氟喹诺酮 （20世纪80年代）	诺氟沙星 氧氟沙星 环丙沙星 左氧氟沙星 洛美沙星	生物利用度高，组织体液分布广，抗菌谱、抗菌活性进一步扩大，对 G⁻ 菌有强大的杀菌作用，抗菌谱扩大到 G⁺ 菌、衣原体、支原体、军团菌和结核分枝杆菌等	广泛应用于肠道感染、尿路感染、呼吸系统感染
第四代 （20世纪90年代）	莫西沙星 加替沙星	保留了前三代抗 G⁻ 菌的作用，对 G⁺ 球菌、支原体、衣原体、军团菌等病原菌抗菌作用进一步增强，特别是增加了对厌氧菌的抗菌活性	抗菌谱更广，活性更强

【作用与用途】 本类药物的抗菌机制为抑制敏感菌的DNA回旋酶，阻止细菌DNA复制，导致细菌死亡，属广谱杀菌药。目前临床常用的是氟喹诺酮类药物，对G⁻菌，如大肠埃希菌、变形杆菌、伤寒杆菌、沙门菌属、志贺菌属的部分菌株等作用进一步增强，部分药物对铜绿假单胞菌也有效，且抗菌谱扩大到金黄色葡萄球菌、肺炎链球菌、溶血

性链球菌、肠球菌等 G⁺ 球菌，以及厌氧菌、衣原体、支原体、军团菌及结核分枝杆菌等，临床广泛应用于泌尿生殖系统、胃肠道、呼吸道、皮肤组织等细菌性感染的治疗。

【不良反应与用药护理】

1. 消化系统反应　最常见，表现为胃部不适、恶心、呕吐、腹痛、腹泻等。

2. 神经系统反应　轻症者表现为头晕、头痛、失眠、眩晕及情绪不安等，以失眠最多见，严重时出现精神异常、抽搐、惊厥等。剂量过大、有精神病或癫痫病史或与氨茶碱合用时更易出现。

3. 过敏反应　出现皮疹、药物热及荨麻疹等一般性过敏表现。可致光敏反应，表现为光照部位的皮肤出现瘙痒性红斑，严重者出现皮肤糜烂、脱落，其中司帕沙星、洛美沙星、氟罗沙星诱发光敏反应最常见。用药期间应多饮水，避免阳光或紫外线直接照射。

4. 软骨损害　动物实验证实本类药物对幼年动物有软骨损害，儿童用药后部分患者可出现关节疼痛和水肿。因此，18岁以下未成年患者、妊娠期及哺乳期患者要避免应用本类药物。

5. 其他不良反应　包括心脏毒性、跟腱炎、血糖变化、肝肾功能异常、加重肌无力患者症状等。

考点 喹诺酮类药物的不良反应

诺 氟 沙 星

诺氟沙星是第一个应用于临床的氟喹诺酮类药物，具有广谱抗菌作用，尤其对 G⁻ 菌如大肠埃希菌、志贺菌、肠杆菌科、弯曲菌、沙门菌等有效。主要用于治疗敏感菌所致的泌尿道、肠道感染，也可外用治疗皮肤和眼部感染。

环 丙 沙 星

环丙沙星组织穿透力强，分布广泛，体外抑菌试验中对铜绿假单胞菌、流感嗜血杆菌、大肠埃希菌等 G⁻ 菌的抗菌活性高于多数氟喹诺酮类药物。多数厌氧菌对环丙沙星不敏感，主要用于对其他抗菌药产生耐药的 G⁻ 杆菌引起的泌尿道、胃肠道、呼吸道、骨关节、腹腔及皮肤软组织等的感染。

氧 氟 沙 星

氧氟沙星口服生物利用度高，除保留环丙沙星的抗菌特点和良好的抗耐药菌特性外，对结核分枝杆菌、沙眼衣原体和肺炎支原体等有效，主要用于敏感菌所致的泌尿道、呼吸道、胆道、皮肤软组织、耳鼻喉及眼部的感染。因有较好的抗结核分枝杆菌活性，可与其他抗结核药合用治疗结核病。

左 氧 氟 沙 星

左氧氟沙星是消旋氧氟沙星的左旋体，抗菌活性是氧氟沙星的2倍，具有抗菌谱广、抗菌活性强的特点，用于敏感菌所致的各种急慢性感染、难治性感染，效果良好，对铜绿假单胞菌的抗菌活性低于环丙沙星，不良反应相对较少。

莫 西 沙 星

莫西沙星口服生物利用度高，对于大多数G⁺菌、厌氧菌、结核分枝杆菌、衣原体和支原体具有很强的抗菌活性。临床用于敏感菌所致的慢性支气管炎急性发作、社区获得性肺炎、急性鼻窦炎、泌尿生殖系统及皮肤软组织感染等。不良反应发生率虽然较低，但亦可发生Q-T间期延长、尖端扭转型室性心动过速、肝损害等。

二、磺胺类及甲氧苄啶

（一）磺胺类

磺胺类药物是第一个人工合成的用于治疗全身感染的抗菌药物，属于广谱抑菌药，对大多数G⁺菌和G⁻菌，部分放线菌及沙眼衣原体、弓形虫、疟原虫等病原体均有较好的抗菌活性，但对病毒、螺旋体、支原体、立克次体无效。本类药物通过抑制细菌二氢叶酸合成酶而产生抑菌作用（图10-4）。近年来，抗生素和喹诺酮类药物的快速发展，而且由于磺胺类药物的不良反应重及耐药性问题，其治疗地位明显受限。但由于磺胺类药物与甲氧苄啶合用后，对某些感染性疾病（如流行性脑脊髓膜炎、鼠疫）具有疗效好、价格低廉等优点，故仍有应用。根据临床应用及口服吸收程度，磺胺类药物分为三类：用于全身性感染的磺胺类药物如磺胺嘧啶（SD）和磺胺甲噁唑（SMZ），用于肠道感染的磺胺类药物如柳氮磺吡啶（SASP），外用磺胺类药物如磺胺米隆（SML）和磺胺醋酰钠（SA）等，其应用特点及临床应用见表10-5。

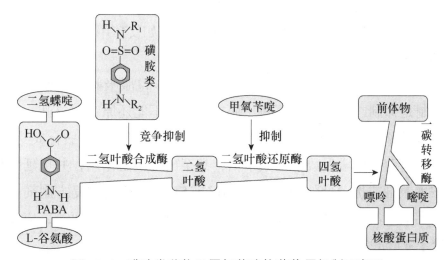

图 10-4 磺胺类药物及甲氧苄啶抗菌作用机制示意图

表 10-5 常用磺胺类药作用特点和用途

药物分类	药物名称	作用特点及用途
全身感染类	磺胺嘧啶（SD）	口服易吸收，血浆蛋白结合率低，脑脊液浓度高，为治疗流行性脑脊髓膜炎的首选药，还可用于敏感菌引起的上呼吸道感染和泌尿道感染
	磺胺甲噁唑（SMZ，新诺明）	口服易吸收，血浆蛋白结合率较高，尿中药物浓度高，主要用于泌尿道、呼吸道、肠道感染，常与甲氧苄啶合用

续表

药物分类	药物名称	作用特点及用途
肠道感染类	柳氮磺吡啶（SASP）	口服难吸收，大部分在直肠内分解出磺胺吡啶和5-氨基水杨酸盐，具有抗菌、抗炎和抑制免疫作用，临床用于治疗溃疡性结肠炎、类风湿关节炎等
外用	磺胺米隆（SML）	抗菌作用不受脓液和坏死组织的影响，且能渗入创面及焦痂中，适用于烧伤和大面积创伤和感染
	磺胺嘧啶银（SD-Ag，烧伤宁）	具有SD的抗菌作用和银盐的收敛作用，对铜绿假单胞菌作用强大，临床用于烧伤和烫伤创面感染
	磺胺醋酰钠	局部应用穿透力强，可渗入眼部晶状体及眼内组织，适用于治疗沙眼、结膜炎、角膜炎

【不良反应与用药护理】

1. 泌尿系统损害　磺胺类药物及其乙酰化代谢产物在尿中溶解度较低，尤其在尿液偏酸性时易析出结晶而损害肾，出现结晶尿、血尿、尿痛、尿闭等症状。用药时应同服碳酸氢钠碱化尿液并适当增加饮水，定期检查尿液，每日饮水量至少1500ml。

2. 过敏反应　局部用药更易发生，以皮疹、药物热较常见。偶见剥脱性皮炎和多形性红斑，严重者可致死。过敏体质及对其他药物有过敏史的患者应尽量避免使用本类药物。

3. 血液系统反应　偶见粒细胞减少、血小板减少甚至再生障碍性贫血等，长期用药应定期检查血常规，对葡萄糖-6-磷酸脱氢酶缺乏的患者可致溶血性贫血，应禁用。

4. 其他　新生儿或早产儿可致胆红素脑病，尚可引起恶心、呕吐、头痛、精神不振、肝肾损害等；新生儿及2月龄以下婴儿、孕妇及哺乳期妇女禁用。

（二）甲氧苄啶

甲氧苄啶（TMP）是细菌二氢叶酸还原酶抑制剂，口服吸收迅速而完全，体内分布广。其抗菌机制是抑制二氢叶酸还原酶，使二氢叶酸不能还原为四氢叶酸，阻碍细菌核酸合成而产生抑菌作用。TMP与磺胺类药物合用，可使细菌的核酸合成受到双重阻断，使磺胺类药物的抗菌作用增强数倍至数十倍，甚至出现杀菌作用，并可延缓耐药性的产生，又称磺胺增效剂或抗菌增效剂，常与SMZ或SD合用或制成复方制剂。对于人体毒性小，长期或大剂量给药仍可引起叶酸缺乏症，导致巨幼细胞贫血等，应注意检查血常规，必要时给予亚叶酸钙治疗。

> **链接**
>
> **磺胺的发现**
>
> 　　1932年，多马克发现一种名为"百浪多息"的化学合成染料可杀灭链球菌。而第一个接受百浪多息治疗的是多马克自己的女儿，她的手指因划破感染，医治很久无果，面对危重病情，他冒险用还未经过临床试验的百浪多息一试，结果女儿竟奇迹般地康复了。后来，法国的巴斯德研究所对百浪多息展开全面研究，发现百浪多息杀灭链球菌的有效成分是磺胺，从此找到了治疗链球菌感染引起的败血症的药物，使这种疾病的死亡率迅速下降，挽救了成千上万人的生命。1939年，多马克也因此获得诺贝尔生理学或医学奖。

三、硝基呋喃类

本类药物抗菌谱广，对多数 G^+ 菌和 G^- 菌均有效。细菌对其不易产生耐药性，且与其他抗菌药物无交叉耐药性（表 10-6）。

表 10-6 硝基呋喃类药物及其作用特点

药物名称	作用特点及应用
呋喃妥因（呋喃坦啶）	口服吸收迅速，排泄快，血药浓度低，尿中药物浓度高。仅用于治疗泌尿系统感染
呋喃唑酮（痢特灵）	口服吸收差，肠腔内药物浓度高，可用于治疗肠道感染性疾病，亦可用于难以根除的幽门螺杆菌感染
呋喃西林	毒性大，仅作外用，用于化脓性中耳炎、皮肤黏膜感染等

四、硝基咪唑类

甲 硝 唑

【作用与用途】

1. 抗厌氧菌 甲硝唑是抗厌氧菌的常用药，临床用于治疗厌氧菌引起的口腔、女性生殖系统、下呼吸道、骨和关节等部位的感染，对需氧菌或兼需氧菌无效，治疗混合感染时，通常需与抗需氧菌抗菌药物联合应用。

2. 抗阿米巴原虫 甲硝唑对肠内、肠外阿米巴滋养体均有强大杀灭作用，是治疗肠道和肠外阿米巴病的首选药。

3. 抗滴虫 甲硝唑是治疗阴道滴虫病的首选药，对反复发作的患者应该夫妻同时治疗。

4. 抗贾第鞭毛虫 甲硝唑是目前治疗贾第鞭毛虫的有效药物，治愈率达 90%。

此外，甲硝唑还可用于治疗艰难梭菌所致的假膜性肠炎、幽门螺杆菌所致的消化性溃疡等。

【不良反应】 治疗量不良反应少。常见恶心、厌食、口腔金属味等胃肠道反应，大剂量使用时出现四肢麻木及抽搐等神经系统症状，少数患者可出现皮疹、瘙痒等过敏反应；本药可干扰乙醇代谢，用药期间饮酒可导致双硫仑样反应，服药期间和停药 3 天内应该禁止饮酒及含有乙醇的饮料，妊娠早期及哺乳期妇女禁用。

替 硝 唑

替硝唑属于第二代硝基咪唑类药物，与甲硝唑的作用相似。比甲硝唑半衰期长，不良反应轻，对脆弱类杆菌及梭杆菌属的作用较甲硝唑强，对梭状芽孢杆菌属作用较甲硝唑弱。

任务4　抗结核药

案例 10-3

　　患者，女，33岁。干咳伴乏力、低热、夜间盗汗，肺部叩诊浊音，右肺湿啰音，胸片示右上肺斑片状阴影，有空洞形成。经胸部 X 线检查和痰液培养，诊断为：右上肺结核。医嘱给予利福平、异烟肼、吡嗪酰胺联合用药。

问题：药物服用后可能会出现哪些不良反应，如何处理？

　　结核病是由结核菌感染引起的慢性传染病。结核菌可侵及人类除了牙齿、头发、指甲以外的所有器官，但主要受累器官为肺，以肺结核为主要形式。抗结核药是能抑制或杀灭结核分枝杆菌的药物。常用的抗结核药有异烟肼（INH，H）、利福平（RFP，R）、吡嗪酰胺（PZA，Z）、乙胺丁醇（EMB，E）和链霉素（SM，S）等。这些药物疗效高，毒性小，为常用抗结核药。另外左氧氟沙星、莫西沙星等氟喹诺酮类药对耐药结核菌也有较好的治疗作用。

一、常用抗结核药

异　烟　肼

　　异烟肼，又称雷米封，具有疗效高、毒性小、价廉、口服方便等优点，口服吸收快而完全，广泛分布于全身体液和组织，容易通过血脑屏障，大部分在肝脏内乙酰化为无效的乙酰异烟肼和异烟酸，少部分以原型药从尿排出。依据乙酰化速度的快慢，将人群分为快代谢型和慢代谢型，应根据不同患者的代谢类型确定给药方案。

【作用与用途】

　　1. 异烟肼对各型结核分枝杆菌都有高度选择性抗菌作用，对生长旺盛的活动期结核分枝杆菌有强大的杀灭作用，对其他细菌无效。

　　2. 异烟肼穿透力强，可渗入关节腔、胸腔积液、腹水及纤维化或干酪样的结核病灶中，也易透入细胞内作用于已被吞噬的结核分枝杆菌，是预防和治疗结核病的常用药物，适用于各种类型的结核病，如肺、淋巴、骨、肾、肠等结核，结核性脑膜炎、胸膜炎及腹膜炎等。预防用药可单独使用。

　　3. 异烟肼单用易产生耐药性，联合用药可延缓耐药性产生，并增强疗效。与其他抗结核药无交叉耐药性。规范化治疗时必须联合使用其他抗结核药，以防止和延缓耐药性的产生。

【不良反应】

　　1. 神经系统毒性　常见反应为周围神经炎，表现为手脚麻木、肌肉震颤和步态不稳等，大剂量可出现头痛、头晕，严重时可导致中毒性脑病和精神病。可用维生素 B_6 防治。异烟肼急性中毒时，大剂量维生素 B_6 可对抗，并需进行其他对症治疗，癫痫及精神病患者慎用。

2. **肝毒性**　可损伤肝细胞引起氨基转移酶升高、食欲减退、深色尿、眼或皮肤黄染等，严重者可出现肝小叶坏死，故应定期检查肝功能

3. **其他**　胃肠道症状，如食欲不振、恶心、呕吐、腹痛、便秘等及过敏反应如药物热、皮疹等，偶尔可引起粒细胞缺乏、血小板减少等。

【用药护理】

1. 给药须在饭前1小时或饭后2小时服用，现常采用清晨空腹顿服。嘱患者按时用药，不可自行停药，用药期间不能饮酒，注意休息。静脉注射宜加5%葡萄糖或0.9%氯化钠注射液20～40ml缓慢推注。

2. 不可与氢氧化铝或复方氢氧化铝（胃舒平）同服，否则会影响吸收。

3. 异烟肼为肝药酶抑制剂，可抑制香豆素、苯妥英钠、三环类抗抑郁药等药物的代谢；合用利福平或饮酒可加重肝毒性；合用肼屈嗪可使异烟肼代谢受阻，毒性增加。

4. 肝功能不良者、孕妇、癫痫及精神病患者慎用。

利 福 平

利福平为人工合成的广谱抗菌药。食物、对氨基水杨酸等可影响其吸收。代谢产物可将尿、粪、泪、痰及汗液等染成橘红色。

【作用与用途】　利福平为常用的抗结核药，与异烟肼相比，其特点如下。

1. 抗菌谱较广，对结核分枝杆菌，麻风分枝杆菌，G^+球菌特别是耐药金黄色葡萄球菌，G^-菌如大肠埃希菌、奇异变形杆菌、流感嗜血杆菌及沙眼衣原体有较强的杀灭作用。

2. 穿透力强，广泛分布于全身体液和组织，容易通过血脑屏障和浆膜腔。

3. 抗结核病疗效与异烟肼相近，单用易产生耐药性，与异烟肼、乙胺丁醇等合用有协同作用，并能延缓耐药性的产生。

临床上常与异烟肼、乙胺丁醇合用，治疗各种类型的结核病，包括初治和复治。还用于治疗耐药金黄色葡萄球菌及其他敏感菌引起的感染；还可用于麻风病；外用可治疗沙眼、结膜炎、病毒性角膜炎等。

【不良反应】

1. **肝毒性**　为该药的主要不良反应，在疗程最初数周内，少数患者可出现血清氨基转移酶升高、黄疸等。

2. **消化道反应**　最为多见，口服该药后可出现厌食、恶心、呕吐、上腹部不适、腹泻等胃肠道反应，但均能耐受。

3. **变态反应**　大剂量间歇疗法后偶可出现"流感样症候群"，表现为畏寒、寒战、发热、不适、呼吸困难、头晕、嗜睡及肌肉疼痛等。

4. **其他**　患者服用该药后，大小便、唾液、痰液、泪液等可呈橘红色。

考点　异烟肼、利福平的不良反应

利福定、利福喷汀

利福喷汀和利福定均为利福平的衍生物，抗菌谱与利福平相似，抗结核分枝杆菌作用强度分别是利福平的3～8倍。主要用于结核病的治疗，与异烟肼、乙胺丁醇等有协同作用。不良反应较利福平少且轻。

乙 胺 丁 醇

乙胺丁醇（EMB）通过阻碍核糖核酸的合成而抵制结核分枝杆菌的生长，是目前敏感结核病治疗方案的核心药物。对其他细菌无效，对耐链霉素、异烟肼的结核菌仍敏感。单用可产生耐药性，常与其他抗结核病药联合使用。主要用于治疗各型结核病。

长期大剂量使用可致球后视神经炎，表现为视敏度降低、辨色力受损、视野缩窄、出现暗点等，停药后可缓慢恢复。用药期间应检查视觉。其他不良反应有消化道反应、过敏反应和高尿酸血症等。

链 霉 素

链霉素（SM）是第一个有效的抗结核药，在体内对结核分枝杆菌仅有抑菌作用，疗效不及异烟肼和利福平，且穿透力弱，不易渗入纤维化、干酪样病灶，也不易透过血脑屏障。单用可迅速耐药，临床上主要与其他抗结核药联合应用。治疗浸润性肺结核、粟粒性结核等，长期使用易产生耐药性和严重的耳毒性、肾毒性、神经肌肉麻痹等。

吡 嗪 酰 胺

吡嗪酰胺（PZA）口服易吸收，分布广泛，细胞内和脑脊液中的浓度与血液浓度相近，对结核分枝杆菌有抑制和杀灭作用。在酸性环境中抗菌作用增强，单用易产生耐药性，但与其他抗结核病药之间无交叉耐药性，与利福平、异烟肼合用有协同作用。主要用于各型结核病的联合用药，以缩短疗程；长期、大剂量使用可产生严重的肝损害，出现氨基转移酶升高、黄疸甚至肝坏死。还可抑制尿酸盐排泄，诱发痛风。

二、抗结核药的用药护理

1. 异烟肼常采用清晨空腹顿服。嘱患者按时用药，不可自行停药，注意休息。同时服用维生素B$_6$可防止周围神经炎的发生。用药期间饮酒容易诱发肝脏毒性反应，应避免喝酒。肝功能损害、癫痫或精神病患者慎用。

2. 利福平宜空腹服用，其排泄物可将尿液、唾液、泪液染成橘红色，应提前告知患者对健康无影响。胶囊剂遇湿不稳定，光照易氧化，一旦变色、变质则不宜服用。服药期间避免饮酒。妊娠早期禁用。利福平属于肝药酶诱导剂，可加速自身和许多药物的代谢。

3. 服用乙胺丁醇期间，应注意患者的视力变化和红绿色分辨力，出现异常应立即报告医生，立即停药，一般用药期间2～4周做一次眼科检查。

4. 长期使用异烟肼、利福平及吡嗪酰胺等药物要定期检查肝功能。

5. 吡嗪酰胺可抑制尿酸盐排泄，诱发痛风，故痛风患者慎用。

6. 对氨基水杨酸钠静脉滴注时，应新鲜配制并注意避光。

三、抗结核药的应用原则

1. 早期用药　早期结核病变主要是渗出性炎症反应，病灶局部血液循环没有明显障碍，药物易渗入而发挥抗菌作用。早期病灶内的结核分枝杆菌正处在代谢旺盛、繁殖最快的时期，易被药物抑制或杀灭，可获得较好疗效。

2. 联合用药　两种或两种以上抗结核药联合使用，可以延缓耐药性的产生，提高疗效，降低毒性。常以异烟肼为基础，加用其他敏感的抗结核药。采用两联、三联或四联则取决于疾病的严重程度、以往用药情况及结核分枝杆菌对药物的敏感性。

3. 适量用药　药量不足，组织内药物难以达到有效浓度，达不到治疗效果，且可诱发结核菌产生耐药性而使治疗失败；剂量过大，则易产生严重不良反应而使治疗无法继续，因此用药剂量要适当。

4. 规律用药　结核分枝杆菌是一种分裂周期长、杀灭困难大的顽固细菌。治疗过程中，要在专科医生指导下按规定疗程完成治疗方案。随意改变药物的种类、剂量或过早停药均可使被抑制的细菌再度繁殖或迁延，导致治疗失败。

5. 全程督导治疗　WHO 提出督导治疗，是当今控制结核病的首要策略，即患者的病情、用药、复查等均应在医务人员的监督之下。在全程化疗期间（一般 6～12 个月，耐药结核病疗程更长）均由医务人员指导，规范治疗。结核病标准化联合用药治疗方案如下。

（1）初治活动性肺结核（含痰涂片阳性和阴性）　通常选用 2HRZE/4HR 方案，即强化期使用异烟肼、利福平、吡嗪酰胺、乙胺丁醇，1 次/天，共 2 个月；巩固期使用异烟肼、利福平，1 次/天，共 4 个月。若强化期第 2 个月末痰涂片仍阳性，强化方案可延长 1 个月，总疗程 6 个月不变。对粟粒型肺结核或结核性胸膜炎上述疗程可适当延长，强化期为 3 个月，巩固期 6～9 个月，总疗程 9～12 个月。在异烟肼高耐药地区，可选择 2HRZE/4HRE 方案。

（2）复治活动性肺结核（含痰涂片阳性和阴性）　常用方案为 2HRZSE/6HRE，3HRZE/6HR，2HRZSE/1HRZE/5HRE。复治结核应进行药敏试验。

任务 5　抗真菌药与抗病毒药

一、抗真菌药

真菌感染，又称为真菌病，是由真菌引起的感染。真菌感染可以分为浅表性感染和侵袭性感染。浅表性感染主要影响皮肤、毛发和指甲，如常见的足癣和头癣。侵袭性感染则更为严重，可影响身体的深层组织和器官，如肺部、血液循环系统和中枢神经系统。侵袭性真菌感染常见于免疫系统受损的个体，如艾滋病患者、接受化疗或放疗的癌症患者及接受器官移植的患者。

抗真菌药是指具有抑制或杀灭真菌作用的药物，包括多烯类、三唑类、棘白菌素类等。每类药物的作用机制不同，如多烯类药物通过破坏真菌细胞膜来发挥作用，而三唑类药物则抑制真菌细胞膜中麦角固醇的合成。选择合适的抗真菌药物需要考虑感染的类型、病原体的种类、感染部位及患者的健康状况等因素。常用的抗真菌药见表10-7。

表 10-7 常用抗真菌药

药物名称	作用与用途	不良反应及注意事项
制霉菌素	多烯类抗真菌药，对念珠菌活性强；口服用于消化道念珠菌感染；注射给药毒性大，不用于全身感染；局部用药用于阴道、口腔、皮肤等黏膜部位念珠菌病	胃肠道反应、阴道用药可见白带增多
两性霉素 B	多烯类抗真菌药，主要用于敏感真菌所致的深部真菌感染且病情呈进行性发展者，如败血症、心内膜炎、脑膜炎、腹腔感染、肺部感染、尿路感染和眼内炎等。口服及注射给药均难吸收，需要静脉给药。治疗真菌性脑膜炎时除静脉给药外，还需鞘内注射	不良反应多且严重，常见寒战、高热、头痛、呕吐、肾功能损害等；少数患者可出现肝毒性、低钾血症、血液系统毒性等；用药期间应定期进行血常规、尿常规、肝、肾功能和心电图检查；需避光缓慢静脉滴注。孕妇及哺乳期妇女禁用
克霉唑	吡咯类广谱抗真菌药，对多种真菌尤其是白念珠菌具有较好抗菌作用，对浅表真菌及某些深部真菌均有抗菌作用。临床主要供外用，可用于治疗由敏感菌所致的深部和浅部真菌病，其中治疗念珠菌病效果最好。具体剂型包括克霉唑阴道片、克霉唑乳膏、克霉唑含片、克霉唑阴道乳膏、克霉唑喷雾剂、复方克霉唑乳膏等	毒性大，局部用药毒性小
酮康唑	咪唑类广谱抗真菌药，用于治疗由真菌感染引起的疾病，如念珠菌感染、皮炎芽生菌病等，以及慢性进行性的皮肤真菌感染，如手癣、足癣、体癣、股癣、头癣、花斑癣等。仅可外用，不可内服	消化道反应、肝损害。酮康唑口服制剂因存在严重肝毒性，已被国家药品监督管理部门要求停止生产、销售、使用
氟康唑	三唑类广谱抗真菌药，对念珠菌、大小孢子菌、新型隐球菌、表皮癣菌等均有强力的抗菌活性。口服、静脉给药均有效；脑脊液中浓度高，体内分布广；主要用于治疗全身性念珠菌病（如念珠菌血症、播散性念珠菌病等）、隐球菌病（如隐球菌性脑膜炎等）、黏膜念珠菌病（如口咽部、食管念珠菌病等）、急性或复发性阴道念珠菌病、皮肤真菌病（如体癣、手癣、足癣等）。此外，还可用于预防恶性肿瘤患者接受化疗或放疗时发生的真菌感染	不良反应少，可见消化道反应、皮疹、氨基转移酶升高等，孕妇及哺乳期妇女禁用
伊曲康唑	三唑类高效广谱抗真菌药，对多种浅表、深部真菌有较强的抑制作用，用于治疗皮肤癣菌、隐球菌、糠秕孢子菌属、念珠菌属等真菌感染	不良反应小，常见消化道反应、头痛、头晕等，孕妇禁用

续表

药物名称	作用与用途	不良反应及注意事项
特比萘芬	丙烯胺类抗真菌药，抗菌活性强，毒性低，可外用或口服用于治疗甲癣及其他一些浅表部真菌感染	不良反应小，消化道反应多见，长期使用需定期监测肝功能
氟胞嘧啶	嘧啶类抗真菌药，对隐球菌、念珠菌等具有较高的抗菌活性。口服吸收好，体内分布广，可透过血脑屏障，主要用于治疗隐球菌、念珠菌和着色菌引起的严重感染，单用效果差，常与两性霉素B合用，有协同作用	消化道反应、血液系统影响及肝损害等，定期进行血液及肝功能监测
卡泊芬净	棘白菌素类抗真菌药物，口服不吸收，静脉滴注给药，主要用于治疗念珠菌感染和难治性或不能耐受其他抗真菌药治疗患者的侵袭性曲霉菌病	用药期间监测肝功能

二、抗病毒药

抗病毒药是用于治疗病毒感染的药物，它们通过干扰病毒生命周期中的关键步骤来抑制病毒的复制和传播。抗病毒药可以分为几类，包括核苷类和核苷酸类逆转录酶抑制剂、非核苷类逆转录酶抑制剂、蛋白酶抑制剂、整合酶抑制剂、神经氨酸酶抑制剂和广谱抗病毒药物等。

利巴韦林

利巴韦林为合成的核苷类抗病毒药，能抑制肌苷酸-5-磷酸脱氢酶，阻断肌苷酸转化为鸟苷酸，从而抑制病毒的RNA和DNA合成，对DNA病毒和RNA病毒均有抑制复制作用，为广谱抗病毒核苷类似物药物。适用于治疗呼吸道合胞病毒引起的病毒性肺炎与支气管炎，皮肤疱疹病毒感染。

主要不良反应包括溶血性贫血，可能在口服治疗后1～2周内出现血红蛋白下降。其他常见副作用有疲倦、头痛、虚弱、胸痛、发热、寒战、流感症状、眩晕、食欲减退、胃部不适、恶心呕吐、腹泻、便秘、消化不良、肌肉关节痛、失眠、情绪波动、抑郁、注意力障碍、呼吸困难、鼻炎、脱发、皮疹和瘙痒等。使用利巴韦林前需确认是否怀孕，使用后应避孕6个月，男女皆同，孕妇禁用。

金刚烷胺

【作用与用途】

1. 抗病毒　金刚烷胺是最早用于抑制流感病毒的抗病毒药，可阻止RNA病毒穿透宿主细胞，阻止病毒的脱壳和释放核酸，干扰病毒的早期复制，还可封闭宿主细胞膜上的病毒通道，阻止病毒穿入人体细胞。对亚洲A型流感病毒有抑制活性，使病毒增殖受到抑制，对已发病者及时用药也有效。但在临床上仅对A型流感病毒有作用，没有抗B型流感病毒和副流感病毒的作用。

2. 抗帕金森病　与金刚烷胺促进纹状体内多巴胺能神经末梢释放多巴胺，并加强中枢神经系统的多巴胺与儿茶酚胺的作用，增加神经元的多巴胺含量有关。适用于原发性帕金森病、脑炎后的帕金森综合征、药物诱发的锥体外系反应、一氧化碳中毒后帕金森综合征及老年人合并有脑动脉硬化的帕金森综合征。

【不良反应及用药护理】 常见的不良反应有幻觉、精神错乱（特别是老年患者）、情绪或其他精神改变等，一般由于中枢神经系统受刺激或中毒导致。

孕妇应慎用，哺乳期妇女禁用。有脑血管病或病史者、有反复发作的湿疹样皮疹病史者、末梢性水肿者、充血性心力衰竭者、精神病或严重神经官能症者、肾功能障碍者、有癫痫病史者应慎用。应用期间不宜驾驶车辆、操作机械和高空作业。

奥 司 他 韦

奥司他韦是一种作用于神经氨酸酶的特异性抑制剂，通过抑制神经氨酸酶的活性，可以抑制成熟的流感病毒脱离宿主细胞，从而抑制流感病毒在人体内的传播，起到治疗流感的作用。主要用于成人和1岁及1岁以上儿童的甲型和乙型流感治疗，以及成人和13岁及13岁以上青少年的甲型和乙型流感的预防。

不良反应有恶心、呕吐、支气管炎、失眠、眩晕等，常在第一次服药时发生，大多数情况下不会导致停止治疗。如果出现严重不良反应或过敏反应，应立即停药并就医。孕妇、哺乳期妇女、肝功能不全患者、肾功能不全患者等慎用。

碘 苷

碘苷为嘧啶类抗病毒药，能与胸腺嘧啶核苷竞争性抑制磷酸化酶，特别是DNA聚合酶，从而抑制病毒DNA中胸腺嘧啶核苷的合成，或代替胸腺嘧啶核苷掺入病毒DNA中，产生有缺陷的DNA，使其失去感染力或不能重新组合，使病毒停止繁殖或失去活性而得到抑制。临床主要用于治疗单纯疱疹性角膜炎、牛痘病毒性角膜炎和带状疱疹病毒眼部感染，以及其他疱疹性眼炎、病毒性黏膜炎、单纯疱疹病毒引起的黏膜损伤等眼部疾病。

可能有畏光、充血、水肿、痒或疼痛等不良反应，也可发生眼睑水肿等过敏反应。长期滴用，可引起接触性皮炎、点状角膜病变、滤泡性结膜炎、泪点闭塞等。全身给药有明显不良反应，除引起食欲减退、恶心呕吐、腹泻、口炎、脱发、肝功能损害外，还能抑制骨髓，使白细胞和血小板减少。对碘苷及对其他碘和碘制剂过敏者禁用。

阿 昔 洛 韦

阿昔洛韦是一种化学合成的核苷酸类抗病毒药。对单纯疱疹病毒（HSV-1型、HSV-2型）、水痘病毒、带状病毒感染等有一定的抑制作用。能有效治疗单纯疱疹病毒感染、带状病毒感染、免疫缺陷性水痘引起的眼部感染。

阿昔洛韦可引起急性肾衰竭，因此肾损害患者接受阿昔洛韦治疗时需谨慎，并监测尿常规和肾功能变化。应用阿昔洛韦治疗时，需仔细观测有无肾衰竭征兆和症状（如少尿、无尿、血尿、腰痛、腹胀、恶心、呕吐等），一旦出现异常应立即停药。老年人、孕妇及儿童应慎重使用阿昔洛韦，或在监测下使用。

干 扰 素

干扰素是一种广谱抗病毒药物，并不直接杀伤或抑制病毒，而是通过细胞表面受体作用使细胞产生抗病毒蛋白，从而抑制病毒的复制。它是一组具有多种功能的活性蛋白质，主要是糖蛋白，是由单核细胞和淋巴细胞产生的细胞因子，具有抗病毒、抑制细胞增殖、调节免疫及抗肿瘤作用。干扰素主要分为三类：α干扰素（白细胞型）、β干扰素（成纤维细胞型）、γ干扰素（淋巴细胞型）。其中，α干扰素主要由单核-巨噬细胞产生，β干扰素由成纤维细胞产生，而γ干扰素则主要由活化的T细胞和NK细胞产生。

【作用与用途】

1. 抗病毒作用　能够抑制病毒的复制，对RNA和DNA病毒都有抑制作用。它并不直接杀灭病毒，而是通过诱导细胞产生抗病毒蛋白来抑制病毒的复制。

2. 抗肿瘤作用　能够抑制肿瘤细胞的增殖，诱导肿瘤细胞凋亡，从而起到抗肿瘤的作用。此外，它还可以与其他抗肿瘤药物并用，作为放疗、化疗及手术的辅助治疗药物。

3. 免疫调节作用　能够增强自然杀伤细胞（NK细胞）、巨噬细胞和T淋巴细胞的活力，从而起到免疫调节作用，并增强抗病毒能力。

临床上主要用于治疗恶性肿瘤、病毒性皮肤病、某些炎症性皮肤病及眼部肿瘤等。具体适应证包括毛细胞白血病、慢性白血病、非霍奇金淋巴瘤、骨髓瘤、膀胱癌、卵巢癌晚期、转移性肾癌等恶性肿瘤，以及尖锐湿疣、单纯疱疹、生殖器疱疹、带状疱疹等病毒性皮肤病。

【不良反应及用药护理】　主要不良反应包括流感样症候群（表现为发热、寒战、全身不适等）、骨髓抑制（白细胞、血小板减少等）、皮肤反应（皮疹、脱发等）及消化系统反应等。这些不良反应的严重程度和发生率因个体差异而异，需要在专业医师的指导下进行用药和监测。

在用药期间应多观察，定期检查相应的各项指标，特别是在初期，应遵医嘱，不得自行改量或停药，以免影响整体疗效，耽误病情。对干扰素过敏者、严重心脏、肝脏或肾脏功能不全者及骨髓抑制者禁用。应置于1～4℃处保存，避免冷冻或高温环境。

齐 多 夫 定

在人类免疫缺陷病毒（HIV）感染的细胞内，齐多夫定通过胸苷激酶的磷酸化作用，形成活化型三磷酸体，三磷酸体可竞争性地抑制病毒反转录酶和终止DNA链增长，从而阻碍病毒复制。主要用于治疗艾滋病或艾滋病相关综合征及HIV感染，是"鸡尾酒"疗法最基本的组合成分，是治疗HIV感染的一线药物。

常见的不良反应包括以下几方面。①骨髓抑制：可能导致贫血、中性粒细胞减少等，对严重艾滋病患者作用最明显；②肌病：与HIV疾病相类似的心肌病与心肌炎可能与本品长期用药有关；③乳酸中毒/严重肝脂肪变性肥大：偶发致死性乳酸中毒及肝脂肪变性肥大。对本品过敏的患者禁用；孕妇及哺乳期妇女慎用或禁用。

拉米夫定

拉米夫定是一种核苷类似物，也是核苷逆转录酶抑制剂，对病毒DNA链的合成和延长有竞争性抑制作用。它作用于病毒的反转录过程，抑制从前基因组mRNA合成乙型肝炎病毒（HBV）DNA负链，从而抑制HBV复制，对体外及实验动物体内的HBV有较强的抑制作用。同时，拉米夫定也可与其他抗逆转录病毒药物联合使用，用于治疗HIV感染的成人和儿童。临床主要适用于HBV复制的慢性乙型肝炎，以及与其他抗逆转录病毒药物联合使用治疗HIV感染。

常见的不良反应有头痛、失眠、恶心、呕吐、上腹痛或腹痛、腹泻、皮疹、脱发等；极罕见的有外周神经病或感觉异常及血液和淋巴系统症状。

奈韦拉平

奈韦拉平是第一个用于临床治疗HIV感染的非核苷类反转录酶抑制剂。通过与HIV的反转录酶直接连接并使此酶的催化端破裂来阻断RNA依赖和DNA依赖的DNA聚合酶活性，从而抑制病毒复制。与其他抗逆转录病毒药物合用，用于治疗人类免疫缺陷病毒1型（HIV-1）感染。单用此药会很快产生耐药病毒，因此应与至少两种的其他抗逆转录病毒药物一起使用。对于分娩时未使用抗逆转录病毒治疗的孕妇，应用奈韦拉平（可以不与其他抗逆转录病毒药物合用）可预防HIV-1的母婴传播。

常见不良反应有恶心、疲劳、发热、头痛、嗜睡、呕吐、腹泻、腹痛和肌痛等。此外，还可能出现严重的皮疹和肝脏毒性等不良反应。如果出现严重皮疹或伴随全身症状的皮疹，应立即停药。如果患者出现中度或重度肝功能异常，也应停止使用奈韦拉平，直至肝功能恢复至基础水平。

> **链接**
>
> ### 艾滋病的"鸡尾酒"疗法
>
> 艾滋病由感染HIV引起，患者最终多因全身衰竭而死亡，目前尚无根治的特效药物。常采用三联治疗方案即拉米夫定和齐多夫定配合奈韦拉平或依非韦伦，就好像调酒师将几种不同的酒调在一起一样，因此被形象地称为"鸡尾酒"疗法。该疗法能减少单一用药产生的抗药性，最大限度地抑制病毒复制，使被破坏的机体免疫功能部分甚至全部恢复，从而延缓病程进展，延长生命。

任务6　消毒防腐药

消毒药指能迅速杀灭病原微生物的药物；防腐药指能抑制病原微生物生长繁殖的药物。两者无严格界限，低浓度消毒药有防腐作用，防腐药在高浓度时也可能有杀菌作用，故统称为消毒防腐药。主要用于体表（皮肤、黏膜、伤口）、器械、患者排泄物和周围环境的消毒。

消毒防腐药对各种生物机体（包括微生物和人体组织）无明显选择性，不能作全身用药。脓性分泌物可降低消毒防腐药的效果，用药前注意清创。临床常用消毒防腐药的作用、用途和用药护理见表10-8。

表 10-8 临床常用消毒防腐药

药物	作用与用途	用药护理
乙醇	作用强，对芽孢、肝炎病毒无效；过高浓度会使菌体蛋白质凝固，妨碍杀菌效果。75% 的乙醇溶液杀菌力最强，常用于皮肤消毒；70% 的乙醇溶液常用于术前泡手和医疗器械的浸泡消毒；40%～50% 的乙醇溶液用于预防压疮；20%～30% 乙醇溶液用于高热患者物理退热擦浴	有刺激性，不能用于破损皮肤及糜烂渗液的部位，使用时避免接触眼睛
甲酚皂溶液	用于手、器械、环境消毒及处理排泄物等，1%～2% 水溶液用于皮肤消毒，5%～10% 水溶液用于消毒敷料、器械及处理排泄物	加热药液至 40～50℃可加强杀菌作用，对皮肤有刺激、腐蚀作用
甲醛	杀菌作用强，对细菌、芽孢、真菌、病毒均有效；10% 甲醛溶液用于固定标本及保存疫苗等；2%～8% 甲醛溶液用于器械消毒	挥发性较强，对黏膜和呼吸道有强烈刺激性，可引起流泪、咳嗽等
苯甲酸	毒性小，抑制细菌和真菌，用于体癣、手足癣；也可用于食物和药品防腐	酸性环境中作用增强，忌与重金属盐合用
碘酊	对细菌、真菌、病毒等有效；用于皮肤感染和消毒	碘酊消毒后须用 70% 乙醇脱碘，对黏膜、皮肤有刺激性，破损处不宜使用
聚维酮碘	对组织刺激性小，能杀死细菌、病毒、芽孢、真菌等；0.5% 聚维酮碘用于手术部位的皮肤消毒；5%～10% 聚维酮碘用于治疗烫伤；0.05% 聚维酮碘用于餐具和义齿的消毒	碘过敏者禁用，不宜用于 20% 以上大面积烧伤
次氯酸钠	对细菌、病毒、芽孢均有杀灭作用；84 消毒液由次氯酸钠＋表面活性剂组成，具有广谱、高效、快速、去污性强等特点，用于各种用具、排泄物及不锈钢医疗器械消毒	有腐蚀性，避免与眼睛接触，金属器械消毒后及时取出擦干存放
苯扎溴铵	对 G^+ 菌作用强，对铜绿假单胞菌和芽孢无效，杀菌和去污作用快而强、渗透力强、无刺激性。0.05%～0.1% 苯扎溴铵用于外科手术前洗手；0.01%～0.05% 苯扎溴铵用于黏膜和创面消毒；0.1% 苯扎溴铵用于餐具及器械消毒	毒性低，不宜用于膀胱镜等器械消毒，以及痰、粪便排泄物的消毒。忌与肥皂、洗衣粉等合用
氯己定	作用快而强，对芽孢、真菌和病毒无效，无刺激性。0.02% 氯己定溶液用于手术前洗手消毒；0.05% 氯己定溶液用于冲洗伤口及牙龈炎、牙周炎；0.1% 氯己定溶液用于器械消毒；0.5% 氯己定醇溶液用于手术前皮肤消毒；1% 氯己定软膏用于烧伤、创伤表面消毒	毒性小，不可与碘酊、高锰酸钾、红汞配伍，以免沉淀。不可与肥皂、合成洗涤剂同用
甲紫	对 G^+ 菌、念珠菌、皮肤真菌有杀灭作用；对铜绿假单胞菌有效。对大多数 G^- 菌无效；本品有收敛作用，无刺激性及毒性，1%～2% 甲紫溶液用于皮肤、黏膜、创伤感染、烫伤及真菌感染，也可用于小面积烧伤	伤口破溃处禁用，本药不宜长期使用
红汞	杀菌作用弱，无刺激性，穿透力弱，对芽孢无效；2% 溶液用于皮肤及表面、创面消毒	不可与碘酊同涂一处

续表

药物	作用与用途	用药护理
过氧乙酸	强氧化剂,对细菌、芽孢、真菌、病毒均有较强的杀灭作用;0.1%～0.2%过氧乙酸溶液用于皮肤消毒;0.3%～0.5%过氧乙酸溶液用于器械消毒;0.04%过氧乙酸溶液喷雾或熏蒸用于餐具、空气、地面、墙壁、家具及垃圾消毒;1%过氧乙酸溶液用于衣服、被单消毒	禁用于金属器械消毒;气温低时应延长消毒时间;现配现用,存于阴凉干燥处
过氧化氢	杀菌力弱,对细菌、芽孢、病毒均有效,作用时间短,遇有机物放出氧分子并产生气泡,可机械消除脓块、血痂及坏死组织,除臭。3%过氧化氢用于清除创伤、松动痂皮尤其是厌氧菌感染的伤口;1%过氧化氢用于化脓性中耳炎和口腔炎、扁桃体炎和坏死性牙龈炎等局部冲洗	遇光、热易分解变质,避光保存。高浓度对皮肤、黏膜有刺激性灼伤,形成疼痛性"白痂"。连续漱口可出现舌头肥厚,停药可恢复
高锰酸钾	为强氧化剂,杀菌力强,有收敛作用;0.1%～0.5%高锰酸钾溶液用于膀胱及创面洗涤;0.01%～0.02%高锰酸钾溶液用于某些药物中毒时洗胃;0.0125%高锰酸钾溶液用于阴道冲洗或坐浴;0.01%高锰酸钾溶液用于足癣浸泡;0.02%高锰酸钾溶液用于口腔科冲洗感染;0.1%高锰酸钾溶液用于蔬菜、水果消毒	临用时用凉开水配制;高浓度溶液有刺激性,易损伤皮肤;避光保存
环氧乙烷	是一种广谱、高效的气体消毒剂,穿透力强,可透过深部杀灭细菌、芽孢、病毒和真菌。常用于其他方法不能消毒的物品,如皮革、棉织品、精密仪器、纸张、生物制品、书籍、文件、橡胶制品等	消毒时必须在密闭容器内进行,常用的有固定容器消毒法、消毒袋消毒法

链接

84 消毒液

84 消毒液是北京第一传染病医院（现北京地坛医院）于 1984 年研制的一种消毒液,是以次氯酸钠为主要成分的无色或淡黄色高效液体消毒剂,有效氯含量为 55%～65%,能迅速杀灭各类肝炎病毒。现广泛用于宾馆、旅游场所、医院、食品加工行业、家庭等的卫生消毒。

任务 7　抗寄生虫病药

一、抗　疟　药

案例 10-4

患者,男,40 岁。因间歇性发热 1 周就诊。患者于 1 周前开始出现发热,发热前有明显的寒战,持续约 0.5 小时,继之体温升高,伴头痛和全身酸痛、乏力,发热持续 3～4 小时,随后大量出汗,体温下降后不适缓解。如是发作隔日一次,已持续 1 周。发病前 2 周曾在野外工作,有被蚊虫叮咬史。体格检查:体温 39.5℃,脉搏 90 次/分,呼吸 23 次/分,血压 115/83mmHg。神志清,轻度,贫血貌。余未见异常。血涂片见间日疟原虫。诊断为疟疾。

问题: 1. 应该首选何药治疗?

2. 治疗过程中应该怎样进行用药护理?

疟疾是由疟原虫感染所致的传染病。临床特征以发作时序贯性地出现寒战、高热、出汗、退热等症状，并呈周期性发作。根据临床表现分为良性疟和恶性疟。致病疟原虫有恶性疟、间日疟和三日疟，后两者又称良性疟。抗疟药作用于疟原虫生活史的不同环节（图10-5），是预防和治疗疟疾的重要手段。常用抗疟药作用特点及主要不良反应见表10-9。

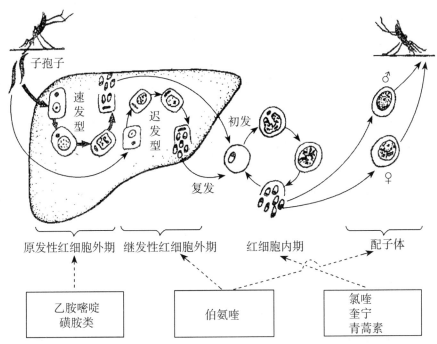

图 10-5 疟原虫生活史及抗疟药的作用环节示意图

表 10-9 临床常用抗疟药

药物	作用环节	用途	不良反应及注意事项
氯喹	红细胞内期	控制疟疾症状发作首选药物，用于治疗各种疟疾	轻度头晕、头痛、胃肠道不适和皮疹等。停药后消失。大剂量引起心脏毒性和视觉障碍。禁止静脉推注，不宜肌内注射
奎宁	红细胞内期	控制疟疾症状发作，主要用于耐氯喹或耐多药的恶性疟，尤其是脑型疟，静脉滴注，作用强，疗效显著	金鸡纳反应，停药后可恢复；先天缺乏 G6PD 者可出现溶血反应；能抑制心脏、兴奋子宫，孕妇禁用
青蒿素	红细胞内期	控制疟疾症状发作，用于治疗各型疟疾，尤其是耐氯喹的恶性疟疾及抢救脑型疟疾	偶见四肢麻木感和心动过速。浅部注射可引起局部疼痛及硬块，应深部肌内注射。孕妇慎用
伯氨喹	①继发性红细胞外期；②雌按蚊体内有性生殖阶段	控制复发、根治良性疟和控制疟疾传播	毒性较大，不良反应有头晕、乏力、恶心、呕吐、发绀、腹痛；先天缺乏 G6PD 者可出现急性溶血和高铁血红蛋白症，应注意观察尿液颜色，如变黑色，为溶血的表现，应及时处理
乙胺嘧啶	原发性红细胞外期	病因性预防	大剂量久服导致叶酸缺乏，引起巨幼细胞贫血及消化系统症状，应定期检查血常规

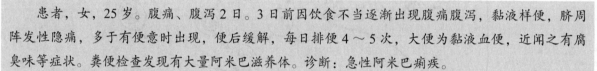

链 接

青青蒿草，抗疟神药

青蒿素在国际上被誉为"抗疟神药"，是我国科学家屠呦呦带领的科学团队的科研成果。1967年卫生部研究员屠呦呦以课题组组长身份，开始了长达半个世纪的抗疟中药研发。屠呦呦以常山、胡椒、青蒿作为主要原料展开研究，经过长期研究，终于发现了青蒿素，1986年青蒿素获得了卫生部新药证书。1999年，世界卫生组织将青蒿素列入品目。来自中国的抗疟神药终于走向世界，成为救亿万人民于病痛的济世良方。屠呦呦也因此荣获2011年拉斯克临床医学研究奖和2015年诺贝尔生理学或医学奖。

二、抗阿米巴病药与抗滴虫病药

案例 10-5

患者，女，25岁。腹痛、腹泻2日。3日前因饮食不当逐渐出现腹痛腹泻，黏液样便，脐周阵发性隐痛，多于有便意时出现，便后缓解，每日排便4～5次，大便为黏液血便，近闻之有腐臭味等症状。粪便检查发现有大量阿米巴滋养体。诊断：急性阿米巴痢疾。

问题：1. 应该选用何种药物治疗？

2. 治疗过程中注意事项有哪些？

（一）抗阿米巴病药

阿米巴病是由溶组织阿米巴原虫感染引起的疾病。根据溶组织阿米巴原虫生活史及阿米巴病的症状，以及感染部位的不同分为肠内感染和肠外感染（图10-7）。肠内感染可表现为急、慢性阿米巴痢疾；肠外感染有阿米巴肝脓肿、肺脓肿和脑脓肿，以阿米巴肝脓肿常见。抗阿米巴病药的选用主要根据感染部位和类型决定。常用抗阿米巴病药作用特点见表10-10。

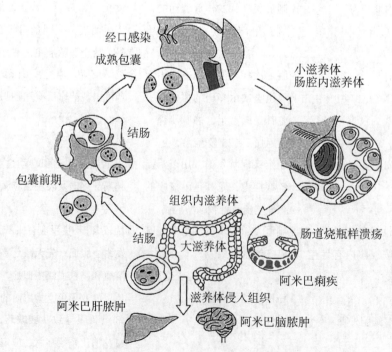

图 10-7　溶组织阿米巴原虫生活史及阿米巴病示意图

表 10-10 临床常用抗阿米巴病药作用特点

药物	包囊	小滋养体	大滋养体（肠内）	大滋养体（肠外）	用途	不良反应
甲硝唑	—	—	√	√	治疗肠道和肠外阿米巴病首选药	常见恶心、厌食、口腔金属味等胃肠道反应
氯喹	—	—	—	√	仅用于甲硝唑无效或禁忌的阿米巴肝炎或肝脓肿患者	长期大剂量应用可引起视力障碍
卤化喹啉双碘喹啉	—	√	—	—	慢性阿米巴痢疾和无症状排包囊者	腹泻，对儿童则毒性大
二氯尼特	√	√	—	—	对无症状或症状轻微的排包囊者有较好疗效。对慢性阿米巴痢疾也有效	偶有恶心、呕吐和皮疹等。大剂量时可导致孕妇流产，但无致畸作用

考点 甲硝唑临床用途

（二）抗滴虫病药

滴虫病是由阴道毛滴虫感染所致的一种常见性传播疾病，可累及泌尿生殖系统。最常见的是阴道毛滴虫引起的滴虫性阴道炎，表现为阴道口灼痒、泡沫型白带等。甲硝唑是治疗滴虫病的常用药物，对已婚患者应告知需夫妇同时服药。耐药者可使用乙酰胂胺局部给药治疗。

乙 酰 胂 胺

乙酰胂胺复方制剂，又称滴维净，将其片剂置于阴道穹后部有直接杀滴虫作用。此药有轻度局部刺激作用，可使阴道分泌物增多。

三、抗血吸虫病药与抗丝虫病药

（一）抗血吸虫病药

吡 喹 酮

吡喹酮为广谱抗吸虫和绦虫药，是治疗血吸虫病的常用药物，具有疗效高、疗程短（急性4日、慢性2日）、毒性小、可口服的优点。对绦虫病、囊尾蚴病及肝、肺吸虫病均有效。

本品毒性低，不良反应少且短暂，主要有腹部不适、腹痛、恶心、腹泻及头晕、头痛、肌束颤动等，一般不需处理，停药数小时或1～2天消失。少数患者出现心电图异常。孕妇禁用。

（二）抗丝虫病药

乙 胺 嗪

乙胺嗪对微丝蚴和成虫均有杀灭作用，为抗丝虫病常用药物，用于治疗各种丝虫病。将本品掺拌于食盐中制成药盐，以作流行区全民防治用。

乙胺嗪不良反应较少，可引起厌食、恶心、呕吐、头痛、眩晕等，一般不严重，用药数日后可消失。但因杀死的丝虫释放出大量异体蛋白可引起过敏反应及淋巴管炎，表现为畏寒、发热、皮疹、支气管痉挛或哮喘、血管神经性水肿、淋巴结肿大和淋巴管炎等，可用抗过敏药或激素治疗。

四、抗肠蠕虫药

肠道蠕虫包括钩虫、蛔虫、蛲虫、绦虫、鞭虫和姜片虫等。抗肠蠕虫药是驱除或杀灭肠道蠕虫的药物。不同蠕虫对药物的敏感性不同，必须依据感染蠕虫的类别正确选择药物。近年来高效、低毒、广谱的抗肠蠕虫药不断问世，使多数肠道蠕虫病得到有效治疗和控制。临床常用抗肠蠕虫药作用特点和用药注意见表10-11。

表 10-11　临床常用抗肠蠕虫药的作用特点和用药注意

药物	蛔虫	钩虫	蛲虫	鞭虫	绦虫	不良反应
阿苯达唑（肠虫清）	+++	+++	+++	++	++	不良反应较少，少数患者可出现血清氨基转移酶升高，停药后可恢复正常。孕妇和2岁以下儿童以及肝肾功能不全者禁用
甲苯咪唑	+++	+++	+++	++	+	无明显不良反应。大剂量偶见血清氨基转移酶升高。孕妇和2岁以下儿童以及肝肾功能不全者禁用
左旋咪唑	+++	++	++	—	—	治疗剂量偶有恶心、呕吐、腹痛、头晕等。大剂量偶见粒细胞减少、肝功能减退等。妊娠早期、肝肾功能不全者禁用
噻嘧啶	+++	++	++	—	—	不良反应较少，偶见血清氨基转移酶升高。孕妇和2岁以下儿童以及肝肾功能不全者禁用
哌嗪（驱蛔灵）	++		++		—	不良反应轻，大剂量可引起嗜睡、眩晕、眼球震颤、共济失调、肌肉痉挛等。孕妇、肝肾功能不全者和神经系统疾病者禁用
吡喹酮	—	—	—	—	+++	轻度胃肠道反应
氯硝柳胺	—	—	—	—	+++	胃肠道反应

任务 8　抗肿瘤药

案例 10-6

患者，女，51岁。因左侧乳房发现肿块3个月而就诊。自述3个月前发现左侧乳房肿块，无疼痛。近期肿块不断增大，乳房皮肤肿胀，前来就医。查体：体温36.3℃，脉搏68次/分。左侧乳房肿胀，皮肤出现橘皮样改变，触诊可触到4cm×4cm肿块，质地硬，表面不光滑，分界模糊，活动性差，无压痛感。左侧腋窝触诊2个淋巴结，无触痛。取活检病理检查报告为乳腺癌。

问题：1. 选用哪种药物治疗？

　　　2. 在化疗过程中护理人员应注意哪些问题？

肿瘤是机体中正常的组织细胞，在不同的始动与促进因素长期作用下，产生的细胞增生与异常分化而形成的病理性新生物。根据肿瘤细胞正常生长调节功能、自主或相对自主生长能力、脱离致瘤环境后继续生长特征的存在与否，分为良性、恶性两大类。目前临床上采用手术、药物治疗（化疗）、放射治疗、免疫治疗、基因治疗、造血干细胞移植及中医中药等相结合的综合治疗，其中化疗在综合治疗中占有重要地位，可明显延长癌症患者的生存时间和改善生活质量。

一、细胞增殖周期

肿瘤细胞从一次分裂结束到下一次分裂完成为止的时间称为细胞增殖周期。肿瘤细胞群包括增殖细胞群、静止细胞群（G_0 期）和无增殖能力细胞群。根据肿瘤细胞生长繁殖特点，可将其分为增殖细胞群和非增殖细胞群（图 10-8）。

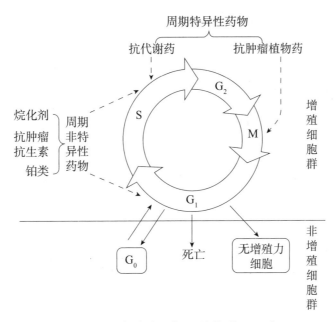

图 10-8 细胞增殖周期及药物作用示意图

（一）增殖细胞群

增殖细胞群是指肿瘤细胞在增殖周期中迅速增殖，使瘤体不断增大的细胞群。根据细胞内 DNA 的含量可将其分为四个亚期。

1. G_1 期（DNA 合成前期）　指前一次分裂结束到开始合成 DNA 之前的这段时期，主要合成 mRNA 和蛋白质，为 S 期 DNA 的合成做准备，占细胞增殖周期的 1/2。

2. S 期（DNA 合成期）　主要复制 DNA，同时也合成 RNA 和蛋白质，约占细胞增殖周期的 1/4。

3. G_2 期（DNA 合成后期）　DNA 合成停止，继续合成 RNA 和蛋白质，为细胞分裂做准备，约占细胞增殖周期的 1/5。

4. M 期（有丝分裂期）　此期一个细胞分裂成两个子细胞。

（二）非增殖细胞群

1. 静止细胞（G_0 期细胞）　具有增殖能力但暂不分裂增殖的后备细胞，当增殖周期中细胞被药物杀灭后，即可进入增殖周期进行补充，是肿瘤细胞复发的根源。

2. 无增殖能力细胞群　这部分细胞少，具有生理功能，但无增殖能力，是老化即将死亡的细胞。

二、抗肿瘤药分类

（一）根据药物对细胞增殖周期的影响分类

1. 周期非特异性化疗药　对增殖周期各阶段细胞均有杀灭作用，有烷化剂、抗肿瘤抗生素、铂类等。

2. 周期特异性化疗药　仅对增殖周期中某特定阶段有杀灭作用，如作用于S期的抗代谢药和作用于M期的长春碱类。

（二）根据药物化学结构与来源分类

根据药物的化学结构与来源可分为烷化剂、抗代谢药、抗肿瘤抗生素、抗肿瘤植物药、铂类等。

（三）根据药物作用机制分类

1. 干扰叶酸合成药　如甲氨蝶呤、氟尿嘧啶、巯嘌呤等。

2. 直接影响DNA结构和功能药　如环磷酰胺、氮芥、顺铂等。

3. 干扰转录过程和阻止RNA合成药　如放线菌素D、卡铂等。

4. 影响蛋白质合成药　如长春碱、长春新碱、紫杉醇。

5. 影响体内激素平衡药　如糖皮质激素、雌激素、雄激素等。

三、抗肿瘤药常见不良反应与用药护理

抗肿瘤药对肿瘤细胞缺乏足够的选择性，在杀伤肿瘤细胞的同时，对正常组织细胞也有不同程度的损伤，其不良反应成为肿瘤化疗时药物用量受限的主要因素。

（一）抗肿瘤药常见不良反应

1. 共有的不良反应

（1）抑制骨髓造血功能　是最严重的不良反应，表现为白细胞、红细胞、血小板减少、严重时可发生再生障碍性贫血。激素类、博来霉素等对骨髓无明显抑制作用。

（2）消化道反应　最常见，表现为恶心、呕吐、食欲减退、口腔溃疡、胃炎、胃肠道溃疡等。

（3）脱发现象　多数抗肿瘤药能损伤毛囊上皮细胞，引起不同程度的脱发。停止化疗后头发可再生。

（4）不育或致畸胎　男性患者睾丸生殖细胞数量明显减少，导致不育，女性患者可产生永久性卵巢功能障碍和闭经，孕妇可引起流产或者畸胎。

2. 特有的不良反应

（1）心脏毒性　以多柔比星最常见，可引起心肌退行性病变和心肌间质水肿。

（2）肝损害　表现为肝大、黄疸、中毒性肝炎等。部分抗肿瘤药物如放线菌素D、环磷酰胺可引起肝损害。

（3）肾和膀胱损害　表现为血尿、蛋白尿、血尿素氮升高，严重时可引起肾衰竭。大剂量环磷酰胺可引起出血性膀胱炎。保持充足尿量有助于减轻肾和膀胱毒性。

（4）神经毒性　长春新碱最容易引起外周神经病变。

（5）过敏反应　多肽类化合物或蛋白质类的抗肿瘤药物如博来霉素、L-门冬酰胺酶静脉注射后容易引起过敏反应。

> **链接**
>
> **肿瘤的靶向治疗**
>
> 　　靶向治疗是一种癌症治疗方法，通过干扰癌细胞生长、分裂和扩散达到治疗肿瘤的目的。靶向治疗有时也被称为"分子靶向治疗""分子靶向疗法""精准医疗"或类似名称。目前，靶向治疗是许多抗癌药物开发的重点。它们是精准医学的基石，是一种利用人类基因和蛋白质信息来预防、诊断和治疗疾病的医疗形式。靶向治疗不仅能精准地"杀灭肿瘤"，而且能降低肿瘤进展风险从而延长患者的生存期。

（二）抗肿瘤药的用药护理

保持患者良好的精神状态和营养状况，按时、准确、安全给药，密切观察，预防和缓解各种不良反应，确保化疗过程顺利进行，是肿瘤化疗用药护理的主要任务。

1. 护士应介绍化疗目的、注意事项及成功案例，帮助患者保持良好的精神状态，使患者树立自信心，确保化疗顺利完成。

2. 每周检查血常规1～2次；注意观察患者有无出血倾向和感染先兆，防止意外损伤。

3. 用药期间应定期检查肝肾功能，肝肾损害严重时应停药，告知患者采用高热量、高蛋白、低脂、高维生素饮食；化疗期间鼓励患者大量饮水，给药前预先饮水或输液1～2L。

4. 用药后1～2周可发生脱发，1～2个月后脱发最明显，应事先向患者说明脱发的可逆性，做好患者的思想疏导，化疗时用止血带捆扎于发际或戴冰帽，对脱发有明显的预防效果。

5. 静脉滴注时应注意观察局部皮肤有无水肿、变色，有些药物多次静脉滴注可引起静脉炎，在静脉滴注后要用生理盐水冲洗静脉，以减轻刺激。静脉滴注时，血管要轮流使用，如不慎药液漏出，需立即停止给药，保留针头强力回抽漏于皮下的药液，然后再拔出针头并适当处理。

6. 静脉化疗常用中心静脉置管，可以保证化疗药物持续通畅匀速输入，避免化疗药对外周静脉刺激及降低药物外渗的风险。

四、常用抗肿瘤药

临床常用的抗肿瘤药包括抑制DNA合成的药物、破坏DNA结构与功能的药物、抑制蛋白质合成与功能的药物、干扰转录过程和阻止RNA合成的药物、影响体内激素平衡的药物（表10-12）。

表 10-12 临床常用抗肿瘤药

药物分类	代表药物	作用机制	临床用途	主要不良反应
烷化剂	环磷酰胺（CTX）	通过烷基化 DNA，抑制 DNA 的复制和转录，从而抑制肿瘤细胞增殖	用于乳腺癌、淋巴瘤、卵巢癌、结直肠癌、肺癌等	骨髓抑制、恶心呕吐、脱发、肝毒性、膀胱毒性（出血性膀胱炎）
	顺铂（CDDP）	通过与 DNA 结合，形成跨链结构，干扰 DNA 的复制和修复，抑制肿瘤细胞分裂	用于肺癌、卵巢癌、膀胱癌、头颈部肿瘤等多种肿瘤	肾毒性（最突出）、骨髓抑制、恶心呕吐、耳毒性、脱发
	氮芥（HN2）	通过烷基化 DNA，抑制 DNA 复制和转录，干扰肿瘤细胞增殖	用于霍奇金淋巴瘤、非霍奇金淋巴瘤、白血病等	骨髓抑制、恶心呕吐、脱发、免疫抑制
抗代谢药物	氟尿嘧啶（5-FU）	通过模拟天然底物，抑制嘧啶合成，阻止 DNA 和 RNA 合成	用于结直肠癌、胃癌、乳腺癌、食管癌等	骨髓抑制、口腔炎、肝毒性、腹泻、脱发
	甲氨蝶呤（MTX）	通过抑制二氢叶酸还原酶，干扰 DNA 合成	用于急性白血病、乳腺癌、头颈部肿瘤、淋巴瘤等	骨髓抑制、口腔溃疡、肝毒性、肾毒性
	吉西他滨（GEM）	抑制核糖核酸和 DNA 合成，抑制肿瘤细胞增殖	用于胰腺癌、结直肠癌、非小细胞肺癌、膀胱癌等	骨髓抑制、肝毒性、恶心呕吐、肺炎
抗生素类抗肿瘤药物	多柔比星（阿霉素）（ADR）	通过插入 DNA 链干扰 DNA 的复制与转录，形成自由基抑制 DNA 合成	用于乳腺癌、白血病、淋巴瘤、肺癌等多种肿瘤	心脏毒性、骨髓抑制、恶心呕吐、脱发
	博来霉素（BLM）	通过与 DNA 结合并产生自由基，抑制 DNA 合成，导致 DNA 链断裂	用于霍奇金淋巴瘤、非霍奇金淋巴瘤、睾丸癌等	肺毒性、骨髓抑制、皮疹、口腔溃疡
微管蛋白抑制剂	紫杉醇（PTX）	通过与微管结合，抑制微管的解聚，阻止细胞分裂并诱导细胞凋亡	用于乳腺癌、卵巢癌、非小细胞肺癌、淋巴瘤等	神经毒性（外周神经病变）、骨髓抑制、过敏反应
	长春新碱（VCR）	通过抑制微管的解聚，阻止细胞分裂，导致肿瘤细胞死亡	用于急性白血病、霍奇金淋巴瘤、儿童癌症等	外周神经病变、骨髓抑制、便秘、肝功能异常
拓扑异构酶抑制剂	伊立替康（IRI）	通过抑制拓扑异构酶 I，干扰 DNA 复制，导致 DNA 链断裂，抑制肿瘤细胞增殖	用于结直肠癌、小细胞肺癌、非小细胞肺癌等	腹泻（尤其是急性型）、骨髓抑制、恶心呕吐
	依托泊苷（ETP）	通过抑制拓扑异构酶 II，抑制 DNA 修复，导致 DNA 双链断裂	用于小细胞肺癌、急性髓系白血病、某些类型的淋巴瘤等	骨髓抑制、恶心呕吐、肝功能异常、脱发
激素及抗激素药物	醋酸甲地孕酮（MPA）	通过抑制激素受体，减少激素依赖性肿瘤的生长	用于乳腺癌、前列腺癌、子宫内膜癌等	体重增加、水潴留、血栓、月经不调
	他莫昔芬（TAM）	通过结合雌激素受体，抑制雌激素对乳腺癌细胞的作用	用于激素受体阳性的乳腺癌	血栓、潮热、子宫内膜癌风险、骨密度降低

续表

药物分类	代表药物	作用机制	临床用途	主要不良反应
免疫检查点抑制剂	纳武利尤单抗（NIVO）	通过抑制程序性死亡受体1（PD-1受体），解除T细胞免疫耐受，增强T细胞对肿瘤细胞的免疫反应	适用于非小细胞肺癌、黑色素瘤、霍奇金淋巴瘤、肾癌等	免疫相关不良反应：皮疹、肝炎、肺炎、结肠炎、肾炎等
	帕博利珠单抗（PEMBRO）		用于非小细胞肺癌、黑色素瘤、霍奇金淋巴瘤、膀胱癌等	免疫相关不良反应：皮疹、肝炎、肺炎、结肠炎、肾炎等
靶向药物	吉非替尼（GEFT）	通过抑制表皮生长因子受体（EGFR）受体的酪氨酸激酶活性，阻止肿瘤细胞的增殖和生长	用于EGFR突变阳性的非小细胞肺癌、头颈部肿瘤、食管癌等	皮疹、腹泻、肝功能异常、肺炎、食管穿孔
	伊马替尼（IM）	通过抑制BCR-ABL酪氨酸激酶，抑制癌细胞增殖，治疗慢性髓细胞性白血病(CML)和胃肠道间质瘤（GIST）	用于慢性髓细胞性白血病、胃肠道间质瘤等	水钠潴留、肝功能异常、血小板减少、心脏毒性
抗血管生成药物	贝伐珠单抗（BEV）	通过抑制VEGF受体，抑制肿瘤新生血管形成，限制肿瘤生长	适用于结直肠癌、非小细胞肺癌、肾细胞癌等	高血压、蛋白尿、出血、肠穿孔、伤口愈合问题
	雷莫芦单抗（RAM）	雷莫芦单抗是一个针对血管内皮生长因子受体2（VEGFR-2）的单克隆抗体，它通过抑制VEGFR-2的结合，阻止血管内皮生长因子（VEGF）对血管生成的作用，从而减少肿瘤的新生血管形成	用于治疗胃癌、结直肠癌、非小细胞肺癌、肝癌等，尤其是在其他治疗方案无效的情况下	高血压、腹泻、蛋白尿、出血、疲劳、白细胞减少、深静脉血栓形成

自 测 题

A1/A2 型题

1. 下列关于抗菌药合理应用的叙述不正确的是（　　）

A. 尽早预防性使用抗菌药

B. 尽早确定病原菌

C. 根据患者的肝、肾功能合理选择用药

D. 根据患者的感染部位选择用药

E. 尽量避免局部使用抗菌药

2. 抗微生物药物的抗菌范围称为（　　）

A. 抗菌谱　　　　　B. 抗菌活性

C. 耐药性　　　　　D. 抗菌机制

E. 化疗指数

3. 青霉素G的抗菌作用机制是（　　）

A. 抑制细菌蛋白质合成

B. 抑制细菌细胞壁合成

C. 抑制细菌叶酸合成

D. 影响细菌叶酸代谢

E. 以上都不是

4. 抑制细菌DNA回旋酶，妨碍细菌DNA的复制，从而达到杀灭细菌目的的药物是（　　）

A. 磺胺嘧啶　　　　B. 甲氧苄啶

C. 万古霉素　　　　D. 环丙沙星

E. 利福平

5. 下列药物不属于 β- 内酰胺类抗生素的是(　)
　 A. 青霉素　　　　　B. 头孢氨苄
　 C. 阿莫西林　　　　D. 氨曲南
　 E. 阿奇霉素

6. 青霉素过敏的患者可选用(　)
　 A. 头孢唑啉　　　　B. 阿莫西林
　 C. 氨苄西林　　　　D. 苯唑西林
　 E. 红霉素

7. 庆大霉素与呋塞米合用时会引起(　)
　 A. 抗菌作用增强　　B. 肾毒性增强
　 C. 耳毒性减轻　　　D. 利尿作用增强
　 E. 肾毒性减轻

8. 下列关于氨基糖苷类抗生素的叙述正确的是
　 (　)
　 A. 口服吸收良好
　 B. 氨基糖苷类抗生素之间无交叉耐药性
　 C. 为繁殖期杀菌药
　 D. 所有氨基糖苷类对铜绿假单胞菌均有效
　 E. 氨基糖苷类抗生素的主要不良反应为耳毒性
　　 和肾毒性

9. 喹诺酮类药物对哪种病原体无效(　)
　 A. 伤寒杆菌　　　　B. 分枝杆菌
　 C. 真菌　　　　　　D. 厌氧菌
　 E. 军团菌

10. 适用于创伤面铜绿假单胞菌感染的药物是
　　 (　)
　 A. 磺胺醋酰钠　　　B. 磺胺嘧啶银
　 C. 甲氧苄啶　　　　D. 磺胺嘧啶
　 E. 磺胺甲噁唑

11. 下列不是抗结核病药应用原则的是(　)
　 A. 早期用药　　　　B. 联合用药
　 C. 单一用药　　　　D. 规律用药
　 E. 全程用药

12. 局部应用治疗眼部感染的药物是(　)
　 A. 磺胺嘧啶　　　　B. 磺胺甲噁唑
　 C. 磺胺嘧啶银　　　D. 磺胺醋酰钠
　 E. 磺胺米隆

13. 服用磺胺类药物加用碳酸氢钠的主要目的是
　　 (　)
　 A. 减少胃肠道反应
　 B. 增强抗菌活性
　 C. 碱化尿液增加磺胺类药及其代谢产物在尿
　　 中溶解度
　 D. 促进磺胺类药的吸收
　 E. 促进磺胺类药的分布

14. 氨基糖苷类抗生素的不良反应为(　)
　 A. 过敏反应、胃肠道反应
　 B. 耳毒性、肾毒性、神经肌肉阻断作用
　 C. 视神经炎
　 D. 肝毒性
　 E. 神经系统损伤、二重感染

15. 应用异烟肼时常加服维生素 B_6 的目的是(　)
　 A. 防治周围神经炎
　 B. 增强疗效
　 C. 减轻肝毒性
　 D. 防止过敏反应
　 E. 延缓耐药性的产生

16. 皮肤按摩防止压疮常用的乙醇浓度是(　)
　 A. 20%～30%　　　B. 40%～50%
　 C. 70%～75%　　　D. 80%～85%
　 E. 50%～60%

17. 患儿，6 岁。发病急剧，表现为发热、头痛、
　　 呕吐、烦躁不安等症状，脑脊液检查显示为
　　 真菌性脑膜炎。治疗应选取的药物是(　)
　 A. 两性霉素 B　　　B. 四环素
　 C. 链霉素　　　　　D. 利巴韦林
　 E. 阿昔洛韦

18. 患者，男，35 岁，大肠埃希菌性尿路感染，
　　 常用的抗菌药是(　)
　 A. 环丙沙星　　　　B. 青霉素
　 C. 林可霉素　　　　D. 克拉霉素
　 E. 红霉素

19. 患者，男，35 岁。现患浸润性肺结核，有精
　　 神病史，在选择抗结核病药物时应慎用何药
　　 (　)

A. 乙胺丁醇　　　　B. 异烟肼

C. 吡嗪酰胺　　　　D. 对氨基水杨酸

E. 利福平

20. 患者，女，30岁，近一段时间感觉阴道瘙痒、白带增多呈泡沫状并有臭味，阴道分泌物中查到滴虫，医生诊断为滴虫性阴道炎，首选的药物是（　　　）

A. 庆大霉素　　　　B. 氯喹

C. 甲硝唑　　　　　D. 酮康唑

E. 制霉菌素

21. 患者，男，40岁。发热、寒战、出汗，隔天发作一次，体温42℃，曾到越南旅游。诊断：疟疾。该患者为控制症状常用药物为（　　　）

A. 奎宁　　　　　　B. 氯喹

C. 伯氨喹　　　　　D. 乙胺嘧啶

E. 以上都不是

22. 用于病因性预防的抗疟药是（　　　）

A. 奎宁　　　　　　B. 氯喹

C. 伯氨喹　　　　　D. 乙胺嘧啶

E. 青蒿素

23. 患者，男，56岁。患急性淋巴细胞性白血病。医嘱静脉推注长春新碱。护理措施错误的是（　　　）

A. 静脉注射时边抽回血边注药

B. 外周静脉应选择粗直的

C. 首选中心静脉置管

D. 推注药物前，先用生理盐水冲管，确定针头在静脉内方能注药

E. 输注时若发现外漏，立即拔针

24. 下列哪种药属于作用于M期的抗肿瘤药（　　　）

A. 顺铂　　　　　　B. 长春碱

C. 丝裂霉素　　　　D. 环磷酰胺

E. 氟尿嘧啶

25. 为减轻甲氨蝶呤的毒性，可并用（　　　）

A. 维生素C　　　　B. 甲酰四氢叶酸

C. 亚叶酸钙　　　　D. 叶酸

E. 维生素B_6

26. 对肾和膀胱有一定的刺激性，常引起出血性膀胱炎的药物是（　　　）

A. 环磷酰胺　　　　B. 氟尿嘧啶

C. 甲氨蝶呤　　　　D. 放线菌素D

E. 羟基脲

（符　萌　杨飞雪　杨　娅）

实　训

实训 1　常用实验动物的捉拿方法与给药方法

【实训目的】

1. 认识常用实验动物。

2. 学会常用实验动物的捉持和给药方法。

【实训材料】　家兔、小白鼠、蟾蜍或蛙。

【实训方法】

一、小白鼠的捉拿法和给药方法

1. 捉拿法　用右手捉住小白鼠尾巴将其尾巴提起，放置于鼠笼上或其他易攀抓处，轻轻向后牵拉鼠尾，趁其不备，用左手拇指和示指捏住其两耳间及头部皮肤，使腹部向上，屈曲左手中指使鼠尾靠在上面，然后以环指及小指压住鼠尾，使小鼠完全固定（实训图 1-1 ）。

2. 给药方法

（1）灌胃　将小白鼠固定后，使口部向上，将颈部拉直，右手持灌胃器自口角插入口腔，沿上颚轻轻进入食管，如动物安静、呼吸无异常、口唇无发绀现象，即可注入药液（实训图 1-2 ）。灌胃量一般为 0.1 ～ 0.25ml/10g。

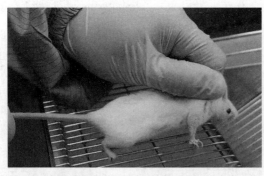
实训图 1-1　小白鼠的捉拿方法

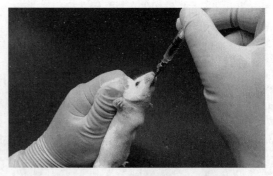
实训图 1-2　小白鼠灌胃器及灌胃法

（2）腹腔注射　将小白鼠固定后，右手持注射器自下腹部一侧向头部方向以 45° 角刺入腹腔（角度太小易刺入皮下）。针头刺入不宜太深或太接近上腹部，以免损伤内脏。注射量一般为 0.1 ～ 0.2ml/10g。

（3）皮下注射　将小白鼠固定后，右手持注射器，将针头刺入背部皮下注入药液。

注射量一般不超过 0.25ml。

（4）肌内注射　一人固定小鼠后，另一人持注射器，将针头刺入后肢外侧肌肉内注入药液。注射量一般不超过 0.1ml。

（5）静脉注射法　先将小白鼠固定于固定器内，将尾巴露在外面，以右手示指轻弹尾尖部，必要时用 45 ～ 50℃的温水浸泡或用 75% 乙醇擦拭尾部，使全部血管扩张充血、表皮角质软化，以拇指与示指捏住尾部两侧，使尾静脉充盈明显，以环指和小指夹持尾尖部，中指从下托起尾巴固定。一般选择鼠尾两侧静脉，用 4 号针头，令针头与尾部成 30° 角刺入静脉，推动药液无阻力，且可见沿静脉血管出现一条白线，说明针头在血管内，可缓慢注药（实训图 1-3）。一次注射量为 0.05 ～ 0.1ml/10g。

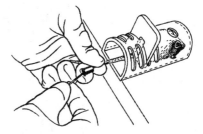

实训图 1-3　小白鼠静脉注射法

二、蟾蜍或蛙的捉拿法和给药方法

1. 捉拿法　一般用左手握蛙，用示指和中指夹住蛙的两上肢，环指和小指夹住蛙的两下肢，将蛙固定于手中。

2. 给药方法　多采用淋巴囊注射。蛙的皮下有许多淋巴囊，注入药液易吸收，一般选用腹囊给药。由于蛙的皮肤弹性差，被针头刺破后，针眼不易闭合，会导致药液外溢，故注射针头必须通过一层隔膜，再进入淋巴囊。例如，腹囊给药时，针头应自大腿上端刺入，经过大腿肌层进入腹壁肌层，再浅出进入腹壁皮下，最终进入腹囊。注射量一般为 0.25 ～ 1.0ml。

三、家兔的捉拿方法和给药方法

1. 捉拿方法　用左手抓住颈背部皮肤将家兔提起，以右手托住其臀部，使兔呈坐位姿势。

2. 给药方法

（1）灌胃　由两人合作，一人固定兔身（或用固定器将兔固定），另一人用兔开口器使兔口张开（实训图 1-4），并将兔舌压在开口器下边横放于兔口中。取适当的导尿管涂以液体石蜡，从开口器中央孔插入，沿上颚后壁缓缓送入食管，约 15cm 即可进入胃内。注意导尿管切勿插入气管，可将导尿管的外端放入水中，如未见气泡出现，亦未见兔挣扎或呼吸困难，则证明导尿管已在胃中。此时，可连接已吸好药液的注射器，将药液缓缓推入，再推入少量空气，使管内药液全部注入胃中，然后将导尿管轻轻抽出。

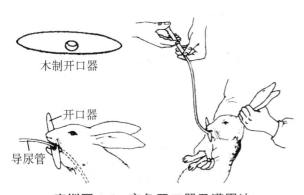

木制开口器

开口器

导尿管

实训图 1-4　家兔开口器及灌胃法

灌胃量一般不超过 20ml/kg。

（2）耳静脉注射　将家兔放置于固定器内或另一人将兔固定于胸壁之间，拔去兔耳外缘的毛，并用 75% 酒精棉球涂擦该部位皮肤，使血管扩张（兔耳外缘血管为静脉），再以手指压住耳根部的静脉，阻止血液回流并使其充血。注射者以左手拇指和中指固定兔耳，

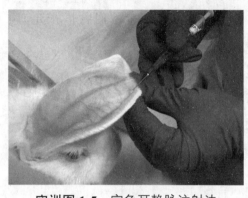

实训图 1-5　家兔耳静脉注射法

示指放在耳缘下作垫，右手持注射器从静脉末端刺入血管，当针头进入血管约 0.5cm，即以拇指和中指将针头与兔耳固定住，同时解除静脉根部的压力。右手推动针栓开始注射，如无阻力感，并见血管立即变白，表明针头在血管内；如有阻力感并见局部组织发白，表示针头未刺入血管内，应将针头退回重刺（实训图 1-5）。注射完毕，压住针眼拔出针头，继续压迫片刻以免出血。注射量一般为 0.2 ～ 2ml/kg。

（3）肌内注射　固定动物，右手持注射器，令其与肌肉成 60° 角一次性刺入肌肉中，先回抽针栓，无回血时将药液注入，注射后按摩注射部位，帮助药液吸收。

（4）皮下注射、腹腔注射　其部位同小白鼠。

实训 2　药品说明书的临床应用

【实训目的】

1. 能正确解读药品说明书相关内容。

2. 能按照药品说明书的要求，指导患者用药。

【实训准备】　药品制剂若干种，药品说明书每人 2 ～ 3 份。

【实训方法】

1. 解读药品说明书　选取若干名学生，解读药品说明书中列举的药品名称、成分、性状、适应证、规格、用法用量、不良反应、禁忌证、注意事项、药物相互作用、药理毒理、贮存条件、批准文号、产品批号、有效期、生产企业等内容。

2. 情景演练　按照药品说明书，学生分组进行角色扮演。

（1）角色扮演　学生分为若干组，由一位学生扮演患者，一位学生扮演护士模拟进行用药指导。

（2）效果展示　选取 2 ～ 3 组学生为全班进行活动展示，由其他同学进行评判。

（3）讨论与点评　教师对小组代表和全班活动进行总结点评。

【结果与评价】

实训项目	结果	学生评价 （优、良、一般、差）	教师评价 （优、良、一般、差）	总评 （优、良、一般、差）
解读药品说明书	解读效果			
情景演练	演示效果			

实训 3　给药剂量对药物作用的影响

【实训目的】

1. 观察剂量对药物作用的影响。

2. 练习小鼠的捉拿和腹腔注射法。

【实训准备】

1. 药品　2.5% 尼可刹米溶液。

2. 器材　大烧杯 3 个、托盘天平 1 台、1ml 注射器 3 支。

3. 动物　小鼠 3 只。

【实训方法】

1. 取小白鼠 3 只，称重，分别编号为甲、乙、丙。

2. 将 3 只小白鼠分别放入 3 个大烧杯中，观察小白鼠正常活动。然后将 2.5% 尼可刹米溶液分别按 0.05ml/10g、0.1ml/10g、0.2ml/10g 给甲、乙、丙鼠腹腔注射。

3. 观察甲、乙、丙鼠给药后的表现，有无兴奋（如活动增多、行走加快）、惊厥（如尾巴竖起、全身抽搐、四肢强直等），甚至死亡等现象，并记录发生的时间。

【实训结果】

鼠号	体重	剂量	用药后反应及发生时间
甲			
乙			
丙			

【讨论】

1. 不同给药剂量对药物作用有何影响？

2. 尼可刹米在临床应用时要注意哪些问题？

实训 4　给药途径对药物作用的影响

【实训目的】

1. 观察不同给药途径对药物作用的影响。

2. 练习小鼠的捉拿法和灌胃、肌内注射法。

【实训准备】

1. 药品　10% 硫酸镁注射液。

2. 器材　大烧杯 2 个、托盘天平 1 台、1ml 注射器 2 支、小鼠灌胃器 1 个。

3. 动物　小鼠 2 只。

【实训方法】

1.取小鼠2只,称重,编号为甲、乙,分别放于2个大烧杯内,观察正常活动。

2.将10%硫酸镁注射液按0.2ml/10g,分别给甲鼠灌胃、乙鼠肌内注射。

3.观察给药后两鼠的反应有何不同。

【实训结果】

鼠号	体重	剂量	给药前情况	途径	用药后反应
甲				灌胃	
乙				肌内注射	

【讨论】

1.口服和注射硫酸镁分别出现什么作用?为什么?

2.不同给药途径对药物作用有何影响?

实训5　药物体外配伍禁忌

【实训目的】

1.充分认识选择溶剂的重要性。

2.了解配伍禁忌的临床意义。

【实训准备】

1.药品　氟罗沙星注射液3瓶(每瓶0.2g),0.9%氯化钠注射液、葡萄糖氯化钠注射液、5%葡萄糖注射液各1支。

2.器材　5ml注射器3支。

【实训方法】

1.将氟罗沙星注射液编为甲、乙、丙号。

2.将5ml的0.9%氯化钠注射液、葡萄糖氯化钠注射液、5%葡萄糖注射液分别加入甲瓶、乙瓶和丙瓶,振摇3~5分钟后,观察溶液变化情况。

【实训结果】

瓶号	溶剂	是否溶解
甲	0.9%氯化钠注射液	
乙	葡萄糖氯化钠注射液	
丙	5%葡萄糖注射液	

【讨论】

1.静脉给药时如何避免药物的配伍禁忌?

2.如何正确配制氟罗沙星注射液?

实训 6　毛果芸香碱与阿托品对家兔瞳孔的影响

【实训目的】

1. 观察传出神经系统药物对兔瞳孔的影响，并联系其临床应用。

2. 练习家兔的捉拿、滴眼及量瞳方法。

【实训材料】　兔固定器、量瞳尺、剪刀、手电筒、1% 硝酸毛果芸香碱溶液、1% 硫酸阿托品溶液、家兔 1 只（体重 2 ～ 3kg）。

【实训方法】　取对光反射正常的家兔 1 只，剪去眼睫毛，于自然光照强度一致的条件下测量并记录两眼正常瞳孔直径。将兔下眼睑拉成杯状并压迫鼻泪管，家兔左眼滴 1% 硫酸阿托品溶液，右眼滴 1% 硝酸毛果芸香碱溶液。每眼各 3 滴，让药液在眼内保留 1 分钟并与角膜充分接触后，将手放开，任其溢出。计时 15 分钟，在同样光照下，再测量并记录两侧瞳孔大小、检查对光反射情况。将实验结果整理填入表内。

【实训结果】

兔眼	药物	用药前		用药后	
		瞳孔直径	对光反射	瞳孔直径	对光反射
左					
右					

【注意事项】

1. 测量瞳孔直径应在同样光照条件下进行。确保用药前后两次测量时，家兔两眼的朝向及眼前色差一致。

2. 操作过程中避免使家兔受惊或挣扎，否则会导致家兔的交感神经兴奋，去甲肾上腺素分泌增多，引起瞳孔扩大肌上的 α 受体兴奋，干扰毛果芸香碱和阿托品的作用。

3. 正确滴眼。避免药物经鼻泪管吸收后产生全身作用，干扰实验结果。

实训 7　青霉素过敏性休克的抢救及用药护理

【实训目的】

1. 能准确判断青霉素过敏的症状。

2. 能掌握青霉素过敏性休克抢救措施。

3. 能对患者做好用药指导。

【实训准备】

1. 临床用药案例　青霉素过敏性休克及其防治的影音资料。

2. 药品及设备　青霉素 G、0.9% 氯化钠注射液、0.1% 盐酸肾上腺素注射液、地塞米松、注射器若干、吸氧设备（如面罩、氧气瓶）等。

3. 环境　药物实训室、模拟药房。

【实训方法】

1. 学生观看青霉素过敏性休克及防治的录像片。看录像片后，请学生回答问题：

（1）青霉素过敏性休克的临床表现有哪些？

（2）青霉素过敏性休克的预防和处理措施有哪些？

2. 案例讨论及角色扮演

（1）案例：患者，男，31岁，因患有扁桃体炎而采用青霉素治疗，给药后约1分钟，患者出现面色苍白、冷汗、烦躁不安、脉搏细弱、血压下降至60/45mmHg，并伴有呼吸困难、四肢麻木。诊断：青霉素过敏性休克。

（2）讨论问题：诊断依据是什么？如何预防和处理？

（3）学生分成若干组，每组由1位扮演患者、1位扮演护士、1位扮演医师。

（4）学生模拟护士按医嘱给患者注射青霉素，做好用药指导。

（5）患者表演过敏性休克的症状表现。

（6）学生模拟医师表演预防过敏性休克及抢救处理的措施。

【结果与评价】

1. 选取2～3组学生为全班进行模拟扮演，同学之间进行评判。

2. 教师对小组代表和全班活动进行点评。

实训项目	结果	学生评价 （优、良、一般、差）	教师评价 （优、良、一般、差）	总评 （优、良、一般、差）
情景演练	演示效果及用药指导			
案例分析	用药合理性分析			

实训 8　磺胺类药物的溶解性

【实训目的】

1. 具有科学严谨的工作作风和严肃认真的工作态度。

2. 学会观察溶液 pH 对磺胺类药物溶解性的影响，并记录实训结果。

3. 掌握尿液 pH 改变对磺胺类药物溶解性的影响，并联系其不良反应及注意事项。

【实训准备】

1. 教师准备　按实训目的要求准备好有关磺胺嘧啶的作用、不良反应的教学文件；拟定实训方法；做好溶液 pH 对磺胺类药物溶解性影响的分析材料。

2. 学生准备　按实训目的的要求，了解本次实训课的实训原理，预习尿液 pH 改变对磺胺类药物溶解性的影响及对肾的损害。

3. 用物准备

（1）实训器械　试管 4 支、pH 试纸、滴管 2 支。

（2）实训药品　1∶3 乙酸溶液、磺胺嘧啶粉、10% 氢氧化钠溶液。

【实训方法】

1. 教师介绍本次实训的目的和要求，讲解尿液 pH 改变对磺胺类药物溶解性的影响及对肾的损害。

2. 学生实训

（1）取清洁试管 1 支，加入磺胺嘧啶粉 10mg，再加入蒸馏水 3ml，振摇之，观察是否溶解。

（2）向该试管中加入 10% 氢氧化钠溶液 1～2 滴，边滴边振摇，观察是否溶解，并用 pH 试纸测 pH。

（3）再向该试管中加入 1∶3 乙酸溶液 1～5 滴，边加边振摇，观察试管内有何变化，并用 pH 试纸测 pH。

（4）将此溶液等分为三份，置于试管甲、乙、丙中。

（5）试管甲为对照管，试管乙加 10% 氢氧化钠溶液约 3 滴，边滴边摇，观察有何变化？试管丙加入与 10% 氢氧化钠等量的蒸馏水，边加边振摇，有何变化？然后加水 3ml 充分振摇，继续观察，有何变化？最后加入少量 10% 氢氧化钠溶液，结果又如何？将这些结果记录于表中。

【结果】

步骤	药物	是否溶解及 pH
1	加蒸馏水	
2	加 10% 氢氧化钠溶液	
3	加 1∶3 乙酸溶液	
4	甲试管对照管	
	乙试管加 10% 氢氧化钠溶液	
	丙试管加水后的情况，再加 10% 氢氧化钠溶液	

1. 教师总结

2. 分析实训结果。

【实训报告】

1. 分析磺胺类药物对肾损害产生的原因及防治措施。

2. 分析实训结果。

3. 通过实训结果的观察及分析，讨论护士在临床用药中应注意的问题。

实训 9　氨基糖苷类药物的用药护理

【实训目的】

1. 能准确判断氨基糖苷类药物中毒及过敏的症状。

2. 能完成链霉素过敏性休克抢救的用药护理。

3. 能对患者做好用药指导。

【实训准备】

1. 药品及准备　链霉素、0.9% 氯化钠溶液、氯化钙、肾上腺素、注射器若干、吸氧设备（如面罩、氧气瓶）等。

2. 环境　药物实训室、模拟药房。

【实训方法】

1. 组织学生温习教材相关内容，请学生回答下列问题。

（1）链霉素的毒性反应有哪些？如何处理？

（2）链霉素过敏性休克的处理措施与青霉素有何不同？

2. 案例讨论及角色扮演。

（1）案例：患者，男，38 岁，结核病，患者 10 分钟前注射链霉素后出现烦躁不安、面色苍白等现象。查体：血压 81/49mmHg，呼吸 25 次 / 分，诊断为过敏性休克。

（2）讨论问题：该患者应立即予以什么药物抢救？该药可能会导致哪些不良反应？

（3）学生分成若干组，由 1 位扮演患者，1 位扮演护士。

（4）学生模拟护士按医嘱给药，观察患者用药后的临床表现及模拟处理措施。

（5）学生模拟护士对患者进行用药指导。

【结果与评价】

1. 选取 2～3 组学生为全班进行角色扮演，由其他同学进行评判。

2. 教师对小组代表和全班活动进行点评。

实训项目	结果	学生评价 （优、良、一般、差）	教师评价 （优、良、一般、差）	总评 （优、良、一般、差）
情景演练	演示效果及用药指导			
案例分析	用药合理性分析			

实训 10　有机磷酸酯类中毒及解救

【实训目的】　观察有机磷酸酯类中毒症状，比较阿托品与碘解磷定对有机磷酸酯类中毒的解救效果。

【实训材料】　75% 乙醇、5% 敌百虫溶液、2.5% 碘解磷定溶液、0.1% 硫酸阿托品溶液、磅秤、注射器、量瞳尺、家兔。

【实训方法】

1. 取 3 只家兔，称重并用甲、乙、丙编号。

2. 观察并测量每只家兔正常的瞳孔直径、呼吸频率、唾液分泌、骨骼肌活动等情况并记录。

3. 每只家兔由耳缘静脉注射 5% 敌百虫溶液 2ml/kg（20 分钟后如无中毒症状，可再注射 0.5ml/kg），观察其变化。

4. 观察家兔有无瞳孔缩小、呼吸困难、唾液外流、骨骼肌震颤等中毒状态。

5. 甲兔从耳缘静脉注射 0.1% 硫酸阿托品溶液 1ml/g，乙兔从耳缘静脉注射 2.5% 碘解磷定溶液 2ml/kg，丙兔从耳缘静脉注射与甲、乙两兔相同剂量的硫酸阿托品和碘解磷定溶液进行解救。

6. 观察并比较药物对各兔的解救效果。

【实训结果】

兔号	处理方法	体重	药物和剂量	瞳孔直径	呼吸频率	唾液分泌	骨骼肌活动
甲	给药前						
	给敌百虫后						
	给硫酸阿托品后						
乙	给药前						
	给敌百虫后						
	给碘解磷定后						
丙	给药前						
	给敌百虫后						
	给硫酸阿托品和碘解磷定后						

【注意事项】

1. 静脉给予敌百虫后，做好随时注射阿托品溶液的准备。

2. 个别家兔静脉给予碘解磷定后症状加重（药效慢），严重者可给予阿托品控制症状。

3. 阿托品要快速注射，而碘解磷定要缓慢注射。

【实训讨论】

1. 有机磷酸酯类中毒的机制是什么？其解毒机制是什么？

2. 阿托品和碘解磷定各消除有机磷酸酯类中毒的哪些症状？其机制如何？

3. 解救有机磷酸酯类中毒时，阿托品和碘解磷定为何要联用？

实训 11　抗高血压药的用药护理

【实训目的】

1. 通过观看教学片掌握抗高血压药的药物应用和用药指导。

2. 通过情景模拟演练，掌握抗高血压药的应用特点。

3. 学会抗高血压药的用药护理。

【实训准备】

1. 临床病例若干份。

2. 抗高血压药物多媒体教学片。

3. 情景模拟用品。

【实训方法】

1. 组织观看抗高血压药物多媒体教学视频。

2. 分组，以组进行教学视频内容的讨论分析，归纳抗高血压药的合理应用和用药护理要点。

3. 案例展示：患者，男，55 岁。3 个月前被诊断为高血压并遵医嘱服用降压药治疗。2 周前因几次测量血压都正常，自行停用了降压药。今日出现剧烈的头痛、烦躁、心悸、视物模糊，急来就诊。测血压 230/130mmHg，心率 104 次 / 分，患者多汗、面色苍白。医生诊断为高血压危象收治入院。

4. 组长带领组员推荐 1 名同学扮演患者，1 名同学扮演接诊医生，1 名同学扮演护士，设计情景演练，展示本组的选药、用药和用药护理情况。

5. 展示要点提示：①哪种降压药是该患者最有效的治疗药物？②治疗过程中如何控制用药剂量？③用药过程中应该监测患者的哪些指标？

6. 按照小组自评、组间互评、老师总结的顺序进行实训结果评价。

【结果与评价】

评价项目	组间互评	教师评价	总评
	优、良、中、差	优、良、中、差	优、良、中、差
选药准确性			
用药指导、用药护理的合理性			
情景模拟效果			

实训 12　硝酸甘油的抗心绞痛作用

【实训目的】

1. 学会利用家兔口腔黏膜给药和观察血管扩张效应的实验方法。

2. 验证硝酸甘油的扩血管作用。

3. 归纳硝酸甘油舌下给药的抗心绞痛作用。

【实训准备】

1. 实验用品　白色家兔 1 只，1% 的硝酸甘油注射液 1 支，兔固定箱 1 个，胶头滴管、小手电筒、记号笔、卡尺各 1 支。

2.药品回顾　硝酸甘油的基本作用是扩张血管，是最常用的抗心绞痛药。由于首过消除率过高，生物利用度仅为8%，治疗心绞痛时需采用舌下给药。

3.情景模拟用品

【实训方法】

1.取家兔固定于兔固定箱内。

2.用小手电筒照射并观察记录兔两耳的颜色。

3.将观察到血管最清晰的部位用记号笔标记，测量记录血管的粗细。

4.用滴管吸取1%的硝酸甘油注射液，滴于家兔舌下4～5滴。

5.2分钟后用小手电筒照射并观察记录兔两耳的颜色，测量并记录标记部位血管的粗细。

【实训结果】

观察记录时间	兔耳的颜色	血管的粗细（mm）
用药前		
用药后		

【结果讨论】　①根据硝酸酯类药物的基本作用解释实验结果；②根据实验结果，结合硝酸甘油理论讲授内容，归纳硝酸甘油抗心绞痛的作用、应用和针对血管扩张所致不良反应的护理要点。

实训 13　糖皮质激素类药物的用药护理

【实训目的】

1.学会分析糖皮质激素类药物的治疗作用与不良反应。

2.掌握糖皮质激素类药物的使用注意，并做好用药护理。

3.培养学生对糖皮质激素类药物的用药宣传与指导。

【实训准备】

1.教师准备　临床用药案例；拟定实训方法；准备糖皮质激素的用药案例及实训药品。

2.学生准备　按实训目的要求复习糖皮质激素类药物的作用、应用、不良反应及用药注意。

【实训方法】

1.情景演练　患者，王女士，38岁，面部、颈部出现蝶形红斑，指端出现水肿性红斑，临床诊断为系统性红斑狼疮，医嘱给予泼尼松治疗。

（1）角色扮演　学生分组，由一位学生扮演患者，一位学生扮演护士模拟用药并进行用药指导。

（2）讨论与点评　学生分组讨论，最后推荐一位学生进行评价，最后教师总结点评。

2. 案例分析　患者，李先生，46 岁。因反复发作关节酸痛、肌肉酸痛、体温升高入院，临床诊断为风湿性关节炎，医嘱用地塞米松注射剂和布洛芬口服。试分析用药是否合理？为什么？针对该患者如何制订护理宣传方案？

（1）学生以小组为单位对用药方案进行讨论分析。

（2）每小组推选一位学生代表发言，其他各组同学提问。

【结果与评价】

实训项目	结果	学生评价 （优、良、一般、差）	教师评价 （优、良、一般、差）	总评 （优、良、一般、差）
情景演练	演示效果及用药指导			
案例分析	用药合理性及分析			

实训 14　糖尿病患者的用药护理

【实训目的】

1. 学会指导患者合理使用降糖药。

2. 掌握降糖药的用药注意事项，能针对用药过程中出现的问题做好用药护理。

3. 培养学生对糖尿病患者的用药护理宣传和指导。

【实训准备】

1. 教师准备　临床用药案例；拟定实训方法；准备糖尿病患者的用药案例及药品。

2. 学生准备　按实训目的要求复习降血糖药的作用、应用、不良反应及用药注意。

【实训方法】

1. 情景演练　患者，女，50 岁，体重 70kg（肥胖），常感口渴、多饮、多尿、乏力半年就诊，空腹血糖 7.2mmol/L，餐后 2 小时血糖 11.4mmol/L。临床诊断为 2 型糖尿病。医嘱给予二甲双胍治疗。

（1）角色扮演　学生分组，由一位学生扮演患者，一位学生扮演护士模拟用药并进行用药指导。

（2）讨论与点评　学生分组讨论，最后推荐一位学生进行评价，最后教师总结点评。

2. 案例分析　患者，女，48 岁。口干、多尿、消瘦 8 年，于当地医院诊断为 2 型糖尿病，给予格列本脲治疗，1 次 4 片，一日 2 次。初时血糖控制尚可，后因血糖控制欠佳，自行将格列本脲剂量改为 1 次 8 片，一日 2 次。无饮食控制。3 年前出现高血压，1 年前因"卒中"于当地医院治疗（具体不详）。近日无明显诱因下出现记忆力减退、头晕跌倒、行走不稳、尿频、尿急等现象，为求进一步诊治而转入某大医院。该患者在应用口服降血糖药期间存在哪些问题，用药时应注意哪些问题，针对该患者如何制订糖尿病护理宣传方案？

（1）学生以小组为单位，根据用药案例讨论分析。

（2）每小组推选一位学生代表发言，其他各组同学提问。

【结果与评价】

实训项目	结果	学生评价 （优、良、一般、差）	教师评价 （优、良、一般、差）	总评 （优、良、一般、差）
情景演练	演示效果及用药指导			
案例分析	用药合理性及分析			

（符　萌　刘家昌）

参考文献

符秀华，付红焱，2018.药物学基础.北京：科学出版社

符秀华，王志亮，2021.药物基础与应用.3版.北京：高等教育出版社

姜国贤，2018.护理药理学.3版.北京：人民卫生出版社

刘红宁，2021.药事管理学.2版.北京：中国医药科技出版社

徐景和，2024.药事管理与法规.8版.北京：中国医药科技出版社

杨宝峰，陈建国，2018.药理学.9版.北京：人民卫生出版社

自测题参考答案

项目一

1. E 2. B 3. D 4. C 5. B 6. D 7. A
8. B 9. A 10. C 11. E 12. C 13. A
14. D 15. E 16. D 17. E 18. A 19. B
20. E 21. B 22. D 23. C 24. C 25. C
26. A 27. D 28. E 29. E 30. D 31. A
32. B 33. C 34. E 35. B

项目二

1. B 2. B 3. A 4. D 5. C 6. A 7. C
8. C 9. C 10. B 11. A 12. A 13. E
14. A 15. A 16. C 17. A 18. E 19. E
20. A 21. C 22. D 23. E 24. A 25. D
26. D 27. E 28. A

项目三

1. B 2. C 3. C 4. D 5. D 6. D 7. A
8. C 9. B 10. B 11. A 12. D 13. D
14. C 15. D 16. D 17. C 18. A 19. E
20. C 21. B 22. A 23. C 24. C 25. C
26. C 27. C 28. C 29. B 30. E

项目四

1. D 2. C 3. D 4. D 5. C 6. B 7. C
8. B 9. A 10. C

项目五

1. B 2. A 3. D 4. C 5. C 6. E 7. B
8. D 9. C 10. A 11. B 12. C

项目六

1. B 2. A 3. D 4. C 5. D 6. E 7. A
8. D 9. E 10. C 11. E 12. E 13. B
14. C 15. D 16. D 17. A 18. B 19. D
20. A 21. B 22. C 23. C 24. D 25. C

项目七

1. B 2. A 3. E 4. B 5. D 6. C 7. B
8. C 9. E 10. B 11. B 12. C 13. D
14. E 15. D 16. C 17. D 18. A 19. B
20. D 21. E 22. C 23. A 24. C 25. B
26. D 27. B 28. A 29. E 30. C

项目八

1. A 2. C 3. B 4. B 5. C 6. E 7. D
8. C 9. C 10. C 11. E 12. C 13. C
14. A 15. D

项目九

1. B 2. A 3. B 4. A 5. C 6. A 7. B
8. B 9. D 10. D 11. A 12. C 13. C
14. A 15. C 16. A 17. B 18. B 19. A
20. C

项目十

1. A 2. A 3. B 4. D 5. E 6. E 7. B
8. E 9. C 10. B 11. C 12. D 13. C
14. B 15. A 16. B 17. A 18. A 19. B
20. C 21. B 22. D 23. E 24. B 25. C
26. A